U0377290

国际人类表型组计划系列丛书

杨忠 田梅 总策划

科学驱动的
全面健康时代

为什么医学的未来将是
个性化、可预测、数据丰富的，并掌握在您手中

[美] 勒罗伊·胡德(Leroy Hood)
[美] 内森·普赖斯(Nathan Price)　　著

金力 主审

刘晗 丁国徽 田强 主译

复旦大學 出版社

THE AGE OF
SCIENTIFIC WELLNESS

WHY THE FUTURE OF MEDICINE
IS PERSONALIZED, PREDICTIVE, DATA-RICH,
AND IN YOUR HANDS

内容提要

这本书倡导通过预测性、预防性、个性化和参与性的医疗保健来实现科学驱动的全面健康。我们将此书献给所有致力于解决极具挑战性的第四个问题，即参与性问题的人士。这一目标的实现，远非我们个体努力所能及。我们必须促使医疗生态系统的广泛合作伙伴认识到，前方正是一条可能改变人生轨迹的道路。我们希望您在探索个人健康优化的旅程中取得成功，并希望您能加入我们，共同迎接科学驱动的全面健康的时代。

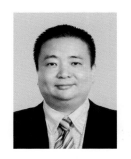

金力 中国科学院院士，复旦大学校长，复旦大学上海医学院院长。德国马普学会外籍会员，中国高等教育学会副会长，首届国家科普大使，先后担任 *Phenomics* 等10余家国际杂志的主编或编委。主要从事人群的遗传结构、人群的起源和迁徙、人类复杂遗传病和计算生物学等方向的研究。迄今，在 *Nature*、*Science*、*Cell* 等期刊发表论文800余篇，被引60 000余次。曾获国家自然科学奖二等奖（2次，第一完成人）等奖励。

译者名单 ———————————————

主　审　金　力

主　译　刘　晗　丁国徽　田　强

译　者（按姓氏笔画排序）

丁国徽　王子妤　王　振　韦金龙　邓仁丽

田　强　刘　晗　李　虹　李智行　李　静

吴荣庆　罗叶方新　罗竞春　郑禄雄　胡潘根

徐志鹏　夏　鑫　裴浩宇

序一

Foreword One

我们很荣幸向您介绍《科学驱动的全面健康时代》的中文版本。当我们将 21 世纪的医疗保健愿景带到中国时，不禁被我们的工作与中医哲学的丰富传统之间的深刻共鸣所震撼。这种古老智慧和尖端科学的融合为彻底改变我们对待健康和长寿的方式提供了前所未有的机会。

在我们的职业生涯中，我们一直倡导生物学和医学的系统方法，将人体视为一个复杂的、相互关联的整体。这种观点受到现代科学的影响，也深深植根于中国传统医学。数千年来，中医一直强调体内的平衡与和谐，将健康视为正常运作、相互关联的系统的结果。正如中草药是中医健康的一个方面一样，正确分析每个人的数据也是科学驱动的全面健康的内在驱动力。像"阴阳"这一概念是中国哲学的基础，我们在对体内平衡和生物系统微妙平衡的理解中找到了现代的相通之处。

我们的工作与中国医学传统之间的相似之处远远超出了这种整体观点。我们强调预防和维护健康，而不是简单地治疗疾病，这与中医"治未病"的理念相呼应。这种古老的智慧与我们对医学的预测性和预防性的愿景完全一致，在此基础上，我们可以在健康问题表现为临床症状之前很久就识别和解决这些问题。

甚至我们基于现代技术和数据分析的纵向健康追踪的概念也与中国古代医生传奇般的诊断技能惊人地相似，他们可以在症状出现之前很久就发现疾病的不平衡。在许多方面，通过严谨的科学和先进的技术，科学驱动的全面健康正在与中国传统医学交融互进，将共同的理想变为现实。

然而，我们想强调的是，尽管这些哲学上的相似之处令人着迷且重要，但科学驱动的全面健康根植于现代科学方法、尖端技术和数据驱动方式。我们认为我们的工作不是传统智慧的替代品，而是古代见解与未来创新之间的桥梁。

中国收集和分析大量生物数据方面的活动与科学驱动的全面健康的基础完全一致。在人工智能、生物技术和精准医学等领域的进步让中国处于这场医疗保健革命的前沿。在复旦大学金力校长的领导下，中国在深度表型测量与分析方面投入了大量精力，这是对人类生物学的详细且全面的研究，可能已经远超世界其他国家。

作为作者，我们非常高兴能将这本书带到中国。我们相信，中国人民独特地融合了对传统智慧的尊重和对技术创新的热情，在这个医疗保健的新时代具有独特的合作优势。

我们致力于推动科学驱动的全面健康领域发展。自这本书首次出版以来，我们在 2024 年再次合作，共同领导巴克老龄化研究所（Buck Institute for Research on Aging）的人类健康寿命创新中心（Center for Human Healthspan）。这一努力进一步强调了我们不仅致力于延长寿命，而且致力于延长健康寿命，即健康度过的生命阶段。我们相信，本书中概述的原则结合正在进行的衰老和长寿研究，有可能彻底改变我们一生对待健康的方式。

我们希望这本书能启发您以新的方式思考健康和医学相关问题，同时也能欣赏中国文化中蕴含的永恒智慧。当您探索科学驱动的全面健康前沿时，我们邀请您思考如何用这些新方法补充和改进传统方法，为 21 世纪及以后创造一个真正集成和强大的医疗保健系统。

我们对医疗保健未来的愿景是结合东西方的最佳实践，古老的智慧和尖端的科学和谐地工作，以优化人类健康并延长健康寿命。我们相信，通过使用这种整合方法，我们可以为全人类创造一个更健康、更有活力的未来。

当您阅读本书时，我们鼓励您思考如何将科学驱动的全面健康原则应用于自己的生活和社区；这些想法如何改变您的医疗保健；如何将它们与传统做法结合起来；这种结合可能会产生哪些新的创新点？

我们很高兴与大家分享我们的工作，并成为东方和西方健康实践之间正在进行的对话的一部分。本着这次对话的精神，我们很高兴地注意到复旦大学金力校长为本书撰写了第二篇序言，从中国学者的角度阐述了自己的观点。感谢您的加入，让我们共同踏上这段激动人心的科学驱动的全面健康时代的旅程。

勒罗伊·胡德(Leroy Hood)

内森·普赖斯(Nathan Price)

2024 年 7 月

序
二

我非常荣幸能将勒罗伊·胡德院士在 2023 年出版的新书推荐给中国读者。这本书从科研基础到应用实践娓娓道来，为我们描绘了全新的 21 世纪医疗保健愿景和最有可能的实践路径。作者提出了"科学驱动的全面健康"理念，将人体视为一个复杂的而又内在相互关联的整体，通过现代科技的人体精密测量技术收集纵向、动态的数据生成个人的密集动态数据云，通过人群数据与个人数据来开发个性化健康方案。书中还介绍了这种系统化的理念如何延缓衰老、延迟慢性病发作，以及在阿尔茨海默病和癌症等重大疾病的科研探索中带来了哪些突破。当前公众特别关注的人工智能如何改变医疗保健，加速实现从"疾病为中心"向"健康为中心"的转变，在书中也作了探讨。

胡德院士是一位在基因组学、蛋白质组学和系统生物学等领域取得重大突破的杰出的科学家,对生命科学的发展做出了诸多贡献。他的职业生涯涵盖了分子生物学、医学、系统生物学、生物技术及生物医学工程等多个领域。纵观胡德院士的科研之路,我们可以用"开创性"这个词来描述。他于 1992 年在华盛顿大学建立了世界上第一个跨学科的分子生物技术系;在 2000 年与瑞士蛋白质组学先驱瑞迪·艾伯塞尔、南非免疫学家艾伦·阿代勒姆共同创办了全球首个系统生物学研究所;于 2015 年被《科学美国人》评为生物技术领域最具影响力的十位人物。他还是人类基因组计划的关键人物之一,该计划对医学、生物学、医学诊断和治疗等领域都产生了深远的影响,为个性化医疗和精准医学的实现奠定了基础。他是生物医学领域的先驱和领袖人物,他的研究成果和创新思维深刻影响了生命科学的发展。

胡德院士近年来致力于进行阿尔茨海默病、癌症和健康方面的研究。他正在努力将科学驱动的健康理念带入当代美国医疗保健系统。我们最重要的合作之一是在 2018 年,胡德院士、现任澳大利亚莫道克大学副校长的杰里米·尼克尔森和我在经过多年筹备后共同发起了国际人类表型组计划,并迅速获得了学界和产业界的广泛支持。目前,已有来自 20 个国家的 24 位领军学者(其中有 14 位各国院士)作为国际人类表型组研究协作组理事会成员共同引领全球表型组学研究。在我国,已有包括高校、科研院所、三甲医院和企业在内的 91 家单位成为中国人类表型组研究协作组的协作单位,137 位专家(其中有 38 位院士)作为协作委员共同推进我国表型组学发展与成果应用。

表型是基因和环境互相作用决定的各种人体特征,人类表型组是从胚胎发育到出生、成长、衰老乃至死亡过程中,人的形态特征、功能、行为、分子组成规律等所有生物、物理和化学特征的集合。表型组学的重要性已成为学界的共识。国际人类表型组计划瞄准表型组学这一后基因组时代生命科学的战略制高点与原始创新源,从基因、环境、表型到人类健康层面,积极探寻人体这一复杂系统内微观与宏观表型之间的关联及机制,创造改善人类健康的新范式。

作为国际人类表型组计划的中方团队,我们在上海市的支持下,经过 5 年的布局与发展,建成了全球首个跨尺度、多维度、一站式人类表型组精密测量平台,可一站式集成测量从微观的蛋白质组、代谢组、核酸组、细胞到宏观的生物医学影像、人体外观、皮肤、睡眠、生物电、心理等二十三大类不同尺度的表型。利用表型组精密测量平台,我们完成了全球第一个覆盖表型指标最多、规模最大的健康人群表型组学纵向队列,已有超过千人每人接受测量了 2.4 万个表型指标。基于这个自然人群深度表型组队列数据,我们绘制出第一张人类表型组导航图,发现 150 余万个表型之间的强关联,其中约 39% 为跨尺度关联,且大部分是科学界首次发现。这张全景导航图可以为表型组学研究提供大量多维度、跨尺度的关联信息,指导新型表型调控机制的发掘与验证。在我们推进中国人群表型组研究工作的同时,中方团队还研发了全球第一套多组学标准物质"中华家系 1 号",开创了生物医学"度量衡"新体系,为全球推进人类表型组计划奠定坚实的基础。

胡德院士提出的"P4 医学"的核心内容是通过科技的应用和个人的积极参与,提升医疗健康水平,更有效地预测和预防疾病,实现个性化治疗和健康管理,即预测性、预防性、个性化和参与性。正如胡德院士在为中国读者所写的序言中所说的"中国传统智慧和中医深刻影响了我们的健康理念",这也是在筹建首个健康人群表型组学纵向队列时,踊跃报名的志愿者们让我们感受到的。公众对于健康的迫切需求和积极参与,正是国际人类表型组计划在中国实施并有望带来医疗健康领域跨越式发展的坚实基础。

我相信,随着本书中文版的推出,我们将能够从胡德院士的智慧中汲取灵感,进一步推动国际人类表型组计划持续向前发展。同时,这本书的引进也将极大地丰富公众在医疗保健和科技前沿领域的知识储备,并激励我们继续探索更多创新。

让我们一同迈向科学驱动的全面健康新时代。谢谢大家!

金 力

2024 年 7 月

前言

Preface

　　大数据和人工智能正在加速医疗保健模式的变革。对个体健康状态的定义和量化是这场变革的起点。多模态、高维度的个体生物大数据，以及处理高维数据的人工智能算法和工具使"动态平衡"的健康状态变得具象，让"以健康为中心"的研究和实践成为可能。这将是一场根本性的医学革命，医疗保健体系从"以疾病为中心"转向"以健康为中心"，关注健康和预防，与中国传统医学"治未病"的理念相契合。对"未病"状态，特别是健康向疾病过渡阶段的关注和干预，将扩大创新药物和器械研发的机会，影响健康生活和医疗服务的模式。这场变革，需要的不仅仅是"AI for Science"的科学范式，还需要解决医疗保健领域实际问题的工程和产业实践。

　　建立"以健康为中心"的医疗保健体系，需要实现个体生物数据的高效安全的流通,需要面向医疗健康的人工智能模型的支撑,需要健康服务理念和产业生态的改变。我们团队以国际人类表型组计划一期产生的数据为基础,构建人类表型组通用数据模型,制定良好数据治理规范,为健康数据交互和质量控制提供解决方案。针对个体生物数据的敏感性、强监管特征及数据要素化需求,我们团队推动数据要素化人群生物数据标准体系和安全机制建设,设计了下一代生物医学数据基础设施,用于人类表型组计划数据的发布。基于人群生物数据的多维度特征,结合知识图谱和大模型技术,构建群体健康数字孪生系统将成为可能。我们还深入调研了学术界、监管部门、医疗健康业界,看到了众多"全面健康"实践的中国故事。健康生活空间、精准健康管理、医养结合、全民健康和护理实践、未来医院形态、面向"未病"的药靶开发等创新想法和业态意味着巨大的发展机遇。您可以畅想这样一个画面:在日常居家、健康生活空间和未来医院,每个人的健康数据都在一个充分隐私保护和安全的环境中自由流通和处理,人们在日常生活中就可以得到个性化的、可预测的健康指导,接受各种健康服务,维系健康的方式将变得更加轻松,让健康真正与日常融为一体,实现个体的"全面健康"和社会的"全民健康"。这并非遥远的未来,而正在我们周围逐渐变为现实。

我们团队持续关注医疗健康领域这一变革,尤其是国际同行的进展。当我们首次看到勒罗伊·胡德院士和内森·普赖斯教授所著的 *The Age of Scientific Wellness* 时,我们觉得有必要把它引进国内,让更多的中国读者可以读到。胡德院士是罕见的既有理论建树又有很强工程和转化能力的顶级专家。这本书是胡德院士团队对全面健康和医疗保健的全新阐述和实践总结，也是研究顶级科学家和实业家如何解决实际问题的一个绝佳样本。书中涵盖了我们在科学文献中读到的"先锋100队列"和美国系统生物学研究所的一系列发现，以及针对阿尔茨海默病等重大问题从基础科学发现到药物研发，再到产业生态的全方位解读和展望。在书中，胡德院士展现了强烈的使命感，并且对在实践中遭遇的难题及其解决策略进行了坦诚的讨论，为读者提供了将科研成果转化为产业应用的过程和经验。这本书的行文没有堆砌专业术语，而是以传记式的叙述和通俗易懂的语句来介绍一场已经到来的医疗保健体系的变革，具有很高的可读性。它探讨了现代医疗保健范式的起源，介绍了当今医学和药物研发所面临的困境和需求，以及人工智能如何应用于医疗健康等公众关心的前沿问题，结合两位作者坚实的科学知识基础和独特的解读视角，为大众介绍了生命健康领域前沿技术的获取途径及发展方向。正如胡德院士在书中所说，这是一本融合了他科研和人生经验的精品之作。

在2023年7月于上海举行的表型组思享会上，经过胡德院士同意后，我们启动了本书的国内引进和中文翻译工作，由丁国徽研究员、田强教授和智库研究员刘晗作为主要译者，刘晗博士统稿。在2023年10月底，我们再次与胡德院士深入交流了他的著作，也是此时，我们得知中文版将会成为其首个外文译本。经过商议，我们决定将这本书作为杨忠研究员和田梅教授总策划的"国际人类表型组计划系列丛书"的首本。我们很荣幸中文译本能得到胡德院士和金力院士为中国读者撰写的序言。两篇序言均对"全面健康"这个概念做了高屋建瓴的说明和充满激情的展望。

最后，感谢上海国际人类表型组研究院、复旦大学和复旦大学出版社的大力支持。感谢参与翻译的各位老师和同学能抽出宝贵的时间来完成翻译工作，并为我们提供相关见解。感谢复旦大学出版社的魏岚、江黎涵两位老师在图书出版中给予极大的支持，使这本书以最好的形式呈现给读者。

希望您能通过本书了解到由人类表型组研究引领的生命科学领域的进展和未来无限的潜力。期待在不久的将来，我们每个人都能拥有科学驱动的全面健康，享受长久的高质量健康生活，减少衰老和疾病带来的困扰。

丁国徽 刘晗
2024 年 7 月

目录
Contents

引　言

这是一本关于未来的书。本书讲述了当人类健康领域迈向下一个巨大飞跃时,我们所要面临的承诺、陷阱和挑战。之所以称之为巨大飞跃,是因为这并不是每日逐增的渐进式进步,而是人类生活状况的指数级改善。基于我们个人和科研的经历,我们深信这将是自现代医学诞生以来,医疗领域发生的最重大转型的第一阶段——我们追求健康的方式将发生如此深远的变化,以至于未来的我们将难以理解曾经的做法。

不久之后,我们将能够追踪并优化每个人一生的健康轨迹。我们能够让人们的身体健康,思维更持久地保持年轻。创新的技术将大幅提升地球上每个人的健康水平(是的,每个人都应该享有健康,因为我们应该将健康视为全人类最广泛享有的基本权利)。

这个勇敢的愿景会从当代医疗模式的解构开始,如今的医疗模式本质上属于"疾病护理"而不是"健康关怀"。在当今世界,医疗工作普遍在疾病发生很久之后才开始介入,并遵循着一个持续了数世纪的老套流程,大致如下:

(1) 等待问题(疾病)的出现。

(2) 尝试发现导致问题的原因(病因)。

（3）尝试修复问题（治疗）。

（4）如果疗法有效，尝试在下一个人身上采用相同的治疗方法。

（5）如果疗法无效，治疗并发症，或者写下死亡证明并进入下一个循环。

即使当前的医疗模式"有效"，也会造成重大损害。我们早已发现，患上一种疾病的人更容易患上其他疾病，例如糖尿病增加了患痴呆和冠心病的风险[1]，癌症增加了肺栓塞发生的风险[2]。的确，任何一种疾病的危险因素都可能成为其他许多疾病的潜在起点。但另一个现实是，医生和研究人员开始认识到：我们的身体是一个"集合了众多系统的系统"（system of systems），疾病在身体某处引起的异常反应可能会导致另一区域看似不相关的问题。将人体状态二元分类为"健康"（不需要医疗服务）或"疾病"（需要医疗服务）对我们并没有什么好处。然而，这恰恰是如今医疗保健系统的构建方式——不仅在美国，世界各地皆是如此。但是，健康有一个完整的过程，疾病发展到终末阶段也有一个漫长的轨迹。

本书便提供了一种替代方案，即 21 世纪医疗的愿景，可能能够应对并战胜我们这个时代的巨大医疗挑战。这个愿景始于摒弃我们当前对健康和疾病的二元对立框架，转而采用更细致、更准确、更符合常识的观念，即每个人的健康状态都存在于健康、健康向疾病的过渡和疾病的范围内。

未来的医疗保健显然将致力于优化我们保持健康状态的时间（图 I.1）。然而，当代医学在这方面做得很少，因此我们大多数人的健康状况比想象的要差。实际上，健康状态，即身体和心理年轻、充满活力和韧性的状态，往往只存在于大多数人成年生活的前 10～15 年（也许只占成年寿命的 20%）。

如果您已经超过 20 岁，那很可能您已经逐渐脱离了健康状态，进

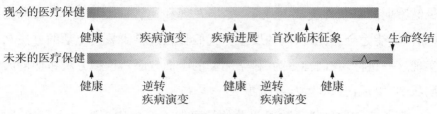

图 I.1　未来的医疗保健将专注于延长健康状态

入与疾病和衰老相关的演变阶段。这个阶段可能占据我们生命的很大一部分,然而它在当前的医疗模式中几乎完全被忽视。公平而言,这是因为很长一段时间以来,这些早期的疾病演变过程难以被观察到。然而,很快我们将有能力识别这些演变并安全地进行干预,逆转其向疾病演变的趋势,使个体恢复到完全的健康状态。在人的一生中,我们将能够一次又一次地做到这一点。

　　我们(李和内森。译者注:即本书作者 Leroy Hood,简称李;以及 Nathan Price,内森)都是乐观主义者,但我们并未预见到一个能够彻底、永远地战胜所有疾病的未来。如果健康最终都将演变为致命疾病,那这个过程应该迅速且尽可能无痛苦,为一个充实、精彩、健康和幸福的生命画上完美的句号。那么我们该如何实现这一目标呢?

健康、演变和疾病

　　当前人们典型的健康轨迹表现为早期的健康状态,随后是多数情况下不易察觉的演变期,最终导致中年时期疾病的发作(在美国,1/4以上的成年人在 44 岁时至少有一种可诊断的慢性疾病,大约 2/3 的人在 65 岁时将被诊断出患有慢性疾病)。[3] 因此,不管我们知道与否,我们之中的许多人在生命的一半甚至更多时间里都处于疾病状态。

　　推动我们新范式的理念是优化人类健康轨迹的每个阶段——延

长健康期的时间并提高其质量，尽早发现和逆转演变期，并大大推迟（如果不能完全避免）疾病的发生。我们将通过科研数据驱动的方法来实现这一目标，我们称之为"科学驱动的全面健康"，这种方法将使健康期从 20 岁延长到 80 岁，甚至更久。

为了实施这种科研数据驱动的健康促进及疾病预防工作，我们需要每个人的三类信息。第一类是基因组，即生命的源代码，在一个人的一生中基本保持不变（除了癌细胞突变的情况）。尽管基因组分析取得了重大进展，降低了全基因组测序所需的成本和时间，但全球只有不到 0.01% 的人完成了全基因组测序。尽管全基因组测序只需要做一次，但这是实现科研数据驱动的健康的第一个障碍。幸运的是，基因组测序现在通过许多经济实惠的商业服务就可以轻松完成，并有望成为医疗保健的常规组成部分。

第二类是表型组，评估您生活中不同时间点的身体状态，这些状态是由基因组、生活方式和环境相互作用而产生的结果。您的表型组是不断变化的，可以随时通过特定测量方法进行取样，例如肠道微生物组检测和血液分析。检测的物质包括蛋白质、代谢产物和其他分子，它们在身体中循环流动，为维持生命功能发挥着作用，如能量生成、提供营养和维持认知功能。由于表型组在不断变化，需要比基因组更频繁地进行取样——理想情况下每年需要取样数次，这同样是一个相当大的障碍。

第三类是健康的数字测量。这可能是三类中最容易的，因为全球已经有数亿人通过智能手机、手表、智能手环和其他可穿戴设备追踪并收集他们的心率、体温、呼吸、运动量、摄入和燃烧的卡路里、睡眠、月经周期、血糖、激素平衡等数据。

有了这三类数据，我们就可以开始评估一个人身体和大脑的最佳生理状况，并在疾病出现临床症状之前的数年甚至数十年，就检测到早期的演变阶段。[4] 有了这样的准备时间且积极关注优化个体健康和复原力，我们便可以利用这些数据来设计和靶向个性化治疗，在疾病显现之前结束演变阶段，因为在这一阶段中，身体的病理变化相比疾病阶段更轻微，更容易通过简单、安全、非侵入性的干预措施逆转。

　　您可能多多少少听到过医生们说"早期检测"是治愈所有疾病的灵丹妙药。但正如大多数医生证明的那样，这种说法往往言过其实，部分原因是这种策略旨在捕捉疾病已显现的症状，而非早期健康向疾病演变的信号。我们一直试图通过观察地平线上的烟雾来阻止野火，但是有烟雾就意味着已经起火了。我们无比坚信，如果方法得当，我们将能够在大火开始之前很久便进行干预。一个人的健康轨迹将以健康期为主，期间穿插着短暂的演变期，这种演变会被立即逆转，并最终在整体健康状态中难以察觉。在我们生命的绝大部分时间里，我们将保持在健康期。

　　科学驱动的全面健康最终将使我们攻克心脏病——这个当今美国的"头号杀手"。它将使消灭或大幅减少糖尿病或类风湿关节炎的发生成为可能。它将成为我们对抗癌症战争中的盟友。它将使阿尔茨海默病的危害成为遥远的记忆。这可能听起来难以置信，但我们正跨入一个有能力开始消除大多数慢性疾病的时代——尽管这在一定程度上取决于人们在生活中针对健康作出的选择。

　　让我们坦率地谈谈如何看待这场革命对未来全球疫情威胁的影响。传染病对于本就患有慢性疾病的人来说，几乎总是更加危险且致命。这在新型冠状病毒（COVID-19）感染中已经得到验证，它虽然有时会滥杀无辜，但更常见的是夺走那些已经患有一种或多种慢性疾病的人的生命，无论这些人是否已经正式被诊断。因此，科学驱动的全面健康也将是未来抗击不可避免的传染病的关键。

　　快速有效的早期诊断对于致命的冠状病毒大流行意味着什么？

它可能挽救了数十万人的生命。COVID－19 对那些已经患有一种或多种疾病的人最为致命，如心血管疾病、慢性肾病、慢性肺病、糖尿病、高血压、肥胖，以及类风湿关节炎和红斑狼疮等自身免疫性疾病。[5] 在美国，老年人占早期病例的 1/3，但约占一半的重症监护入院人数以及超过 3/4 的死亡病例。[6] 已存在的病症加剧了死亡风险。随着冠状病毒大流行压垮了全球的医疗系统，那些本可以得到最基本重症监护（即有近百年历史的辅助呼吸机技术）的患者，有时只能自生自灭。这场全球灾难造成的悲痛已经无以言表。然而，早期诊断和对疾病发展轨迹的更好理解本可以改善这种情况。

如果这些既往病症在演变进程的早期阶段就已经得到处理，会有多少人的生命得以挽救？对于最终从 COVID－19 康复的人来说，恢复健康的道路本可以更加顺利。

当抗击传染病时，最佳的公共卫生策略往往是那些能成功对抗慢性疾病的策略。这个策略不仅是提前几周或几个月行动，而是提前几年甚至几十年的先发制人。一个没有既往病史的更健康的人群将更不易在未来一个又一个的大流行病中被影响。我们肯定都知道健康很重要，但在 COVID－19 之前，很少有人将健康的睡眠、锻炼和饮食习惯视为积极和紧迫的生存或减少疾病的策略。我们只需看看日本缓慢的新冠病毒感染的进展速度就能得到印证，因为在日本糖尿病几乎不存在，高血压和肥胖率也远低于美国。这只是由纵向数据云提供的科学驱动的全面健康所承诺的开始——检测健康演变至疾病的最早阶段，并在最早可检测的阶段予以逆转。贯穿全生命周期的以健康为中心的医疗保健是实现这些目标的关键。

这些大胆的宣言带有一些限制条件。如果我们继续遵循一个几个世纪以来的策略，即寻求只对某些人、某些时间有效的治疗方法，那么这个未来将无法实现。很少有人意识到，美国当今最受欢迎的 10 种药物——从埃索美拉唑和瑞舒伐他汀到氟替卡松和培非格司亭——总体上只对约 10% 接受治疗的患者有效。[7] 太多的人遭受着已知的副作用，却没有从中获益。同样，如果我们像目前医学一般普遍忽视大脑健康，我们也将无法实现我们的目标。越来越多人迈入 90 乃至百岁阶段，但往往处于精神和心理脆弱的状态，这些额外的岁月更像是负担而非幸福。如果我们继续用简单粗暴的疗法（即使是"非侵入性"治疗和疗法）对抗疾病，我们所期盼的未来也将无法实现。药物的副作用和许多治疗的后果常常被患者形容为"治疗过程比疾病更糟糕"。如果我们固执地坚持陈旧的观念，即一个人的实际年龄可以用来判断他们生物学上的衰老状态，我们也无法实现这个未来——尽管很明显，并不是每个人的衰老速度都一模一样。

一旦打破这 4 个有害的关于人类健康的误区，我们就可以接受一种新的医疗标准，利用每个人的基因组学图谱和表型组学测量来生成一个独特的"可操作的可能性"列表。在大多数情况下，这些积极主动的行为，经过临床研究验证，将优化健康，或防止/阻止躯体和大脑从健康向疾病的演变。当疾病演变发生时，全面的、整体的和数据驱动的方法将为精准医疗应对提供信息，即利用大规模数据分析为每个个体提供有效的治疗建议。

所有这一切都将为我们每个人提供诱人的机会，对自己的健康寿命更有信心——即在没有疾病的健康状态下度过的岁月——将更好地与我们的寿命相匹配。最终，寿命和健康寿命应该几乎相同，这意味着一个人能够活到 90 岁或更长时间，并在这些年里保持有效的身心健康状态。

这听起来像是科幻小说，但它并不是对遥远未来的愿景。虽然改变主流医学显然需要时间，而且需要我们每个人都积极参与自己的健康之旅，但我们完全相信，实现这一目标所必须采取的主要行动可以在未来的 15～20 年内完成。事实上，许多医生和科学家已经在将科学驱动的全面健康原则应用于患者护理和生物医学研究方面迈出了有意义的步伐，包括最近致力于个性化医学、功能医学、整体医学或健康老龄化的相关医疗机构迅速增长。他们正在接纳来自个体健康的主要决定因素的相关数据——基因组、生活方式及生活环境，以建立一种预测性、预防性、个性化和参与性（predictive, preventive, personalized, participatory，简称 P4）的医学，李是首个称之为"P4 医学"的人。他们正在寻找方法以解决当代医学的主要挑战：质量低劣、成本飙升、迅速老龄化的患者群体，以及患有一种或多种慢性疾病的人数急剧增加。

我们将在本书中深入探讨其中一些挑战。我们的目标是帮助您看到科学驱动的全面健康的力量，了解其如何在初步成功的基础上进一步发展，并用来提升您自己的个体健康，以确保长寿、充实和健康的生活。事实上，我们认为您在本书所学到的内容可能会从根本上改变您对自身健康的看法。我们期望它也能帮助您将这种健康的方式不仅仅视为自身可以从中受益的机会，而且是一种可以使每个人受益的医疗保健结构。

要达到这一点，我们需要记住医学关乎于人。它关乎患者和医生。它关乎研究人员、医疗保健管理人员和保险提供者。当前的医疗范式将他们视为互相竞争的利益集团，但科学驱动的全面健康为我们提供了一个机会，将每个人的利益聚焦于一个全新的、互惠互利的目标——为 21 世纪及以后建立一个新的个性化医学标准。

我们不会夸下海口说能立即动摇全球医疗保健的基础并走上正轨。我们不会假装颠覆性创新不会是颠覆性的。那太愚蠢了。在我们看到前方的挑战时，我们会直言不讳地指出并提供可能的解决方案。当我们还不知道解决方案时，我们也会坦诚交代。这将是困难的。如果不困难，就不会是革命性的。

我们俩都积极致力于将这个愿景变为现实，并且我们都相信能见证它的实现。对于现年80多岁的李来说，这或许是个不切实际的幻想。但我们可以看到它正在到来，越来越快，就在地平线的那边。要理解我们的信心，也许有必要简单地谈一下过去的历史。

我们一起写下这本书，在我们转向过去10年的医学突破和接下来的发展之前，我们将分享一些关于我们如何走到这里的经历。对于李来说，这一切始于很久以前，在距离加拿大边境南部30英里（约48公里）的蒙大拿州谢尔比（Shelby）小镇。

李的故事：投身科学的一生

有一种先入为主的观念认为，对于想要改变世界的孩子来说，偏远的小村镇是很差的成长环境。信息革命的出现打破了这个观念，因为其使得任何人在任何地方都能够获取无尽的信息。但根据我的经历来看，这种观念从一开始就是错误的。

虽然我对未来有很多想法，但也不免会陷入我这个年龄段常见的怀旧情绪中。我的思绪经常回到我祖父在贝尔图（Beartooth）山脉的阴影下的牧场，以及我上高中的谢尔比镇。当我祖父不在牧场时，他会在贝尔图山脚下建立和管理一个地质学营地，那里常有常春藤联盟的教授们带着他们的学生来参加夏季课程和项目。我从那个营地的学生和教职员工那里学到了很多关于科学的知识。在我高三那年，我完成了一份关于怀俄明州北部一个产油背斜的地质图，这使我受邀参加了华盛顿哥伦比亚特区的西屋科学奖（Westinghouse Science Talent Search）（译者注：英特尔科学奖前身，有小诺贝尔奖之称）。那是我第一次离开蒙大拿州，我独自一人乘坐大北部铁路前往。我对在首都遇到的聪明学生们感到敬畏，回到蒙大拿州后，我下定决心要加入他们的行列。

我父亲曾在山地通信公司（Mountain States Bell）工作，负责管理该州一系列通信微波中继站的建设。他是一位出色的工程师，还给员工们开设了为期一周的夏季课程，讲授电气工程的一般知识。他鼓励我参加这些课程，我想主要是为了向员工们炫耀我。起初我参与时有些勉强，因为我更愿意外出徒步和登山。回想起来，这些课程改变了我的人生。它们教会了我用工程系统和电路的方式思考生物学，这个概念后来对我致力于开发创新技术、开创系统生物学这一新学科非常有用。

谢尔比高中只有 146 名学生，但它几乎拥有其他任何学校可能提供的一切。我在学校乐队里吹双簧管，还担任年鉴的联合编辑。我参演了几部话剧，并作为辩论队的一员在州内旅行。我在学生会任职，并且在一支连续两年半不败的橄榄球队中担任四分卫。我非常幸运地拥有一些最好的老师。他们把我当作同事对待，并拓宽了我的知识视野。他们鼓励我将科学视为一项职业，并带给我前所未有的深度思考。

对我影响最大的经历是帮助我的化学老师克利福德·奥尔森（Clifford Olsen）教授一门二年级生物课。我直接选择《科学美国人》（*Scientific American*）发表的文章进行讲授，1956 年春天，仅在詹姆斯·沃森（James Watson）、弗朗西斯·克里克（Francis Crick）、莫里斯·威尔金斯（Maurice Wilkins）和罗莎琳德·富兰克林（Rosalind Franklin）发现 DNA 3 年后，我根据一篇关于 DNA 结构的文章讲授了一堂课。当时我对它了解不多，但一想到生物学的核心正围绕着 DNA 这个美丽的分子，无论是当时还是现在，都让我着迷。

DNA 引起我的兴趣还有另一个原因。我的弟弟格伦（Glenn）比我小 6 岁，他天生患有唐氏综合征。当我了解到 DNA 时，我想知道它是否在他的病情中起到了作用。我的父母对如何最好地照顾他有不同意见。在蒙大拿州中部的博尔德（Boulder）有一个专门照顾唐氏综合征儿童的州立收养院，距离我们家有4个小时的车程。爸爸认为那里能给格伦提供最好的照顾。妈妈则希望她的孩子能在家里。爸爸像往常一样赢得了争论，这对格伦或许也是正确的决定。格伦茁壮成长，并在青少年时期搬到了蒙大拿州的哈丁（Hardin），他在那里度过了余生。格伦后来拥有了自己的房子，并在他成年后的大部分时间同时拥有3份工作。

我尊敬我的弟弟，也非常想了解唐氏综合征。我记得曾向我们的医生和父母询问格伦患病的原因。没有人能给出答案。而我总是对没有答案的问题充满了好奇。

唐氏综合征的遗传病因是21号染色体整体或部分的重复，最终在1959年被发现。那时，我在加州理工学院（California Institute of Technology, Caltech），跟随我的导师奥尔森先生，他在二战期间曾作为海军气象学家在那里上过大学。他对这所学校印象深刻，发誓要将他的最优秀的理科学生送到那里。在加州理工学院，我周围都是优秀的同学，其中许多人在数学和科学方面已有建树，我不得不努力迎头赶上。

加州理工学院在数学、化学和物理学方面给了我一流的技术教育。我的教授包括林纳斯·鲍林（Linus Pauling），他是唯一一位两次获得非共享诺贝尔奖的人，以及理查德·费曼（Richard Feynman），另一位诺贝尔奖得主，他的工作是量子力学的基础。他们都是优秀而鼓舞人心的教师。我的生物学培训也非常出色，但几乎完全集中在微生物、植物和病毒上。我对人类生物学和疾病研究充满热情，决定去医学院并希望以后能从事人类生物学的研究。在巴尔的摩（Baltimore）的约翰霍普金斯医学院（Johns Hopkins Medical School），我震惊于分子免疫学和我们的免疫系统如何保护我们免受如此多种类病原体侵害的问题。解决这个问题的一种方法是研究抗体分子的结构,抗体分子是人类免疫反应的重要组成部分。我决定在这个领域攻读博士学位,于是我回到加州理工学院,以便能够在威廉(比尔)·德雷尔(William "Bill" Dreyer)的指导下工作,他在这个科学领域取得了令人着迷的发现。

德雷尔是一位不寻常的生物学家,因为他对技术有着浓厚的兴趣。他给了我两个至今仍指引着我的准则:①如果想从事生物学,就要在前沿领域实践;②如果想改变一个领域,就要发明一种新技术来探究它。

20 世纪 70～80 年代战争期间决定了我人生的下一个阶段。作为一名医学博士(MD),我有两个选择:我可以参军,也可以在公共卫生服务部门服务。我选择了后者,并被分配到了国立卫生研究院(National Institutes of Health, NIH),在那里我遇到了许多年轻的科学家,他们在接下来的 50 年里成为了医学领域的领导者。我还学会了管理自己的实验室。但最重要的是,我决定了在职业生涯的下一个阶段要做什么:研究人类生物学和疾病。

就这样,我穿越全国再次回到了加州理工学院,于 1970 年成为了生物学助理教授。我决定专注于两个研究领域。第一个是分子免疫学,这是当时生物学领域的一个前沿课题,它涉及 DNA 水平介导的疾病反应,正是这个领域的复杂性让我着迷——所有那些没有答案的挑战性问题都蕴藏在人类生物学的复杂性中。但我立刻意识到一个问题:我们没有工具来处理其中的许多问题。在我逐渐形成的观点中,生物学是一门信息科学;没有衡量这些信息的方法,我们会迷失方向。这使我转向了我的第二个研究重点,即开发新技术来评估生物信息的 4 个主要类型:DNA、RNA、蛋白质和生物网络(根据比尔·德雷尔的第二个格言,技术创新是实现变革性研究的途径)。

当时甚至现今的医学,很像是"盲人摸象"的寓言。在这个古老的佛教故事中,每个人都触摸到大象的不同部位,并根据自己所感受到的东西得出完全不同的结论。抓住象鼻的人认为自己在摸一条蛇,而抓住腿的人则认为自己在摸一棵树干。受疾病症状的限制,医生有时可能就像盲人一样。在加州理工学院的时候,我得出了几个结论。首先,每个个体产生大量的数据非常重要,因为在这些数据中隐藏着解读人类复杂性的关键。其次,我逐渐确信血液是窥视健康和疾病的窗口,因为它浸润着所有器官,并接收来自每个器官的蛋白信号,这些信号可以反映该器官的内部健康状态。原则上,可以通过血液评估所有器官的健康—疾病的演变状态。直到最近,我们才有了启动这种研究并分析所得信息的工具。此外,在我学习的时候,我们没有语言来翻译并理解所有这些生物信息的复杂性。我们不仅是"盲人",同样也是"失声者"。后来,系统生物学为我们提供了一种语言,用于开始解读人类的复杂性。

大约在我意识到这些事实的时候,也就是 20 世纪 70 年代初,我拜读了托马斯 · 库恩(Thomas Kuhn)的《科学革命的结构》(*The Structure of Scientific Revolutions*),它描述了物理学中的范式转变。这些转变——思考或实践某一学科的革命性新方法——很难概念化,甚至更难实现。这是因为被认可为范式转变时刻的发现几乎总是面临强大的阻力。科学家们和我们其他人一样,通常不愿放弃长期坚持的信念并接受新的观念。

尽管遭遇了阻力——或许也正因为如此——我在职业生涯中有幸参与了许多范式转变的时刻:生物学、医学和技术的巨大变革,我们现在认为是革命性的。[8] 为了致敬我童年的家园,我开始将这些称为"大天空时刻"(译者注:蒙大拿州的一个地名)。它们引导我采取了一

013

种新的生物学方法,这种方法基于一个认识:人类利用复杂的生物系统来执行身体的正常功能,将注意力集中在其中任何一个系统上而忽视其他系统将使我们难以取得很大进展。

将工程学引入生物学领域

DNA 分子三维双螺旋结构的发现,为我们理解基因组的功能提供了概念上的洞察力,然而 20 年后,我们仍然没有有效的工具来探索这个遗传密码。DNA 是由 4 个字母组成的数字密码,分别为碱基 G、C、T 和 A(译者注:DNA 全称脱氧核糖核酸,是由 4 种脱氧核糖核苷酸经磷酸二酯键连接而成的长链聚合物,是遗传信息的载体。组成 DNA 的核苷酸分 4 种,分别是腺嘌呤 A、鸟嘌呤 G、胞嘧啶 C 和胸腺嘧啶 T)。当我开始在加州理工学院教书时,我们知道 DNA 是所有生命的源代码,并且我们开始利用这个新发现来更好地理解人类是如何从一个受精卵发展成为成年人的。为了实现这一点,我们基因中编码的全部 20 000 个 DNA 单位必须被复制成另一种由 4 个字母组成的语言,即信使 RNA(mRNA)。然后,这些单链分子被翻译成由 20 个字母组成的氨基酸语言——蛋白质,生命的功能机器,也是我们身体运作的生物网络的关键部分。由于它们所携带的信息被编码在 DNA、RNA 或蛋白质的亚单位中,因此我们必须能够确定这些核酸碱基的顺序,并描述蛋白质中氨基酸的顺序,以理解这种线性信息的本质。这就是我们现在所说的测序。

彼尔·埃德曼(Pehr Edman)是一位杰出的瑞典生物化学家,他在 20 世纪 40 年代发现了一种测序蛋白质的方法。他是第一位制造自动测序仪的人,大大加快了测序的过程。然而,他的工具和方法需要大量的蛋白质,并且无法生成长序列读取。当我回到加州理工学院时,测序仍然是一个漫长而费力的过程。由于我最初的训练是在蛋白质化学领域,我想我可能能够开发一种能够更高效地测序蛋白质的仪器,使用更少的起始材料提供更长的序列读取。如果我能够实现这一点,那么数量非常少的蛋白质就可以被表征,它们的基因可以被克隆和测序,并且有希望能够发现它们的功能。这不仅仅是生物学的挑战,也是化学和工程学的挑战。

在那个时代,这种跨学科的工作存在很多阻力。对于一些生物学家来说,这是个忌讳。1973 年,加州理工学院的生物学主席罗伯特·辛斯海默(Robert Sinsheimer)走进我的办公室,要求我放弃技术开发。"您的领域是分子免疫学,"他提醒我,"那才是您应该关注的地方。"

我告诉他我不会改变我的目标,并等着瞧后面会有什么后果。辛斯海默后来告诉我,他是代表学校的资深生物学教授们来传达这个信息的,他们认为我在生物系从事工程实践是不合适的。如果那是我的重点,他们建议我应该转到工程系。值得赞扬的是,辛斯海默从未试图让我调动部门。

阻力并不仅来自加州理工学院。当我向 NIH 寻求对我们团队自动化 DNA 测序仪的支持时,我的前两个拨款申请的评分是我所获得过的最差的。评审人员提出了诸如"这种方法是不可能的"或"研究生可以轻松完成所需的所有测序工作"之类的评论。他们似乎对即将成为生物和医学研究基石的测序数量的指数级增长缺乏足够的认识,对才华横溢的研究生如何最有效地利用他们的时间更是一无所知。

我要说仅有少数人持有这种观点。我记得在 20 世纪 80 年代中期与 DNA 结构的共同发现者沃森谈论自动化 DNA 测序时,他问我:"为什么您要投入这么多时间和资源在这个项目上?"我尽力解释,试图说服他自动化 DNA 测序将改变生物学,但我不认为我成功了。"只要记住,"他说,"中国有十亿人口,如果每个人测序人类基因组的 3 个碱基,那就完成了。"

我的最初努力只有些许的成功,有时候我觉得那些唱衰者可能是对的。但是在70年代中期,一位杰出的化学家和工程师迈克尔·汉卡皮勒(Michael Hunkapiller)加入了我的实验室。我们与我的博士导师比尔·德雷尔合作,开发了德雷尔构思的蛋白质测序——液气相仪器(liquid-gas phase instrument)。这种方法最终成为了一种能够用比以前少200倍的蛋白质创建长序列读取的技术。

在接下来的25年里,我和我的合作者们跨越学科边界,开发了6种不同的仪器,以各种方式分析合成DNA和蛋白质。其中包括自动化的DNA和蛋白质测序仪、自动化的DNA和肽段合成仪、基于喷墨技术的大规模DNA合成技术,以及单个RNA分子的纳米链(NanoString)分析技术[9]。自动化DNA测序仪采用了4种不同的荧光染料,每种染料对应DNA的一个碱基。通过一种合成测序技术,我们能够将激光扫描获得的颜色顺序转化为DNA片段的序列,从而实现对DNA序列的可视化。我们在加州理工学院开发的4色DNA测序化学方法已经成为过去35年自动化DNA测序的基石。

终于,我们能够阅读这本神圣的文本,生命的密码——我们要感谢分子生物学、化学、工程学和计算机科学的共同力量。

人类基因组计划

现在我们有了更高效的DNA测序工具,我们可以专注于一个过去不可能实现的目标:确定人类23对染色体中每条DNA链上的4个核苷酸碱基的顺序,也就是所谓的基因组序列。这是一项艰巨的任务,因为人类基因组由大约30亿个DNA碱基组成,而染色体的大小范围从5 000万到1.75亿个碱基对。

我们选择攀登这座高峰，绝非仅仅为了成为"首位登顶者"。几十年来，科学家们一直梦想着一旦DNA变得更容易读取后能学到什么。许多人相信，一旦确定了人类基因组中碱基的顺序，我们将开始理解不同基因在不同组织中的表达方式，理解为什么肝细胞与脑细胞不同等。同时大家也盼望着能够将缺陷基因与不同的疾病状态相关联，更好地理解疾病的机制，以便我们能够开发更有效的靶向疗法。在1986年，加州理工学院的雷纳托·杜尔贝科（Renato Dulbecco）在《科学》杂志上提出，人类基因组测序可能是理解癌症的关键。[10]

这一切想想很容易，但做起来很难。虽然最初我持怀疑态度，但我很感兴趣，参加了1985年春季在加利福尼亚中央海岸举办的人类基因组计划的第一次会议。在那里，辛斯海默已经成为加利福尼亚大学圣克鲁斯分校的校长。辛斯海默邀请了12位遗传学、人类生物学和生物技术方面的专家，首次评估对人类基因组进行全面测序的价值。

巴特·巴雷尔（Bart Barrell）和约翰·萨尔斯顿（John Sulston），这两位生物学家从英国剑桥飞来，富有远见的生物技术专家汉斯·勒拉赫（Hans Lehrach）从德国海德堡旅行而来。马萨诸塞州代表团包括生物学家大卫·博茨坦（David Botstein）、生物化学家和物理学家沃尔特·吉尔伯特（Walter Gilbert），以及遗传学家伦纳德·勒曼（Leonard Lerman）。海伦·多尼斯-凯勒（Helen Donis-Keller）也参加了会议，她的公司"协作研究"（Collaborative Research）正在努力制作人类基因组的首个连锁图谱之一。大卫·施瓦茨（David Schwartz），一位化学家和遗传学家，从哥伦比亚大学赶来。加州代表团的行程最短，其中包括乔治·丘奇（George Church），一位如今知名的遗传学家，当时在加州大学旧金山分校；罗纳德·戴维斯（Ronald Davis），斯坦福大学的生物化学家；迈克尔·沃特曼（Michael Waterman），来自南加州大学的生物学家和数学家，以及我。

我们一起探讨了尝试这项壮举的优缺点。即使有了早期阶段的自动化 DNA 测序仪,我们都认为这将是极具挑战性且花费巨大的。我们在是否这是个好主意的问题上意见相左,六比六。一个主要的反对意见是这个项目代表了"大科学"(big science),并且有一个不无道理的担忧,即它可能会从当时作为生物学基石的更有针对性的生物研究中夺走资源。在那 3 天里与会者们没有作出最终决定,但我明显感到大家十分兴奋,我们中最支持这个项目的人开始制订计划以争取更多的支持。

当我走进科学界讨论这个项目时,我发现与我交谈过的大约 80% 的生物学家反对这个想法。NIH 的领导人也持相同立场。没错,美国最大的生物研究资助机构 NIH 一开始并不支持资助人类基因组计划。阻力的来源广泛:技术、社会、伦理、法律、组织、经济和政治。我记得 1986 年我在马萨诸塞州伍兹霍尔海洋生物实验室(Marine Biological Laboratory at Woods Hole, Massachusetts)做了一场"周五晚间系列讲座"。这个系列讲座可以追溯到 19 世纪 90 年代,以成为科学新思想的试验场而闻名。大厅里座无虚席,一开始我很满意,因为我为人类基因组计划提出有利论点,并利用自动化技术推动其实现。

但这个感觉没有持续很久。

"您总是说'自动化这个'和'自动化那个',"一位知名同事在提问环节提出了这样的观点,"我问您:您科学中的人性在哪里?"

我感到吃惊。我原以为自动化会通过将研究人员从无谓的琐事中解放出来,将人性带回科学中。我当时觉得或许这个批评者只是个例外,但事实上,反响却越来越差。我在讲座开始前刚到达伍兹霍尔。接待我的主办方被观众体现的敌意所影响,在讲座结束后就和其他人一起离开,把我留在那里一边独自思考一边收拾行李。那时还没有谷歌地图可以指引方向,我不得向一个清洁工问清楚我酒店的位置。

　　在接下来的几年里,随着资金的开放和机构支持的巩固,我们参与人类基因组计划的大部分人都听到了许多科学家的担忧,这些与我在圣克鲁斯听到的类似,他们担心这个庞大的项目会从较小的研究项目中夺走资源。公平地说,当时并不缺乏重要的"小科学"(small science)研究,一位资深科学家和一小群同事可能专注于单一基因或蛋白质。我希望他们能思考一下他们可以用整个基因组取得什么成就,但他们更关注我们完成基因组测序所需资金能让他们实现什么。

　　这个项目可能永远无法克服这种阻力,如果不是因为一个看似不太可能的支持来源:美国能源部(US Department of Energy, DOE)。在原子弹的研发之后,能源部将其部分研究力量用于理解辐射如何引起基因损伤上。当时担任该部门卫生与环境研究项目主任的查尔斯·德利西(Charles DeLisi)富有远见地认为,如果没有完整的人类基因组,回答这些问题将是不可能的。DOE 初始基金资金支持了启动人类基因组计划所需的关键技术的开发。

　　我曾以为强大的理念会让人们对项目中的机遇敞开心扉。事实上,大多数科学家受到影响的来源是工具。正如物理学家弗里曼·戴森(Freeman Dyson)在《想象的世界》(*Imagined Worlds*)中所写:"科学的新方向往往是由新工具引领,而不是新概念。概念驱动的革命是用新的方式解释旧事物,而工具驱动的革命是发现需要解释的新事物。"[11]

　　然而,"大科学"与"小科学"之争是一个巨大的障碍。正是美国参议员皮特·多梅尼奇(Pete Domenici)和他的同事们帮助我们将其视为一项政治挑战,并成功克服了这个障碍。这位来自新墨西哥州的共和党人最初支持基因组计划,因为它将使他所在州的两个大型国家实验室——洛斯阿拉莫斯(Los Alamos)实验室和桑迪亚(Sandia)实验室受益。后来,他提倡该项目的理念是它将使整个国家在生物技术领域具有竞争优势。多梅尼奇认识到获得广泛支持的关键是争取新的资金，这样小科学的支持者就无法争辩资源被夺走了。

到了 20 世纪 80 年代末，对基因组计划的兴奋情绪突然急转直上。最具决定性的原因可能是，美国国家科学院的委员会（最初包括支持者和反对者）撰写了一份一致支持的报告。NIH 随即投入热情和支持。这一点非常重要，因为我们最初的预测是这个项目将耗资巨大。事实证明我们是正确的，最终总共花费了约 30 亿美元才完成了第一个人类基因组序列。

2013 年，巴特尔纪念研究所（Battelle Memorial Institute）估计我们最初的 30 亿美元投资为美国经济带来了超过 8 000 亿美元的回报，这在生物学领域是前所未有的投资回报。[12] 当时有人认为这样衡量成功的方式不恰当，认为真正的投资回报只能通过健康成果来衡量，但无论如何，在我看来这笔钱花得很值。确定人类基因组的序列使生物学家能够了解人类遗传变异性。而这反过来又使我们能够做一些以前无法实现的事情：我们可以开始将基因的变异与健康和疾病结果相关联。人类基因组测序最初被过度夸大，导致其在医学上的应用速度令人失望。然而，该项目改变了生物学的许多不同领域，我相信最重要的人类健康回报才刚刚开始实现。[13]

跨学科生物学

如果生物学家和工程学家联手的想法引起了一场争议的风暴，那么接下来出现的将是一场真正的台风。随着我的实验室不断发展并适应开发多种类型仪器的复杂性，与更广泛的具有不同技能的科学家进行沟通交流变得越来越必要。要创建最前沿的生物技术，必须将所有不同的专业人员汇集在一个屋檐下，以满足高度复杂技术的需求，除了生物学家外，还包括化学家、计算机科学家、工程师、数学家、物理学家和临床医生。必须让他们相互接触，创造推动彼此偶然互动的条件。必须教会他们如何理解彼此的语言。必须像一位优秀的足球教练对待球队一样，尊重每个人对集体的贡献，并意识到每个人都是各自领域的专家。正是这样的团队正在推动突破性技术的发展，创造出能够分析大数据的多层次可视化、测量及计算的工具。这些团队准备通过生成能够"看到"生物数据新维度的工具来彻底改变医学，使生物学家能够提出关于人类健康和疾病的新假设。

没有这样的团队，测序工具的开发是不可能实现的。在科学界，敏捷的思维是相似的。1987 年，美国国家科学基金会（National Science Foundation）启动了科学技术中心计划，旨在通过招募并整合科学家和工程师来解决重大科学问题。我申请了一项资助来创建其中一个最早的项目。我们称之为分子生物技术。这是我从联邦政府获得的最有效的资助，因为其中很大一部分资金是自由支配的，可以立即催生出新的机遇。

微软创始人比尔·盖茨（Bill Gates），无论过去还是现在都是非常慷慨的创新支持者，致力于改善人类生活。他是早期相信跨学科工作的人之一，对于帮助我实现构建这样的团队的愿景起到了至关重要的作用。在加州理工学院，由于经常缺乏身居高位的同事们的支持，我感到沮丧，一直在考虑我的工作是否更适合在其他地方进行。1992 年，盖茨使我梦想成真，我在华盛顿大学（University of Washington）医学院创办了全国首个致力于跨学科健康科学研究与开发的学术研究单位。这个新部门便被命名为分子生物技术系。

加州理工学院的教务长听说我要离开时感到困惑不已。他告诉我："李，您应该去看看心理医生。没有一个理智的人会为了华盛顿大学离开加州理工。"这种学术上的傲慢令人不悦。我不在乎地位，我想在一个科学家们可以对我们共同的事业充满热情的环境里工作。

如果您看过几十年前的健康科学期刊,您可能会注意到大多数文章只有一个、两个,或者几个作者。这不仅仅是因为老一辈研究者在分享荣誉时更加谨慎,也是因为在那个工具不太复杂、测量较少的时代,进行实验所需的知识广度较小。在不太久远的过去,一个人仅凭在显微镜下观察培养皿的情况就能推动整个领域的发展。然而,在第一个人类基因组被测序之时,这样的时代已经过去。当然,杰出、独立的个体创意永远有展示和发挥的空间。

现如今,只有一两位作者撰写的健康科学相关的文献已经很少见了。要想开展有实质性突破的科研,需要跨学科的团队合作,整合和分析各种类型的信息。如今,医学的进步往往需要人们作为一个相互连接的网络系统共同努力。一种新的思考和实践生物学的方式正在形成。

系统生物学的崛起

尽管基因和蛋白质测序给我们带来了巨大的进步,但大部分研究领域仍然局限于经典的还原论研究(译者注:与整体论相对,把复杂的事物分解为最基本的组成部分来进行研究的方法论)。我们研究生物系统,一次一个基因,一次一种蛋白质,一次一个疾病症状,忽视了越来越多的证据,即我们体内很少有过程是 A 导致 B,B 导致 C,以此类推的简单线性方式。相反,A 的增加可能会引发连锁反应,我们看到 B 的减少,进而引发 C 和 D 之间的转换。然而,D 被 A 消耗掉,A 会急剧下降,但当 B 因此上升时,C 和 D 无法再切换回来,因为 D 已经被 A 用尽。所有这些都表明,生物学通常是作为复杂系统而非线性途径运行的。

我们可能已经确定了人类基因组中大约 20 000 个基因中的大部分，但我们仍在努力理解它们各自的功能，更重要的是它们在网络中的运作方式，其中网络的一个组成部分可能会影响许多其他部分。[14] 我们才刚刚开始将基因及其蛋白质组装到生物网络中，以调控基因表达、代谢和蛋白质网络功能。我们几乎无法理解这些系统的动态过程，但这并不能改变一个事实，即在没有系统化的生物学方法的情况下，我们无法真正理解任何生物过程。

借用从科学家尤里·拉兹尼克（Yuri Lazebnik）那里听来的一个类比，我们可以更好地理解系统生物学，即思考一下如何理解收音机的工作方式。[15] 我们可以将收音机分解成各个组成部分，并研究每个部分的功能。这基本上是在系统生物学出现之前生物学家所做的事情——研究生命的各个组成部分：一次研究一个或几个基因、蛋白质或代谢物（我们新陈代谢的关键组成部分）。这是一个很好的开始，但是收音机的部件并不能独立工作。除非它们与其他部件连接在一起，否则大多数部件都不起作用。

理解收音机的系统方法需要：①定义组件；②将组件连接到其电路中；③进行实验以了解收音机中的各个电路的功能；④理解所有这些电路如何组合在一起，形成收音机的不同功能。同样地，从事系统生物学研究的科学家进行实验，以确定人体的每个部分如何与其他部分和整体相连。这包括研究基因及其编码的蛋白质如何连接到生物网络中，探索单个网络的功能，并研究各个网络之间如何相互连接。我们通过实验来确定系统的运作动态，以理解它们如何导致疾病。

我想在华盛顿大学基于跨学科的框架建立一个系统生物学中心。然而，大型州立大学的官僚作风使这成为一项具有挑战性的任务。当我为我们系不断增长的计算需求请求提供空间时，大学计算部门的负责人告诉我，一个清洁工的储物间就足够作为生物学系计算空间了。

他没有意识到生物学是一个信息科学，计算需求呈指数增长。后来，我说服了宾夕法尼亚州立大学（Pennsylvania State University）的一位著名细胞表面化学家加入我的教职团队，但院长告诉我，细胞表面化学（cell-surface chemistry）不适合作为医学院教职人员的研究课题。当我试图利用盖茨基金会的捐赠将这位杰出科学家引入我的部门时，我被否决了。

当然万事总有转机。就像我在加州理工学院能够成长为一名研究员一样，华盛顿大学是一个尝试新想法的好地方。然而，如果您是一个习惯于突破界限的人，您会很想突破一个大型州立大学的官僚机构所允许的边界，所以我最终得出结论，如果我想创建一个系统生物学研究所，我就必须自己创办。

2000年，我离开华盛顿大学创办了系统生物学研究所（Institute for Systems Biology, ISB），这是第一个独立的、非营利性研究机构。系统生物学代表了一种整体性和综合性的生物学和医学研究方法。[16]在ISB，我们建立了一个跨学科的框架，继续我们在华盛顿大学创建的方法，并加入动态视角，将生物学视为一个复杂的过程网络，影响和激发整个生物系统。[17]我们的工作挑战了生物学研究的一些基础，将细胞从体内取出放置在试管或培养皿中进行检查时会发生什么，这引起了一些担忧。我们发现，将细胞从其自然环境中取出往往会从根本上改变它们的行为。可以想象，对于那些一直致力于从局部开始研究的研究人员来说，他们会如何反应。

我记得在我们创办ISB的时候，我曾与麻省理工学院（Massachusetts Institute of Technology, MIT）的一位朋友交流过。他对这种新的系统性方法非常坦率地评价道："这都是炒作，不会有什么结果的。"我猜他所说的"炒作"是指大规模的整体性方法并不精确、容易出错并且不太可能得到基本的洞见。但事实并非如此。实际上，如今全球有 100 多个系统生物学研究所、院系和中心,这些机构正在解决以前甚至无法提出的生物学和医学问题。

在我们早期的成功中,我们了解了半乳糖代谢在酵母中的功能,这种代谢能够为身体提供能量并对人类早期发育至关重要,并且我们将这一过程作为系统生物学基本方法的示范。[18] 我们对半乳糖的研究使我们能够确定代谢网络中不同元素(节点)是如何相互影响的,让我们对人类如何代谢和利用半乳糖(一种乳糖形式)将能量储存为三磷酸腺苷(ATP)有了一个全面的了解。这一进展初步显示了系统生物学方法可能具有多么强大的潜力,它可能帮助我们理解人体生理的复杂方面,并带来可能性,我们甚至有机会调整和优化其功能。

我们开发了一个模型,发表在 2007 年《细胞》期刊上,使得我们只要了解生物网络和外部信号,就能准确预测一种简单微生物——生活在高盐环境中的嗜盐菌的行为。我们的模型为我们提供了关于不同生命形式与环境共生的关键见解。我们甚至成功预测了嗜盐菌对从未遇到过的环境信号的反应。[19] 这是一个并不起眼的开端,却为未来深入了解人类生物网络的变化提供了可能。

通过对小鼠朊病毒感染的研究,我们了解了神经退行性疾病发生和发展过程中大脑转录网络的变化,这种病在人类中通常被称为"疯牛病"。我们在 2009 年发表的这项研究最基本的发现是,疾病在开始时非常简单,而扰乱的生物网络变得越来越复杂,降低了任何单一药物在疾病后期成功治疗的可能性。[20]

在我的麻省理工学院同事试图劝告我远离系统生物学"炒作"的对话近十年后,他与其他人共同撰写了一份美国国家科学院(National Academy of Sciences)的报告,其中将未来的生物学描述为系统生物学。[21] 他并非唯一一个改变论调的人。如今,当科学家们被要求谈论生物研究的未来时,他们通常指向一个整体化、数据密集、综合的、动态的和基于网络的未来，即系统性的方法。推动这一进展的简单理念是，mRNA、蛋白质、代谢物、脂质和其他小分子的变化可以追溯到控制它们的生理网络，而这些网络可以为我们提供对人类生物学和疾病的重要见解。

个性化医疗的需求

当我们将系统性思维应用于将我们的科研成果从实验室推向临床时，有一件事变得非常清楚：如果您不了解生物系统的正常运行状态，那么您就无法真正理解混乱病态的生物系统。这意味着如果您不了解健康状态，您就无法希望理解疾病状态。一旦我们开始研究人类健康方程式中的健康一面，我们就开始从根本上改变我们对医学的看法。为什么医学应该只关注对抗疾病？为什么它不应该首先保持人们的健康呢？

我们可以而且应该在疾病发生时进行战斗。这个事实是不容置疑的。但是越来越明显的是，我们已经拥有了优化健康和防止疾病的工具和知识，但我们并没有有效地利用它们。这一认识，加上系统思维，使我构思出了 P4 医学——预测性、预防性、个性化和参与性的医疗。

那些健康服务公司的营销大师们喜欢这些词语。唉，可惜喊得响亮的招牌口号并不一定代表事实真相。在个性化医疗领域尤为明显。个性化医疗被广泛用作广告口号，但很少被真正作为有效的实践方式采纳。大型医疗系统告诉他们的客户，会为他们提供个性化医疗服务，但大多数患者并没有这样的体验。

但毫无疑问，这正是人们所需的。过去 20 年来，许多患者从大型医疗机构转向所谓从事"补充和替代医学"的护理机构。在某些情况下,这些机构也会提供有充分研究依据的医疗服务,比如纠正血液检查中维生素或其他营养的不足(例如铁、ω-3脂肪酸、维生素D或造成临床症状的维生素B_{12}缺乏症),但它们也可以解决健康领域的新兴问题,比如肠道微生物组,这些问题尚未被纳入主流护理。一些医生已经开始向那些通过传统医疗未能治愈慢性疾病的患者推荐"替代性"服务。[22] 然而在许多情况下,这些替代方法无非是彻头彻尾的江湖骗术,最好的结果是安慰剂效应,而更常见的情况是完全没有改善甚至影响患者健康状况。

当主流医生试图理解为什么有这么多患者尝试替代医学时,我们常常告诉自己,绝望的人会做出绝望的事情。我相信这只是答案的一小部分。更大的原因在于每个患者渴望得到真正为他们个性化设计的护理。尽管对部分替代医学的提供者提出的批评是合理的,但当患者摆脱了预录的机器人客服电话、拥挤的候诊室、保险公司主导的治疗方案以及医生们匆忙进出、只花几分钟按照规定开处方而几乎不关注患者个体状况时,他们终于感受到了这种个性化和以健康为中心的就医体验。[23] 我们认为科学驱动的全面健康革命基于坚实的科研证据基础,提供了人们真正期待的护理。

那么为什么传统的医疗服务提供者在个性化治疗方面不能言行一致,无法赢回这些急切渴望被视为独立个体的患者呢?简单来说,这是因为实现真正个性化但又经过科学验证的医疗需要一个以数据驱动的系统方法来关注健康。这需要能够预测及预防疾病的医学,而要实现这一点,我们需要大量的测量数据,评估身体内数百个生物网络的功能,以确定每个人独特的健康状态。只有建立了这个基准,我们才能确定个体在疾病演变的早期阶段可能会出现什么样的情况。为了达到这个目标,我们需要了解每个人的基因组,分析他们不断变化的表型组,并考虑到数字健康相关的相对连续的测量数据。只有这样,我们才能拥有足够深入的数据，通过在最早可检测到的演变阶段采取干预措施来预测和预防疾病。而且正如您可以想象的那样，这并不便宜。（至少目前还不便宜，我们将在后文再讨论这个问题。）

目前提供大部分医疗服务的机构宁愿在他们的营销活动中谈论个性化治疗，也不愿意在其诊所和医院做出符合这些词汇的行动。毕竟，真正具有预测性、预防性、个性化和参与性的医疗将在传统治疗（即在疾病演变发生之后）付款之前产生大部分费用。对真正个性化治疗理念的抵制简直就像我第一次试图说服生物学家关于人类基因组计划重要性时听到的抵制的"回声"。

但是我们的愿景已经实现，我相信 P4 医学也同样会实现。事实上，它已经在发生了。我和我的同事们已经为数千人提供了我所描述的个性化护理，并且我们很快将看到，它的效果非常好。这是我相信这是一个模式转变的关键原因之一，虽然还远未完成，但已经在发生。事实上，有几个项目，包括美国 NIH 的百万人"我们所有人"（All of Us）研究、新加坡的百万人项目以及英国的"我们的未来健康"（Our Future Health）项目（包括 500 万人），正在开始进行数据驱动的健康研究。在本书后文，我们将讨论在未来 5～10 年内您能如何加入这个进程。

需要指出的是，P4 医学的前 3 个"P"——预测性（predictive）、预防性（preventive）和个体性（personalized）——是由科学驱动的，而第 4 个"P"——参与性（participatory），是心理学、社会学和经济学上的挑战。我们如何说服患者、医生、医疗领导者、监管机构及医疗生态系统的所有成员参与到一场将是医学史上最大的模式转变中呢？第 4 个"P"无疑是 21 世纪医学面临的最大挑战。

现在您已经知道了我的很多故事。我是一名生物学家、企业家和发明家，我的自动化 DNA 测序仪是人类基因组计划的关键技术。对于一些人来说，我更为人所知的是 P4 医学的倡导者，以及蛋白质组学和系统生物学的创始人。但在这些年的经历和创新中,我从未独自行动。我非常感谢多年来在我的实验室工作的出色人才,以及世界各地的许多合作伙伴。2005 年,在系统生物学研究所创办 5 年后,一位才华横溢的年轻生物工程师内森·普赖斯(Nathan Price)找到了我,他刚刚完成了在加州大学圣地亚哥分校伯恩哈德·帕尔松(Bernhard Palsson)教授指导下的博士论文工作,后者是我们所谓"基因组尺度"(genome scale)上建模代谢领域的世界前沿的专家。

内森的故事

内森·普赖斯,比我年轻近 40 岁,是一位大数据与生物学、医学交叉领域的专家。作为一名研究生,他建立了生命系统中大量生物化学的计算机模型以回答诸如"您的身体如何将您摄入的食物转化为能量以及身体正常运转所需的所有成分?"等问题。这是一个令人兴奋的时代——人类基因组(以及其他基因组)已经被测序,首次有可能构建全面的生物化学图谱,并列出了实际存在的酶编码基因数量。

内森在帕尔松的实验室中苗壮成长,他觉得每天早上醒来都可以问自己:"今天我能做什么最有价值的事情来推动科学的发展?"然后全天都致力于做那件事情。帕尔松告诉我,内森发表的经过同行评议的论文在该系历史上是最多的,而且罕见的是,在研究生最后一年他已经收到了一个聘用邀请,准备在伊利诺伊大学厄巴纳-香槟分校(University of Illinois Urbana-Champaign)的化学与生物分子工程系开设自己的实验室,该系位列美国全国排名前十。但是他首先想要更多地了解系统生物学和 P4 医学。这吸引了他来西雅图拜访我。不久之后,他就为我们在系统生物学研究所的工作做出重要贡献。他发现了用于区分癌症类型和指导治疗方案的新的诊断生物标志物,并发明了系统生物学数据分析的方法。

在 ISB 工作两年后,内森在伊利诺伊大学厄巴纳-香槟分校建立了自己的实验室。他的实验室专注于系统生物学,这一核心专长使他有机会与从事各个领域的科学家建立联系。他与基恩·罗宾逊(Gene Robinson)一起在基因和社会行为方面进行计算分析,与奈吉尔·戈登费尔德(Nigel Goldenfeld)和卡尔·沃斯(Carl Woese)一起研究生物系统的复杂动力学,与赵惠民和汉斯·布莱斯史克(Hans Blaschek)一起进行代谢工程研究,与比尔·迈特科夫(Bill Metcalf)和珊·露西-斯库特恩(Zan Luthey-Schulten)一起研究甲烷菌及其在气候变化中的作用。尽管他的重点是个性化医学和合成生物学,但他也与研究人员合作,开展能源可持续性项目中的微生物工程研究。

伊利诺伊大学是美国最好的研究型大学之一,拥有一流的工程学院和 30 位诺贝尔奖得主的辉煌历史。但是,内森相信如果他真的想在塑造医学未来方面发挥重要作用,他需要来到这场行动的中心,这就让他回到了 ISB。

内森在伊利诺伊期间,我们保持着密切联系,并在系统医学领域合作了许多项目。在两年时间里,我们为癌症开发了诊断标志物,分析了疾病扰动网络,并发明了许多计算工具来实现这些目标。无论我身在何处,我们每周二早上 6 点都会进行一次电话会议,每年夏天我们会在蒙大拿的避暑地共度一周,在那里讨论科学问题,规划未来,并徒步登山。

2011 年,我说服了内森将他拥有 20 多名研究生和博士后的实验室搬到 ISB。没过多久,他就成为了 ISB 的正教授和副主任。通过这次调动,他能够将所有精力都集中在他的主要兴趣领域上:系统医学和日益发展的科学驱动的全面健康。

内森已经相信我们几乎总是等到疾病发展到无法挽回的地步才

开始处理。即使有人主动带着早期警告信号去看医生，典型的回答也是："等您出现了这种可怕的症状再回来，到那时您就会得到一种药物来治疗您的症状。"我们都认识有过这样经历的人。但是内森也有朋友通过获取更多关于身体的信息并提前采取行动来显著提高生活质量。他开始相信我们可以做得更好，并且认为将以疾病为中心的医疗转变为更积极地管理健康是至关重要的。

内森和我开始讨论如何进一步优化健康，并开始探索科学和技术如何推动更好的结果，让人们更好地掌控自己的健康。随着时间的推移，我们的对话和合作使我们确信，有必要从健康者开始，长期收集密集的数据——这在当代医疗中显然是缺乏的。这是我们共同的热情，我们喜欢一起工作。因此，我们在 2013 年认真地合作，并且在 2018 年我说服内森，通过合并我们的两个实验室团队，成立胡德-普赖斯系统生物医学综合实验室（Hood-Price Integrated Lab in Systems Biomedicine），以更好地推动我们的愿景。

2016 年，内森因其在开创性科学健康领域的工作而获得了格蕾丝·戈德史密斯奖（每年颁发给一位 50 岁以下的研究人员）。3 年后，他被美国国家医学院评为十位健康与医学"新兴领袖"之一。2020 年，当他全身心投入研究微生物组对人类衰老的影响时，他获得了美国国家医学院颁发的健康长寿催化奖，并于 2021 年被任命为美国国家科学院、工程院和医学院的生命科学委员会的 18 名成员之一。2020 年秋季，当新冠疫情仍在肆虐，辉瑞公司宣布世界上第一款 mRNA 疫苗取得成功时，内森成为了健康人工智能初创企业 Onegevity 的首席执行官，并在合并和首次公开募股后，担任了 Thorne HealthTech 的首席科学官，该公司致力于将科学健康的许多愿景付诸实践。

与内森一起，我们已经在世界许多顶级期刊上发表了超过 1 100 篇经过同行评议的论文，推动了对遗传学、分子免疫学、基因表达、阿尔茨海默病、癌症、新陈代谢、衰老和健康数据的全面科学理解。我之所以告诉您这些，不仅是因为我希望您能看到我在内森身上所见到的那种才华，也是因为我希望您能够欣赏他为挑战现状所付出的努力。

科学驱动的全面健康

在 2014 年，我和内森合作进行了一个试点项目，探索在 9 个月内使用基因组和表型组分析来量化 108 个个体（大部分是我们的朋友）的健康和疾病状态的潜力。我们将这个小组称为"先锋 100"（Pioneer 100）。[24] 这个项目有 2 个惊人的结果。首先，我们意识到通过这种方法，我们可以显著改善个体的健康轨迹。仅仅几个月的时间，我们就能优化健康状况，并且对于一些人甚至能够有意义地延缓或逆转疾病的发展。第二，我们生成的数据可以被分析，以确定新的治疗方法和新的医学见解。在一项仅针对 100 多名患者的研究中，我们收集到了足够的信息，足以让许多研究人员忙碌很多年。

当我们仔细研究这些数据时，我们开始考虑如果将实验从 100 名患者扩大到 1 000 名、10 000 名甚至更多，我们可以做些什么。我们开始感到这可能是一个重大转变的开始，一个能够改变医疗范式的"大天空"时刻。

在接下来的一段时间里，我们频繁而热烈地讨论着这个潜在的转折时刻。健康的量化和基于数据的医疗能否优化人类的健康体验？我们能否帮助推动科学驱动或健康量化的基本原则而使其被广泛采纳？我们能否定义一种新型的 21 世纪医疗，并找到一种让每个人都能从中获益的方式？

我们认为是可以的。

这本书记录了我们自从认识到这个重要的"大天空"时刻以来所

分享的一些讨论和发现。在接下来的篇章中,我们将描述即将到来的向健康和预防的转变,这种转变如此深刻,以至于我们今天所应用的医学可能很快就会看起来像来自中世纪黑暗时代。我们不会轻易使用这些词语。我们即将进入的时期将是变革性的。我们相信,这种变化将在 10~20 年的时间内发生。在许多方面,它已经开始了。科学驱动的全面健康为我们提供了一个机会,让我们可以摒弃慢性疾病属于生活的一部分的观点。我们没有理由接受心脏病、糖尿病、癌症、自身免疫性疾病、阿尔茨海默病和其他慢性疾病是人生中不可避免的一部分。这些疾病可以在临床症状出现之前被发现。它们可以被及早阻止。如果预防不再是一种选择,当疾病被早期发现时,大多数疾病是可以逆转的。

科学驱动的全面健康有潜力让年龄和衰老脱钩,让我们有机会活到 90 岁的同时仍能保持头脑清醒和身体活跃。它可以帮助我们的头脑和身体保持同步健康,因为如果我们的大脑不能继续有效运作,那么我们为自己身体做的一切都没有意义。这必须是同时兼顾身心健康的革命。

这本书是对未来的指南。我们将解释医学将如何通过优化健康和预防大多数慢性疾病发作而发生转变,使我们不再需要治愈它们。我们将展示这些变革早就应该发生,并描述为什么尽管面临巨大的阻力和错综复杂的挑战,我们仍然坚信这场革命势在必行。

我们将描述一种以患者为中心、以数据驱动的健康方法,它将很快(最终)取代主导了一个多世纪的以疾病为中心的医疗方法,能在您感到生病或出现明显症状之前就逆转疾病。我们将解释人类疾病的复杂性,并解释为什么我们终于有能力在恰当的时机进行干预。我们将描述一条路径,让您有机会避免因为出生得太早而来不及享受对人类健康认识的根本转变的成果。我们将告诉您如何从今天开始优化您的健康,并提供关于如何健康衰老的见解,这样您无论面对什么困难,都能在八九十岁时身体敏捷、头脑清晰。

简而言之,我们正处于对医疗保健的思维方式发生根本性转变的关键时刻——将其转变为一个真实、彻底、真诚的旨在最大化个体福祉的系统。当然,就像所有美好的事物一样,这里还有一个条件。这就是参与性的医疗系统。这意味着人们必须积极参与作出能够最大化自身健康的选择。社会可以采取措施使这变得更容易,而医疗保健系统需要支持这些努力。重要的是,每个人都能获得这些选择的机会。但最终,我们每个人都必须成为引导和优化自己健康的引航员。

本书的组织架构

科学家应该根据他们的成就而非大胆的预测来获得评价。然而,这个规则有一个重要的限制:那些害怕做出宏大愿景的人将无法实现宏大目标。要有远大的目标,您必须愿意接受失败。我们努力拥抱宏大愿景并将其变为现实,我们相信科学驱动的全面健康有潜力颠覆我们对实现健康的成见。

在第一章中,我们解释20世纪医疗模式的形成原因,为什么它如此成功,以及为什么它不适用于我们现在面临的挑战。第二章讨论科学驱动的全面健康如何从一个想法发展成为医疗革命的指导原则。在第三章中,我们会分享将科学驱动的全面健康应用于成千上万人身上所获得的经验。在第四章中,我们探讨了如何收集和实施科学驱动的全面健康所需的必要数据。第五章探讨相对较新的生物衰老概念如何融入我们设想的医疗未来,以及延缓衰老将如何在延迟大多数慢性疾病发作中发挥核心作用。第六章着重讨论为什么大脑健康长期以来一直被我们的医疗系统忽视,以及我们如何扭转这种局面。在第七章中,李分享了自己生活中关于阿尔茨海默病的故事——这是一个非常私人的故事,迄今为止他只与最亲近的朋友和家人分享过。在第八章中,我们解释本书讨论的原理如何在阿尔茨海默病研究中取得突破,以及为什么我们相信这些成功正在为对抗其他慢性疾病提供一个模式。在第九章中,我们深入探讨目前在终结癌症的探索中正在发生的令人兴奋的工作,以及为什么我们认为这场长期抗争可能会有一个巨大的飞跃。在第十章中,我们讨论了为什么人工智能对实现这些目标和其他医疗突破如此重要。在第十一章中,我们总结了我们认为必须采取的路径,以实现从关注疾病到健康和预防的转变。

未来的挑战

今天,通过基因组和表型分析,我们有能力测量全球每个人的数十亿个信息。我们可以在每个个体中取样数百种不同的生物系统,包括免疫系统、激素系统、神经系统、代谢系统等。通过这样的研究,我们正在揭开一些复杂的谜团,在几年前我们甚至不知道存在的谜团,并且我们正在深入探索人类健康、演化和疾病的病理学。

我们正在对健康状态及其最大程度优化有更深入的了解。通过跨学科的生物学研究,科学家们正在开发一系列测量、成像和计算工具,这些工具有助于更深入地了解人类生物学和疾病的复杂性。所有这些进步都给予我们革命性重塑医疗保健的机会——结束我们对基于疾病模式的依赖,代之以从一开始就优先考虑健康。我们这本书的目标是开始指明前进的道路,让医生在疾病被临床识别之前进行治疗,并花费更多时间让我们保持健康。

将我们带到这里的几个关键范式转变在逻辑上紧密相随,尽管在任何情况下都不可能在最后一个转变发生之前看到下一个。这种从转变到转变的运动有时让我想起蒙大拿州熊牙山脉不断起伏的地形，除非您到达下一个山脊，否则您无法想象前方可能是什么类型的地形或存在怎样的障碍。因此，您会探索一条充满希望的道路。有时候，您不得不原路返回。但接着您会把目光转向下一座山峰，并继续前进。在一个如此美丽、神奇和神秘的地方，您还能想做什么呢？

我们希望您能享受这次攀登，与我们一起对地平线之外的景象充满热情。

翻译：李智行　刘　晗

审校：王子妤　韦金龙　田　强

第一章　有感染力的想法

为什么给 20 世纪设计的医疗保健不再有效

以 1900 年的美国为例，1/3 的棺材中装着 5 岁以下儿童的尸体，死亡的三大原因是肺炎、结核病和腹泻。[1] 现在想想您自己的家庭，做一个与疾病有关的计算。如今无法想象一个多世纪前的情况：传染病的致死性远高于近年来在迅速城市化的国家肆虐的新冠病毒感染。没有疫苗或者抗生素，也没有现在可以有效治愈疾病的基本医疗护理。那是一个医生也没有答案的世界。

对于抗击暴发的传染病，当时的医生几乎没有帮助，反而是加强环境卫生和个人卫生的努力有些许帮助，比如建设公共供水和废水处理系统。即使是现在最常见的疾病，医生在诊断和治疗时往往只能袖手旁观，束手无策。想象一下这种感受，带着孩子去医生那，听到医生说："我们帮不了她。"这就是 20 世纪之交的医学状况。

一个局外人彻底动摇了美国的医疗体系，使其摆脱了无助的困境。亚伯拉罕·弗莱克斯纳（Abraham Flexner）不是医生也不是研究者，他是一名因在家乡肯塔基州路易斯维尔创办的预备学院采用颠覆性教育方法而闻名的教师。在弗莱克斯纳学院，没有考试或成绩，没有标准课程，更没有学分记录。"这基本上是一次大规模的个人辅导实验"，历史学家托马斯·内维尔·邦纳（Thomas Neville Bonner）如此评价。² 然而,弗莱克斯纳学院的毕业生进入精英大学的速度比当时更有名的预科学校毕业生更快。弗莱克斯纳的名气很快就传开了。他的风格让人联想到,并可能激励了现代教育界的"特立独行教育家"模式,这些教育家冒着一切风险以超越常规的方式来教育他们的学生。

弗莱克斯纳利用他不同寻常的教育方式引起了越来越多人对他的兴趣,在 40 岁的时候,他有机会进入哈佛大学学习。在那里,他开始对以讲课为基础的教育体系进行批判,指责其使教学成为科研人员的权宜之计,而他们并不真的想进入课堂,实际上也很少教学生。几年后的 1908 年,弗莱克斯纳的《美国学院》(American College)出版,引起了卡内基基金会主席亨利·普里奇特(Henry Pritchett)的注意,他请求弗莱克斯纳将评判眼光转向医学院。

这是一个奇怪的选择。弗莱克斯纳没有医疗经验,尽管他的兄弟西蒙(Simon)在被任命为洛克菲勒医学研究所的首任所长之前曾是约翰霍普金斯大学医学院和宾夕法尼亚大学的病理学家。这种关系可能让弗莱克斯纳稍微了解当他打开美国和加拿大医学院的大门时会发现什么,但这不可能让他在调查开始后为自己所目睹的一切做好准备。

弗莱克斯纳与约翰霍普金斯大学的创始院长威廉·韦尔奇(William Welch)、加拿大临床医学家威廉·奥斯勒(William Osler)和教育家弗雷德里克·盖茨(Frederick Gates)合作,阅读他所能阅读的关于医学院运营和治理的一切,然后在对 150 多所医学院的旋风之旅中穿越北美。令他沮丧的是,他发现了一个未经培训、组织混乱、经常以营利为目的的教育体系,这让大多数医生对传染病时代提供医疗服务的现实准备不足。大多数毕业生都不知道如何有效应对肺炎或流感。弗莱克斯纳发现,许多学校正在培训学生接受非严格证据驱动的治疗。招生标准随意。大多数医学院都与医院脱节,这使得他们的大部分教学都是理论性的。当时的实验室甚至连识别最常见疾病所需的基本工具都配备不足,迫使诊断依赖于直觉和迷信,而不是科学。

弗莱克斯纳在他的自传中写道:"在塞勒姆(Salem),我问医学院院长校内是否有生理实验室。他回答:'当然,在楼上,我会把它带给您。'他走上楼,拿下来一个小血压计———一种用来记录脉搏运动的仪器。"[3]

当年的实验室就是如此,与我们学术医疗中心有成千上万的研究人员和一系列眼花缭乱的先进设备的现代化经验相去甚远。

弗莱克斯纳在 1910 年发布的《弗莱克斯纳报告》中直言不讳。弗莱克斯纳写道,在圣路易斯的华盛顿大学,他发现了"一个雄心勃勃、规模庞大的机构",其医学系"与这所以科学为动力的大学的精神和设备完全不匹配。除非这个系想要成为拖累和耻辱,否则必须取舍:该系要么解散,要么重组。"[4]

这类谴责是该报告的典型案例,呼吁医学院将循证护理与严格的科学研究和临床试验相结合,努力将科学引入医学实践、疾病诊断和治疗发现,并向学生传授这一医学标准。我们现在已经习惯于知道科学研究和临床试验支持医生的建议,以至于我们大多数人都认为这是理所当然的。但事实并非总是如此,现代生物医学的科学事业实际上是相当新的。

为了实现这种新的医学教育模式,弗莱克斯纳建议加强与医疗机构的合作,并加强对医疗许可证的监管。在接受这些改革的机构获得数千万美元(当时是一大笔钱)的慈善支持下,这份报告迅速改变了美国的医学教育,导致营利性学校消失,并在医学实践和教育方面建立了新的金标准:一种将受过科学训练的医生放在抗击传染病的前沿和中心的生物医学模式。

在弗莱克斯纳报告发布后的一个世纪里,医学发展成为我们今天所知的大型事业,循证协议推动了医生培训和患者治疗。建立在迷信基础上的旧医学、治疗大多无效甚至完全有害的日子已经一去不复返了。在一支受过生物学、生理学和生物化学原理培训的新医生队伍的领导下，20世纪的医学为我们带来了一个抗生素、疫苗和卫生措施成功消除了发达国家过早死亡的主要传染原因的世界。脊髓灰质炎（小儿麻痹症）和天花基本上被根除了。水痘、麻疹和肺炎也不再是曾经的"大规模杀手"。

正如新冠病毒感染提醒我们的那样，我们还没有到，也不会很快到一个根除所有危及生命的传染病的地步。结核病等抗生素耐药菌株的出现是一个重大挑战，传染病仍然是发展中世界面临的致命障碍，伤寒、疟疾、艾滋病和结核病每年持续导致约300万人死亡。因此，20世纪医学的范式——"发现并修复"的方法——专注于靶向和中和单一病原体的疗法——仍然非常重要。但事实证明，这种模式不适用于复杂的慢性疾病，这些疾病已成为当今的"主要杀手"——既有直接的，如糖尿病、心血管疾病、肥胖、癌症和神经退行性疾病，也有间接的，如使新冠病毒感染等传染病更加致命的合并症（共病）。

"发现并修复"医疗模式的问题

在传染病更为猖獗，尤其是在年轻人中高发的时代，更关注在大多数情况下只影响六七十甚至八十岁人群的问题就变得非常荒谬。死亡证明上肺结核、腹泻和肺炎的流行率自然地影响了弗莱克斯纳发表谴责性报告之后医学领域的结构。20世纪医学的关键目标是找到问题并解决它——结束。因此，在20世纪余下的时间里，传染病塑造了医疗保健的发展，医疗系统专注于单一病因。结果是大量减少甚至消除了许多已知的传染病致病源。

当这种"发现并修复"的方法被应用于慢性疾病治疗时，它表现为对单一药物疗法的高度关注。这种关注是有问题的。单一药物疗法对大多数慢性疾病无效，原因很简单，因为慢性疾病与人体并不是完全分离的，因此治疗起来比传染病复杂得多。许多慢性疾病涉及健康组织的异常突变，如癌症或自身免疫问题，在这些情况下，身体自身的防御系统开始失灵并攻击健康细胞。

在某些情况下，单一药物干预有助于减轻痛苦。以阿达木单抗为例，它通常以药品修美乐出售。全世界数百万患有类风湿关节炎、强直性脊柱炎、克罗恩病、斑块状银屑病以及溃疡性结肠炎的人可以证明他们的生活因为这种"重磅炸弹药物"而变得更好。不过，没有人会声称这种药物治愈了他们，因为这并非修美乐的作用。与大多数有药物治疗的慢性疾病一样，这种药物针对的是疾病的症状，而不是病因。修美乐抑制过度活跃的免疫系统，其有效性取决于人们的遗传倾向和个体独特的生物学。

但在近 1/3 的患者中，这种药物几乎没有作用——因为许多患者的免疫系统会产生抗体，阻止它发挥作用。[5] 即使这种药物确实能缓解症状，它也不是万能药。这些好处伴随着副作用，削弱了严重感染（如乙型肝炎）的免疫系统，有时还会引发过敏反应、神经系统问题和心力衰竭。如果您停止使用它，疗效很快就会消失。修美乐在商业上取得了巨大成功，截至 2021 年，其全球销售额超过 1 500 亿美元。

现在，从药物开发人员的角度来看：如果您能研发出一种有助于减轻一种常见慢性疾病症状的药丸，即使它不是一种治愈方法，仍可能会减轻世界各地许多人的痛苦，您为什么不这么做呢？能够有一点作用总比什么都没有要好。在针对慢性疾病症状的药物的研发中，做出微小的改变也会带来巨大的财富。难怪人们花了这么多时间和精力来寻求广泛慢性疾病的单一药物解决方案。然而，越来越明显的是，这种追求本身往往是徒劳的，不仅无法找到治愈方法，甚至也远未实现有意义的症状缓解。

也许最好的例子是阿尔茨海默病药物试验失败的漫长历史带来的几十年的一系列失望。在减缓、阻止和逆转阿尔茨海默病的过程中，已经有数百次这样的失败，几乎所有的失败都遵循着类似的路径，因为制药公司和患者对一个旨在识别单一药物而不是解决复杂病因组合的过程抱有信心。在花费了所有的时间、精力和金钱之后，只有少数药物被批准用于治疗阿尔茨海默病。更糟糕的是当你认识到这些药物的作用有多小。正如阿尔茨海默病协会所说，"虽然这些药物可能暂时有助于缓解症状，但它们不能治疗阿尔茨海默病的根本病因或减缓其进展。"[6]

"暂时缓解症状"是什么意思？在大多数情况下，这意味着在几个月内症状仅能得到很小的缓解。事实上，这些药物真的没有多大作用，反而伴随着高价和很多严重的副作用。

想想把亲人带到医生那里，让医生说："我们也许可以让她舒服一点，但我治不好这种病。"这往往是 21 世纪头几十年的医学状况（图 1.1）。

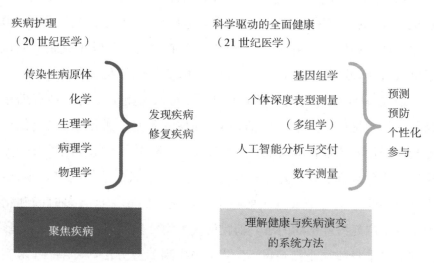

图 1.1　科学驱动的全面健康将医疗保健的重点从治疗晚期疾病转移到更早、更个性化的干预措施

　　阿尔茨海默病并不是一个特例。癌症、糖尿病、严重精神疾病和自身免疫性疾病如类风湿关节炎、狼疮和多发性硬化症，是我们尚未解决的复杂人类系统中的多种多因素疾病。我们不能用一刀切的单一"奇迹分子"来对抗这些疾病。这一点几十年来一直很清楚，但制药公司仍在努力。失败的次数远多于成功的次数，他们通过提高有效药物的价格来为每一次新的失败买单。

　　"有效"是一个相对的术语。药物和安慰剂之间的差异超过一个标准差，意味着足够大的变化，即治疗的平均效果超过了正态分布中未经治疗人群的 34%，这是不常见的。[7] 大多数药物只对一部分人有效，在某种程度上略微改善了生活，如果考虑到副作用，有时甚至没有那么大效果。癌症医生经常告诉我们，他们不会选择像一些患者那样接受化疗方案，尤其是在获益甚微、治疗带来极端不适的情况下。对于最危及生命的癌症，许多医生表示，他们会参加以新兴免疫疗法为主的试验。他们当然会，他们是知情的，不仅在癌症领域。

　　在 2015 年前后，来自德国、奥地利和美国的一个联合研究小组对许多最常见药物的有效性进行了研究，他们得出结论：医生可能需要"对药物疗效有一个更现实的看法"。例如，他们指出了抗高血压药物，如噻嗪类利尿药、ACE 抑制剂，以及钙离子通道阻滞剂仅能微量降低血压，还指出阿司匹林和安慰剂在预防心血管事件方面的反应差异每年只有区区 0.07%。[8] 当内森在 2019 年的一次主要受众为医生的演讲中，展示了美国销售的前十大药物的无效性数据时，听众中的一位医生在匿名评论中表示，这"一定是编造的"。事实并非如此。统计数据来自定量医学专家尼古拉斯·肖克（Nicholas Schork），他在著名的《自然》期刊上发表了这些数据。[9] 同样来自《自然》期刊文章的图 1.2 直观地捕捉到了一个惊人的事实，在数百万每天按时服用多种药物的人中，这一事实经常被隐瞒。

并不精准的医疗

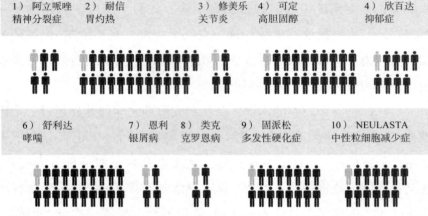

图 1.2　美国销量最高的 10 种药物最多只能帮助 1/4 的患者；有些甚至只有 1/25
经斯普林格·自然（Springer Nature）许可，尼古拉斯·肖克，《个性化医学：一人试验时间》，*Nature* 520
（2015）：610.

　　代表的药物有治疗精神分裂症的阿立哌唑、治疗胃灼热的耐信、治疗关节炎的修美乐、治疗高胆固醇的可定、治疗抑郁症的欣百达、治疗哮喘的舒利迭、治疗银屑病的恩利、治疗克罗恩病的类克、治疗多发性硬化症的固派松和治疗中性粒细胞减少症的 Neulasta。在这些最畅销的药物中，最好的结果是 1/4 的患者受益（修美乐、恩利和类克）。最差的反应是只有 1/25 的患者（耐信）受益。总的来说，只有不到 10％的患者受益，他们都暴露在大多数药物的副作用中。

　　美国人每年在药品上花费 6 000 亿美元。但因为我们仍然非常不了解哪些药物在什么时候对哪个人有效，大部分资金都浪费在了无效但会带来严重副作用的药物上。好消息是前景就在眼前。有一些重大的公共计划正在增加我们的个性化信息，包括 NIH 的"我们所有人"（All of Us）计划，该计划正在对 100 万人进行测序，并为研究人员提供可用于各种后续测量的样本。英国生物库已经为 50 万人生成了大量基因组学数据和相关的其他类型数据。对于癌症，Tempus 和 Foundation Medicine 等公司正在广泛提供使用基因组靶向治疗选择的精准医疗。此外，本书作者李正在启动一个基于基因组学和表型组学分析的新的百万人项目，该项目将提供深入的数据来区分药物应答者和非应答者，我们将在第十一章中讨论。

我们用来治疗 21 世纪健康灾难的药物根本没有那么好用，但我们仍然继续投入数十亿美元进行长期押注，以发现下一种重大药物。扑克玩家称之为"在坏事之后扔好钱"。当优秀的玩家看到有人这样做时，他们就知道他们的桌子上有了一条"鱼"。

我们就是这个比喻中的鱼。我们每一个人。

在美国，超过 86% 的医疗支出被用于慢性疾病，每 5 美元中就有 1 美元用于医疗保健。[10] 这是 4 万亿美元，以每年超过 6% 的速度增长——如果这种增长持续 15 年，之后将无法再持续。

您可能会同意 4 万亿美元是一笔巨大的金额。尽管如此，如果我们能从这些钱中获得巨大的价值，还是值得的。但是，尽管医疗支出已经飞涨，收益却并没有相应增加。分析表明，过度的医疗支出创造了经济活动，但会降低国家生产力。[11] 不成比例的费用上升而没有相应的效益会给经济带来巨大的负担，长期的健康问题降低了我们的生产力和福祉。

作为一个社会，我们一直在努力抓住真正的问题。美国政治家们就医保进行辩论时，辩论几乎完全集中在如何让每个人都有保险上，激进派通常主张更多政府推动的补救措施，保守派通常争取私人解决方案。双方都没有抓住重点：虽然"覆盖所有人"是一个值得称赞的目标，但如果您没有计划修复损坏的东西，如何为它买单并不重要。我们的系统严重损坏，不仅仅是因为它没有覆盖所有人，而是即使是那些被覆盖的人也仅能获得为过去时代打造的产品。我们个人医疗保健的质量远远低于应有的水平。

不改变现状的四万亿个理由

弗莱克斯纳的报告发表于 1910 年,也就是莱特兄弟第一次从基蒂霍克(美国北卡罗来纳州地名)起飞 7 年后。想想自那以后航空业发生了多大的变化。如今的客机可能依赖于帮助莱特兄弟从北卡罗来纳州沙丘起飞的航空基本原理,但很少有人会认为,一架飞行范围高达 8 555 英里(约 13 768 千米)的现代波音 777 飞机,与飞行距离最长为 852 英尺(约 260 米)的飞行者一号是一样的。您会乘坐一架自 1910 年以来设计从未发生实质性改变的飞机吗?

根据大多数预计,美国在延长平均寿命方面已停滞不前。[12] 事实上,我们可能正在倒退。美国疾病控制与预防中心的数据已证实,新冠病毒感染大流行导致平均预期寿命直线下降,在疫情暴发的第一年下降了一年半,非洲裔和西班牙裔下降了 3 年。[13] 但即使在冠状病毒暴发之前,美国居民的寿命也处于第一次世界大战以来最长的持续下降期。[14] 我们的健康状况也是如此:近 70% 的 55~64 岁的美国人患有糖尿病、心血管疾病、慢性阻塞性肺疾病、哮喘、癌症或关节炎。在 65 岁以上的人群中,超过一半的人患有两种或两种以上的此类疾病。[15]

几乎每个人随着年龄的增长都会遇到更多这样的情况,使生活变得困难、痛苦,坦率地说,更难以忍受。以至于许多人都有过一种超现实的经历,在亲人去世时感到强烈的解脱。[16] "至少她的痛苦已经结束了,"我们说。虽然很难承认,对于有过支付医疗费用的可怕经历的人来说,通常还有另一种形式的解脱,因为这些费用对减轻亲人的痛苦几乎没有帮助,甚至可能延长他们的痛苦。

这对我们的医疗保健状况是多么可怕的反映。我们目前的系统能适应新的疾病模式吗？这是值得怀疑的，您可能不需要四万亿次猜测就能弄清楚原因。一年四万亿美元是一大笔钱。尽管它的使用方式对大多数人的健康没有好处，但它为一些以医学为导向的选区带来了盈利。

与任何行业一样，医疗机构和制药行业的许多人对现状有所投资，包括医生、医院管理人员、药物研发者、保险公司、医疗设备制造商、医院所有者，以及连任竞选账户得到上述一项或全部支持的政客。这不仅发生在私人保险为王的美国，也发生在医疗保健国有化的国家——在这些国家，政府本身对现状进行了大量投资，大批官僚的生计取决于系统的运行，而不是破坏系统。

利益相关者抵制甚至敌视变革毫不奇怪。这并不意味着他们是邪恶的。我们需要记住，我们拥有的制度是几十年成功的产物。它仍然可以拯救生命。但我们一直允许那些从医疗保健中获利的人定义健康，这让我们想起了《良善之地》中的一个场景，诚实的业余 DJ 杰森·门多萨（Jason Mendoza）告诉希迪·安亚高尔（Chidi Anagonye）如何玩"特殊的杰克逊维尔风格的赌注"。

"您想打什么球就打什么球，但您要用您的手。就这样。"杰森一边说，一边把球撞在一起，"好吧，轮到您了。我得了 1000 分！哦，这是另一条规则。您自己打分。"[17]

现代医疗是一场杰克逊维尔式的大型、昂贵的游戏，在这里，收益最大的人是定义规则的人。在这个世界里，紧急送往医院的费用可能超过 1 万美元，住院费用可能超过 10 万美元，效果仅略好于安慰剂的药物可能需要数千甚至数十万美元，而尖端手术可能需要 100 万美元，即使这些都不能显著改善患者的生活。[18]

目前，由保险公司、医疗提供者和患者组成的三角关系中有两个在医疗成本上升时会受益，实际上，当人们生病时，市场激励要比他们健康或好转时大得多。如果您能让一个人活着，即使他们很痛苦，您也可以继续向他们收费。为了深入了解当今医疗保健的经济学，我们推荐约翰霍普金斯大学教授马蒂·玛卡里（Dr. Marty Makary）的《我们付出的代价》（*The Price We Pay*）。

医疗费用正在使家庭破产，迫使人们作出艰难的决定——即使是那些有医疗保险的人。唐娜·塔拉（Donna Talla）在疫苗上市前感染了新冠，尽管有私人保险，但仍被收取抢救费用 15 万美元。她发现自己面临着残酷的选择。这位 56 岁的弗吉尼亚州居民告诉《英国医学杂志》："我将不得不卖掉我的房子来支付这些医疗费用。这不是我退休计划的一部分，但如果必须如此，我不得不这么做。"[19]

这是荒谬的，甚至可以说是不道德的，但在目前医疗保健结构（疾病完全发展后进行治疗）和支付方式（作为特定疾病治疗的报销）的背景下，这是有道理的。这使我们所有参与医疗保健的人都处于重视延长患病寿命，而不重视健康寿命的处境。不注重预防，就好像我们的医疗保健系统根本不关注健康生活的价值。

旨在让人们保持健康的创新只有在能够为已经盈利的死亡产业省钱，并且能够在短期内实现时，才能被采用。然而，治疗疾病药物的费用却没有类似的要求。在我们努力帮助大型医疗保健组织理解和实施我们科学驱动的全面健康愿景的过程中，我们一次又一次地面临着这种阻力。这个挑战是可以克服的，正如我们将在接下来的章节中讨论的那样，但它仍然是一个主要障碍。在大多数情况下，如果这些创新在近期内需要任何花费，即使是对长期健康结果的投资，它们几乎总是被彻底否定。卫生法律和政策权威专家威廉·萨奇（William Sage）既是律师又是外科医生，他指出："过去几十年的医疗创新主要涉及适应现有的、有缺陷的生产方法的可报销技术，因此这些技术往往会增加成本，而不会显著改善健康结果。"[20]

简单地说，在目前的医疗保健体系下，健康是不盈利的。在美国，这一问题更加复杂，因为保险范围与工作挂钩的个人（约占非老年人群的 58%）在换工作或雇主为所有员工选择新的保险计划时，会每隔几年从一家保险公司换到另一家保险公司，从一家医疗服务提供者推到另一家医疗服务提供者。[21] 在一个不能够保证提供者对患者健康的投资会在未来获得节省成本的回报的世界，他们没有太多的动机进行投资。难怪健康在很大程度上被忽视，更被青睐的是一个原因、一个解决方案的范式，而这往往忽视了预防。

在对第一个人类基因组进行测序的 20 年后，我们仍然没能利用个人基因密码来帮助我们识别独特和多样的疾病易感性。这意味着我们没有在可能的时候阻止这些疾病的演变。如今的医疗通常等到症状可见时才治疗疾病，使原本可能早期成功的治疗发展到治疗无效、极其困难或昂贵得令人望而却步的地步。医生几乎不会尝试教育患者使他们承担优化自己健康的责任，他们也从未接受过相关培训。

例如，尽管营养对健康至关重要，但典型的医学培训只包含相当于一天的营养教学。[22] 大约 10% 的医学院根本不教医学生营养知识。哈佛大学公共卫生学院营养学副教授大卫·艾森伯格（David Eisenberg）在 2017 年美国公共电视台表示："这是一桩丑闻，太离谱了。"[23] 但是，除了如功能医学或整合医学这样的特定领域，这并没有带来任何改变。

缺乏营养方面的培训反映了人类健康中其他重要领域的情况，包括锻炼（在美国接受培训的医生中，有一半以上没有接受过正式的体育活动教育）、睡眠（多个国家的医学生只接受了大约 3 个小时的健康睡眠教育），以及压力（只有 3% 的初级保健医生的问诊中包含关于这个话题的讨论）。[24] 大脑健康也是如此，错过和延迟诊断很常见，部分原因是医生错误地认为认知健康和阿尔茨海默病等问题不会影响非老年患者。[25]

医疗保健系统的利润激励几乎完全基于治疗疾病，这不仅仅影响对健康的关注，也使疾病护理受到影响。毫无疑问，新兴技术可以改善医疗效果，但长期以来的研究表明，医疗保健是所有行业中采用技术最慢的行业之一。[26] 想象一下，如果您今天购买的花费更多的手机或电脑却并不比十年前快。您会愤怒的。

我们都应该对出现许多低效和错位状况的医疗保健结构感到愤怒，这些结构阻碍我们过上更长寿、更健康、更幸福的生活。一个过去做了巨大贡献，今天仍然有些好处的系统无法适应当前世界的健康挑战，尤其是慢性疾病的复杂性。我们发现自己的处境与20世纪初弗莱克斯纳遭遇的情况相似。当时改变医学需要给体系带来冲击。我们现在需要另一次冲击——一次更大的冲击。

越来越多的医生开始意识到这场革命的必要性。初级保健医生的年收入约为25万美元，专科医生的年收入约为35万美元，尽管这可能破坏这个行业，但医生们仍是改变的最坚定支持者之一。[27] 关键问题是如何招募这些倡导者来持续努力改变医学，我们将在第十一章中再次讨论这一挑战。

尽管新冠病毒感染大流行造成了种种痛苦和社会混乱，但它可能成为催化剂，帮助医生、患者、政策制定者和医疗保健提供者从以应对疾病为主导的医疗模式转变为以确保持续健康为重点的医疗模式。这个可怕的历史性阶段为我们提供了充足的证据，证明健康可以拯救生命和节省费用。那些在健康状况良好的情况下与新冠病毒感染作斗争的人重症或死于新冠病毒感染的可能性明显较低。当然，也有例外，但总体而言，新冠病毒感染揭示了肥胖、糖尿病、肺病、心脏问题等慢性疾病患者和保持最佳体重且健康的人之间易感性的明显差别。疫情进一步证明了新医疗技术的力量，从 mRNA 疫苗到远程医疗。[28]

也许最引人注目的是，它让几乎每个人都看到了当前系统的脆弱性，当身心疲惫的医生和护士有时只能在走廊、停车场和帐篷里照顾患者，而主要的医疗保险公司则报告了他们有史以来最大的利润。[29]

不可想象的未来

在人类历史上曾有一段时间——其实并不久远，那时，通过观察您父母的生活，您可以大致预见您的未来。农民生农民。商人生商人。从一个阶段到下一个阶段的转变是如此缓慢，以至于几乎察觉不到。

现在已经不是这样了。如今，我们甚至很难看到几年后的未来。1993 年，比尔·盖茨（Bill Gates）在撰写《未来之路》（*The Road Ahead*）时，曾对互联网当时的构建能否吸引主流消费者不以为意。从他写下这些话到 1995 年这本书上架，盖茨经历了一次理解的转变，但为时已晚，无法阻止他刚刚写好的书发行。

早在 1998 年，一家制药公司请李预测 50 年后药物的发展方向。不了解过去的历史，就无法知道未来的方向。李回顾了 1948 年的教科书和论文，发现当时大多数生物学家居然认为生命的遗传物质不是由核苷酸组成的 DNA，而是蛋白质，由氨基酸链组成的大分子含氮化合物，是机体组织的关键结构和功能成分。想象一下，如果我们在不了解 DNA 的情况下预测生物学和医学的发展方向，我们会离目标有多远！

同样的情况会发生在半个多世纪后的 2076 年。美国成立 300 周年是展望医疗保健未来的一个很好的标志：时间足够近，让许多人能目睹它的到来；但距离足够远，可以让我们的思维探索各种可能性。当我们展望这一时刻时，我们看到的世界里，症状性疾病的概念已成为一种诅咒，80 岁的生理体验与 50 岁没有实质性的不同。即使是我们当中最了解情况的人也会大大低估或完全忽视这段时间将会发生的许多技术进展。人们只需看一集《星际迷航》，就会发现吉恩·罗登贝里（Gene Roddenberry）认为在 23 世纪将是"前沿"的许多技术在 21 世纪初已经相当普遍。我们也会高估一些事情，但总的来说，无论何时我们想象未来，我们往往会低估即将发生的变化。

所有这些都是为了说明，如果我们现在预测的事情看起来是幻想，那么到 2076 年，我们所描述的潜力可能已经是过时消息。甚至到 2036 年，其中大部分就可能是旧闻了。我们也希望如此。

052

如果我们愿意为之努力，帮助我们实现生活中基本没有疾病和衰老不适的最终目标是可以实现的。个人在自己健康方面必须发挥的参与作用至关重要。在这个未来中，从胎儿发育到婴儿期、儿童期再到成年期，每个人的健康都可以得到优化，以至于让我们如今困扰生活的大多数疾病都将是古老黑暗的过去的遗迹。这可能看起来很牵强，是一个艰巨的挑战，但这不是一个白日梦。它已经在进行之中，有科学数据支持，如果采取必要的措施，我们没有理由不相信生活能变成这样。

雷·库兹韦尔（Ray Kurzweil）的"加速回报定律"谈到了技术进步，但您必须住在洞穴里（地下深处，没有互联网接入）才能不承认医学是一门信息科学。1950 年，医学知识以每 50 年翻一番的速度增长。到 1980 年，翻番的时间是 7 年。到 2010 年，时间缩短到 3 年半。[30] 而增长率还在继续提高。仅在 2013 年就产生了 153 EB（260 字节）的全球医疗保健数据，而在 2020 年估计产生了 2 314 EB。[31] 无论这些信息是如何使用的，这种加速都在发生。尽管收集信息和使用信息之间存在巨大差异，但很明显，在接下来的 50 年里，我们将经历医学知识的大规模增长。推测未来很有趣，如果我们想取得任何重大成就，我们就必须敢想，但这本书不仅仅是关于未来几十年会发生什么。它关乎我们今天的选择以及我们现在应该做什么。

那么我们应该从哪里开始呢？我们为 21 世纪医学愿景提出了 11 条指导原则。

医疗保健应以健康为中心

未来的医疗保健将是健康护理（Healthcare）。尽管我们今天也用这个词，但事实并非如此。我们现在拥有的实际上是疾病护理，我们的大部分医疗努力和绝大多数支出都用于人们生病后的护理，其中相当大部分用于我们最糟糕的岁月。尽管我们最后的 12 个月可能只占我们寿命的 1/80 或更少，但这最后一年却吞噬了美国人均医疗支出的 1/8。[32]

这太疯狂了。我们推荐阿图尔·加万德（Atul Gawande）的书《成为凡人》（*Being Mortal*），这本书深入讨论了临终医疗问题，提出了一个令人信服的观点：我们应该将关注重点从推迟生命尽头转向让我们的余生尽可能健康和有意义。医疗保健应以维护和提升健康为目标。它应该优先预防疾病，而不是等到疾病到来再与它斗争。它应该以保持我们处于最佳状态，长期健康生活的原则为核心。

为了实现这一目标，我们需要健康监测网络，充分了解我们身体中各种相互关联的生物系统。由此产生的见解可以为我们提供早在临床症状出现之前就战胜疾病的机会。当医生能够利用最微小的临床线索和他们发达的直觉来指导诊断时，我们会认为他们是伟大的医生。但在未来，这种模式将被颠覆。允许患者出现症状的医生应该感到挫败。

我们应该收集的健康测量数据——基因组、表型组和健康的数字测量数据——远比"我们的感受"详细和细微。它们一起捕捉了数百种不同生物系统的信息。如果我们从健康状态开始收集这些可测量数据,就可以预测我们意识不到的健康到疾病的演变。这些演变的测量数据为我们提供了更早、更快、更精确、更少干扰的采取正确措施的机会,并在疾病不可逆转之前更有效地进行阻止。

医疗保健应该根据您的基因组进行决策

测序第一个人类基因组是一项艰巨的任务,需要数百名科学家的技能和专业知识,他们配备了世界上第一台自动化 DNA 测序仪,来自李在加州理工学院的实验室的 Applied Biosystems 370A。但现在,基因组测序已经变得常规化,您可以花几百美元在几天内进行基因组测序。

您的基因组提供了关于您身体中众多系统的组成信息。它是完全独特的,随着我们更多地了解如何解读它并提取与个人健康相关的信息,它将形成一个真正的个性化医学蓝图,从而治愈遗传疾病,并为如何保持健康提供见解。

随着基因组信息更广泛地获取使用,我们将有能力重新设计医疗保健,侧重于个人的具体需求,而不是那些似乎对碰巧参加了临床试验的人有效的方法。血液中的临床指标,如低密度脂蛋白或高密度脂蛋白胆固醇,应该通过您的基因组来解释。您的遗传风险状况在身体中的表现方式可以为您提供一个避免疾病的个性化蓝图,通过遗传学见解提供最可能成功的健康选择。[33]

除了使用基因组来更好地指导健康决策外,基因密码也有可能被操纵以增强健康,尽管这将带来相当大的争议。贺建奎利用 CRISPR 技术改变了两个人类婴儿的遗传密码,随即引发了一场国际丑闻。现在迈出这戏剧性的一步还为时过早,但该领域进展迅速,我们很快就能在出生前识别和纠正单基因遗传疾病,使亨廷顿病或囊性纤维化等遗传疾病成为历史。即使是现在,通过体外受精,人们也可以避免遗传已知的显性遗传疾病,结束家族代代相传的遗传疾病。我们的一位合作伙伴杰夫·卡罗尔(Jeff Carroll)就在感人的纪录片《您真的想知道吗?》中分享了亨廷顿病的早期诊断如何影响他的家庭规划决策。[34]

医疗保健应该基于个体的生活方式选择和生活经历

您的基因组并不能定义您。即使我们要创造一个基因克隆——一个基因组完全相同的人——那个人也不会是您。差得远呢。您只需要观察任何一对同卵双胞胎就可以意识到这一点。即使在出生后生活经历几乎完全相同,他们的性格、反应和兴趣也有差异,并且随着时间的推移变得更加明显。一个变得肥胖,一个成为高强度耐力运动员。一个患上糖尿病,一个发生车祸。一个终身练习瑜伽,一个人成为举重运动员。一个注重营养和睡眠,一个喜欢聚会。

每个人都有独特的生活经历,这些导致了他们现在的健康状态,包括心理健康,而所有这些都受到独特的基因组、个性、生活选择和环境暴露的影响。这些个人历史会影响您的健康,并留下可以通过多种方式读取的迹象,包括通过您身体或血液中的生化物质,以及构成您的表观基因组的分子标志物——改变基因编码表达方式的化学修饰。评估这些(其中很多是)我们刚刚开始了解的迹象,将使未来的医疗保健能够以今天几乎无法想象的方式进行个性化定制。

医疗保健应该变得更加数据丰富

人类极其复杂,了解我们身体功能所需的数据量惊人,更不用说在早期识别和逆转疾病了。当您明白这一点时难免对目前的医学实践方式感到有些不安。大多数医生的诊断都是基于极少数的实验室测试和临床观察。我们将在本书中讨论的那种"精确预防"甚至很少被尝试。这有实际的原因：成本高，可用信息有限，许多医生对假阳性有严重的担忧。任何上过统计学课的人都知道，即使是处理一个简单的数据集也可能很有挑战性。

想想医生们几个世纪以来一直在使用的数据。其患者的心率很少会降至每分钟 35 次以下或超过 200 次，但两者之间存在巨大差异，包括"健康"心率的巨大跨度。收缩压可以低于 60，超过 200。呼吸可以从每分钟不到 10 次到超过 25 次不等。目前，医生定期检测数十种可操作的生物标志物，筛查脂质水平、甲状腺激素、糖化血红蛋白和空腹血糖，但还有数千种可以检测。每一个新的测试都会产生更多的变量，而增加这些变量的数量会产生几乎无穷无尽的组合。这不像传统的国际象棋；它更像是三维象棋，或者 n 维象棋，棋子会随着时间的推移而变化。这是在我们了解人类基因组之前发生的事情。我们刚刚开始将这 30 亿碱基对编码纳入医学，为我们提供了分子水平更完整的图像，这将为我们对组分数据的解释提供指导。

现代技术使得从数字设备中收集大量相关的生理健康数据成为可能。这种数据采集从 Fitbit 或 Apple Watch 等常见的"可穿戴设备"开始，可以持续测量步数、身高、睡眠质量、脉搏、氧合、皮质醇水平和其他指标。新一代的可穿戴设备将最终测量蛋白质、代谢物、mRNA 转录物等——系统生物学的基本工具和未来数据密集型医学的基础。传感器网络现在正在各地扩展，医疗保健也将紧随其后，对血液、尿液、粪便、唾液、语音和影像进行持续监测。我们不会只是偶尔收集信息，我们将持续不断地收集。

随着"传感器网络"在未来几十年的普遍布局，越来越多的健康相关数据将以前所未有的规模被动收集。有些人可能不想参与这个健康机会,这应该是数据产生者的选择。但就像那些允许保险公司远程监控自己驾驶习惯的人一样,可能会有激励措施参与其中,比如降低医疗成本(即使今天,一些保险项目也会降低非吸烟者的保险费率)。

医疗保健有可能跟上吗？我们相信是的。但要做到这一点我们需要帮助和大量的教育,以便人们作出明智的选择,社会和行业才能组织起来更加支持健康。我们需要利用计算云、大数据搜索、数字健康数据管理和超大规模人工智能(AI)等所有最新的工具。

医疗保健应该是系统驱动并由人工智能赋能的

把世界上最聪明的医生拿来克隆。再次克隆。把她克隆千万次,都不足以管理 21 世纪医学即将出现的数据爆炸。在没有重大帮助的情况下,这种医疗保健愿景所需的大量数据将超出任何人的理解能力,也超出任何一组人脑的处理能力。AI 对于帮助解释这些数据和向医生提供见解至关重要。

正如医生们一直在他们工作的较小数据集中寻找模式一样,人工智能也将在现在和未来存在的无限复杂的数据集中寻求模式。如果说人工智能有一件事很擅长的话,那就是寻找模式。挖掘数据需要大量的处理能力,但一旦在一个人身上识别出数据与疾病之间的潜在相关性,就可以在另一个人中进行搜索,而不需要超级计算机,仅需相当于互联网搜索的操作,就能找到其他人中相同的模式。数据与疾病的关联越加肯定,在更大的人群中搜索的优先级就越高。从那时起,处理需求将再次增加,但我们处理数据的能力——包括计算和存储——几十年来一直呈指数级增长,并且将持续到可预见的未来。

哈佛医学院和其他卫生系统已经在使用 AI 向医生和患者提供诊前建议,并根据数据对诊断进行核对,以帮助减少代价高昂、有时甚至致命的医疗错误。未来，AI 不仅能够从人类无法理解的海量数据集中提取观察到的关系，还能系统地将数据组织成观察身体的功能网络层次结构：从分子到细胞，从细胞到组织，从组织到互连的器官系统，从器官系统到全身，最终从整个身体到不同的人群子集，使我们能够按种族和其他群体定制药物，直至个性化。

这些系统不会停留在一个人身上。人工智能可以评估基因组学群体、社交网络和生态系统，将数据和知识汇集在一起，帮助我们走向更健康的未来。

医疗保健应以消除慢性疾病为目标

我们相信，医学的未来将给我们一个机会来消除我们现在认为是无法避免的慢性疾病的症状阶段。这肯定是一个大胆的预测，但并非异想天开。陈·扎克伯格倡议组织（由儿科医生普莉希拉·陈和她的丈夫马克·扎克伯格创立）将其大量财富用于实现 2100 年之前治愈、管理或预防所有疾病的使命。

以理性著称的陈当然不认为这是一场疯狂的赌博。"如果您思考一下，青霉素在 80 年前还不存在，"她在 2019 年告诉哥伦比亚广播公司记者诺拉·奥唐纳。[35] 抗生素的发现和影响并不是线性的。同样，生物标志物和药物靶点的发现将随着健康和疾病状况的更多个体数据的积累而激增。

尽管是像阿尔茨海默病这样的单一疾病的治疗也充满了失败，但我们有理由相信，范式的转变正在发生。以癌症为例：个性化免疫疗法的出现，基于患者个体生物学增强人体对癌细胞的自然防御，这让前世界卫生组织癌症项目负责人卡罗尔·西科拉（Karol Sikora）这样的专家相信，我们正处于一场"革命"的临界点，通过使用定制疗法可能会大幅减少危及生命的癌症。[36]

癌症只是其中一类慢性疾病。心脏病、中风、糖尿病、肥胖和慢性肺疾病呢？自身免疫性疾病，即使是那些不致命但会让生活更加艰难和痛苦的疾病，比如关节炎或狼疮呢？这些情况非常不同，健康状况与疾病病理学也非常不同。将它们和几乎所有疾病联系在一起的纽带是，它们因衰老而加剧，这就产生了我们的下一个原则。

医疗保健应关注健康老龄化

询问任何人是否想活到 120 岁，他们可能会告诉您这听起来很糟糕。如果他们能摆脱疼痛、保持思维敏捷和身体灵活，再问他们是否愿意活那么久，他们可能会重新考虑。

如果药物延长了我们的生命，却让我们痛苦不堪，十几年几乎无法移动或清晰思考，那么它就毫无价值。事实上，那比无用更糟糕：它是不人道的。内森回忆起他祖父生命中可怕的最后几年，他费力低声说出的唯一几个字是"我想死"。家人看着、等待并祈祷怜悯，等待"自然"的结局。但这种结局并不是自然的。在人类历史的大部分时间里，一旦一种使人衰弱的疾病发作，死亡就会很快到来。现在我们无休止地延长它。这不仅仅是倒退，更是残酷的。

为了实现增强健康和消除慢性疾病的目标，我们的医疗保健必须从扩大痛苦转向延长健康。这个过程中的每一点都应该旨在提高一个人的健康寿命，即生命中没有疾病和慢性疼痛的部分。这就是我们的健康努力和资源可以发挥最佳效果的地方。

理想的健康寿命是多少？不要用年份来考虑，而应该用百分比来考虑。无论我们活到什么年龄，我们的健康寿命都应该尽可能接近我们寿命的 100%。从逻辑上讲，增加我们健康生活的时间百分比会增加长寿的可能性，我们可以拥有更长、更健康的生活。

这里有一个重要的区别：年龄和衰老不是一回事。您的年龄是您在每个绕太阳公转一周中获得的。衰老则是一系列状况的累积，从头发花白、关节疼痛到认知能力下降和身体退化，这些都会让生活变得更加艰难。您不能减慢地球的轨道速度。但您可以减缓衰老。吃得好、睡得好、锻炼更多、压力小、避免环境毒素的人，在变老的过程中会经历更少的衰老状况。事实上，人类的研究已经让我们看到了逆转衰老过程的可能性，让我们在生物学上变得更年轻。即使不能逆转衰老过程，也可以明显降低其程度。对大多数人来说，减缓衰老的影响将大大提高其健康寿命延长到 90 多岁的机会。其结果可能是更长的寿命，精神上的警觉、身体上的敏捷、创造性的生产力和富有成效的幸福感。

所有这些因素都表明年龄本身最终将不再是一个令人满意的衡量总体健康的指标，我们将越来越难以区分 20 岁和 40 岁，或者 40 岁和 60 岁之间的差别。究竟能在多大程度上实现这一目标是科学界激烈争论的话题，但毫无疑问，延缓衰老的探索已经箭在弦上。[37] 事实上，它已经在进行中了。谁将从这些变化中受益，这将是人类历史上重大的道德抉择之一，因为获得延长健康寿命的治疗和疗法的机会，有可能极大减少或加剧根深蒂固的不平等现象。这一变革所带来的社会、经济、心理和政治影响之深远很难用语言来描述。

为了实现这一目标，我们必须更好地跟踪生物衰老。我们还必须学会更准确地评估大脑、免疫系统、肝脏和肾脏等重要器官的衰老情况，以独立并整体地优化我们身体的所有这些部分。我们需要学习如何随着生命阶段的进展优化不断变化的激素平衡，认识到生命各个阶段的不同需求，包括怀孕前（对于母亲和父亲）、孕期、婴儿期、幼儿期、青春期、更年期，以及漫长的成年期，并且在某个时候以短暂的迅速衰退（即全身系统完全衰竭）和死亡而终结，这和我们今天面临的数十年累积的发病率完全不同。

医疗保健应当是可再生的

即使在生物学上年轻且健康状况极佳的人中，也可能存在身体某些机能开始衰退的情况。健康的人仍然容易遭遇意外事故、受伤和衰老，当他们过着更积极的生活时可能更容易受到伤害。如果一个人在山地自行车事故中撕裂韧带或严重损伤了肺部，或者在木材店工作时切断动脉，他们就倒霉了吗？不应该如此。这就是我们将在另一个领域——组织工程和再生医学看到突破和巨大努力的原因。

您可能还记得一张引人注目的照片，照片上的老鼠背上长着一只看起来像人耳朵的东西。该结构是通过将牛软骨细胞植入耳朵形状的模具中，然后将其植入小鼠皮肤下继续生长出来的。这张照片拍摄于 1997 年，来自该领域最早期先驱之一，哈佛大学教授约瑟夫·瓦坎蒂（Joseph Vacanti）和查尔斯·瓦坎蒂（Charles Vacanti）。[38] 从那时起，"替代部件"这个领域取得了长足进展，因为婴儿潮一代的老龄化导致了对组织和器官的需求已无法由捐献者满足。中国的研究人员在 2020 年报告称，他们已经成功地将工程化的患者特异性耳状软骨植入患有先天性外耳畸形的小耳畸形儿童身上。[39] 在最终实现各种工程化器官的目标的过程中，我们已经看到组织工程化皮肤被用于治疗烧伤患者和替换糖尿病足溃疡导致的皮肤缺损，以及将工程化膀胱移植到因年龄、事故或疾病而缺损的患者身上。其他实验室培育的组织也被用来帮助修复和再生断裂骨骼。[40]

我们利用自己的干细胞培育出心脏、肺部、眼睛等各种器官，并在必要时"备好"进行手术替换是完全有可能的。也有可能通过补充干细胞(使其恢复到年轻时特有的状态和数量)来持续再生我们的组织,或者通过有针对性的基因操作使受损组织再生,使我们能够让任何细胞恢复到多能性状态,类似干细胞,使其重新发育为任何类型的健康细胞。干细胞研究充满挫折。进展比最初承诺的要慢,但现在的确可以纠正相关干细胞群体中的基因缺陷,并将这些纠正后的干细胞移植回供体。对于白细胞缺陷及利用骨髓中常见的工程造血干细胞纠正白细胞缺陷来说,情况尤其如此。

无论这些进步如何实现,其结果将是医疗保健不仅专注于保持人体原始零件的正常工作,还确保在需要时拥有所需的替代部件。如果不包含推动这种医学的发展,我们的愿景将是不完整的。

医疗保健应注重优化大脑功能

如果我们的心智不健康,那么保持身体健康对我们其实没有好处——曾见过阿尔茨海默病、痴呆或严重精神疾病患者的人都很容易理解这一事实。随着我们不断提高预防各种疾病的能力,下一个前沿领域将是解决破坏我们大脑的疾病。未来的医疗保健将专注于像锻炼身体一样训练我们的大脑,并在我们一生中测试和完善我们的认知能力来应对这种训练。大脑具有巨大的可塑性,因此可以重新训练。如果没有耽误太久的话,认知功能的丧失或减弱可以被检测发现并得到改善。

我们应该很快能够确定血液生物标志物,使我们能够确定大脑中健康向疾病演变的最早阶段,并使用系统方法来确定可以在疾病早期将其逆转的治疗方法。这些努力将包括优化营养结构、挑战大脑各个部分的锻炼,以及利用成像技术观察数十个不同亚结构的功能变化。这些特征可以在数字孪生的背景下解释(我们稍后将解释这一概念),

以模拟在我们每个人的一生中维持大脑健康的因素。所有这些都将使我们能够在出现明显问题时立即采取纠正措施。在未来,甚至有可能"备份"存储在我们大脑中的信息,并将其存储在其他地方,就像我们使用计算机一样(当然,这种能力的影响是复杂的)。

医疗保健应主要在家庭中实践

医疗保健与医院和诊所密不可分的时代可能很快就会结束。我们已经朝着这个方向前进了——由于医院建设和运营的不可持续资本成本,以及将如此多患者聚集在一个地方的固有劣势,这一转变是必要的。新冠病毒感染大流行大大加快了这些变化的步伐,促使远程医疗的大规模采用,在家庭疾病检测方面实现了巨大的飞跃,并鼓励许多医生和其他医疗专业人员回归到古老的上门诊疗方式——这一次是线上的。

在家庭健康传感器和个人 AI 的支持下,配合更简单的疾病治疗,医疗保健将完全以个人和家庭为中心,并为需要高度专业化设备、事故后的急诊和未被及时发现的疾病保留住院和门诊治疗。

一个合理的疑问是,是否无论收入如何,那些希望在家里满足医疗保健需求的人都能获得所需的技术。答案必须是肯定的,这项投资可能是赢得社区信任的重要一步,这些社区有很多理由对当前的医疗体系保持警惕。尽管 8/10 的美国白人表示他们相信医生大部分时间都会做出正确的决策,但凯撒家庭基金会的一项调查发现,只有 6/10 的非裔成年人有同样的感受。[41] 确保每个人都能在家里满足他们的大部分医疗保健需求并不能消除健康差距,但这是一个开端。

医疗保健成本应该更加透明

如果您在寻找对我们医疗系统的不信任如此普遍的原因，尤其是在经济弱势群体中，快速浏览一下当地的破产申请将有助于弄清楚这个问题。医疗费用导致的破产占美国所有案件的 2/3。[42]

当然，破产是个人寻求债务减免的过程，不乏蔑视破产者的人，认为他们试图逃避对自己糟糕决定的责任。但医疗债务并非如此，因为患者在到达医生办公室、专科诊所或医院时，通常不知道会被收取多少费用。

这是一种丑闻，事实上，这应该是违法的。平价医疗法案 (*Affordable Care Act*) 已经采取了一些措施来改善这种情况，但收费恐怖故事仍在继续。受选民不满的影响，国会通过了无意外账单法案 (*No Surprises Act*)，该法案于 2022 年生效，希望能改善这种情况。几乎我们所有人都有过这样的经历，或者亲人受到了影响。如今的医疗系统庞大臃肿、效率低下，而且错综复杂，许多中介机构都在增加成本。随着个性化的控制和自动化的提升，无论是个人还是社会层面，都应当在为医疗保健支付费用之前就知道我们会得到什么及其费用。

医疗保健应具有预测性、预防性、个性化和参与性

总之，上述 11 条原则介绍了一种医疗实践，即在变化显现之前通过读取身体信号来预测健康变化，知道如何干预并对这些预测采取行动，了解每个人，并让每个人都成为自己健康的核心驱动力。这种预测性、预防性、个性化和参与性的医疗保健愿景将能够应对我们当前和未来面临的挑战。关键问题是如何实施 P4 医疗保健。

我们什么时候能成功？这取决于我们现在作出的决定。这不会花很长时间。医疗保健领域有着迅速而彻底变革的伟大传统，尤其是当变革已经迟到很久并且由患者引领的时候。您可以通过推动您的医疗服务提供者与您合作，将健康放在您的护理首位，和（或）找到一位注重健康护理的医生，来优化您自己的健康轨迹。但是，正如如果亚伯拉罕·弗莱克斯纳关于医学教育的历史性报告缺少支持他改革的慈善机构就永远无法实现一样，如果没有政府和私人的大力支持，这些原则也不会实现。

这种情况也在发生。让我们告诉您在哪里发现它。

翻译：刘　晗

审校：王子妤　韦金龙　田　强

第二章　催化医疗革命

以健康为中心的医疗保健如何从一个非主流观念转变为未来的愿景

2005年,托马斯·弗里德曼出版了《世界是平的:21世纪简史》。这本书多达488页,很难称其"简短",虽然它所描述的时间段确实很简短。当时,21世纪正处于蹒跚学步的年代,但弗里德曼认为,世界已经发生了巨大的变化。他写道,互联网使世界变得平坦,因为现在人们可以在全球范围内获得信息。人们可以在世界各地寻求教育、工业、零售等领域的最佳实践。科学技术促成了这一转变,科学家和技术人员也从中受益。现在有50多亿人使用互联网,约占全球人口的65%。在过去的20年里,医疗保健实践也被"扁平化"了。我们可以利用最好的专家和原始材料,并通过综合战略伙伴关系确保解决重大问题所需的资源。这不仅仅是现代世界的福祉利益。这更是现代科学的必要条件,对于实现生物学和医学的重大革命至关重要,也是应对我们现在面临的复杂健康挑战所必需的。

在2000年,李与他的联合创始人瑞士蛋白质组学先驱瑞迪·艾伯塞尔(Ruedi Aebersell)、南非免疫学家艾伦·阿代勒姆(Alan Aderem)成立了系统生物学研究所(ISB)。他决心将生物学、化学、物理学、数学和数据分析等学科的专业知识整合汇集在一起。李做的第一件事就是招募在生物学、数据分析和技术方面具有非凡技能的年轻科学家。他们来自加拿大、美国、英国、中国和伊朗。他认为,利用我们新的扁平化的世界中产生的科学知识将是一种变革。

在成立的头 5 年里,ISB 建立了一种令人兴奋的多学科文化,来自世界各地的科学家进行了开创性的研究。我们在引言部分提到了其中的两项研究:嗜盐细菌对环境信号反应的预测模型建模导论,以及朊病毒神经退行性脑疾病的研究,除此之外还有许多其他研究。一组科研人员研究了小鼠和人类免疫的机制,酵母如何将蛋白质从细胞质运输到细胞核,并开发了新的蛋白质组学计算工具等。然而,尽管我们取得了一定成功,我们却仍然深陷于为小型科学所构想的资助模式。未来系统生物学的核心是需要识别和量化器官特异性血液蛋白,并对重要的生物系统进行多组学分析(这正是我们在先天免疫研究中所追求的)。我们知道,我们必须试验新技术,生成新算法,以帮助推进基因组学、蛋白质组学和细胞生物学等令人兴奋的新领域。而这些都不便宜。

我们的成功案例慢慢开始说服其他机构在世界各地建立系统生物学中心。2006 年,瑞迪离开 ISB,在瑞士苏黎世联邦理工学院建立了一个杰出的系统生物学中心。后来,艾伦离开 ISB,领导西雅图生物医学研究所并在那里介绍推行系统生物学。这两个机构都促进了人们对系统生物学的兴趣激增,以至于今天世界各地有 100 多个中心、研究所和部门致力于系统生物学研究。

医学的系统方法将跨学科的科学家团队聚集在一起,以应对大规模挑战。当内森来到 ISB 时,很明显,这些大型综合团队将是推进基于系统的预测和预防医学的关键,也即李首称的 P4 医学。实现这一雄心勃勃的目标需要远见和领导力,这两者我们都有,但也需要财政支持,而这在当时是缺乏的。

2005 年,李着手寻找一个技术先进、教育大胆、可能有兴趣成为世

067

界系统生物医学中心的国家。他的想法是,ISB 将帮助在该国建立一个系统驱动的研究所,以换取支持其 P4 研究的资源。这种外部资金的注入将是非常宝贵的,因为它可以用来建立一个"原则证明",可能有助于吸引释放更多的政府和私人投资。

在与以色列、爱尔兰、加拿大和韩国进行了充满希望但最终无果的探索之后,这一探索开始看起来毫无希望。但正如塞万提斯在《堂吉诃德》中所言:当一扇门关上,另一扇门就会打开。

2007 年,李的密友、普华永道会计师事务所合伙人杰里·麦克道格尔(Gerry McDougall),作为被招募来帮助小而富裕的卢森堡实现经济多元化的团队成员,将李介绍给了卢森堡经济和外贸部长尚诺·克雷克(Jeannot Krecké)。克雷克曾是一名职业足球运动员,渴望通过进军医疗保健行业来打破卢森堡对金融服务的依赖。在与李打了 45 分钟的电话后,克雷克被系统驱动的疾病治疗方法的可能性所吸引。他对在卢森堡建立一个新的系统生物学中心的想法很感兴趣。

李问他这个小国打算投资多少。"您需要多少我们就投多少。"克雷克承诺。在目睹了以色列、爱尔兰、加拿大和韩国探索调研并最终拒绝合作后,ISB 董事会主席罗杰·珀尔穆特(Roger Perlmutter)对此持怀疑态度,这是可以理解的。"如果成功的话,"他说,"我就相信牙仙。"(译者注:西方传说,牙仙会用金币或礼物换孩子掉下的乳牙。)

ISB 的战略合作伙伴关系主管黛安娜·洛索纳卡(Diane lsonaka)和她的丈夫、ISB 教授大卫·盖拉斯(David Galas)与李组成 ISB 团队,和内森(当时是伊利诺伊大学的教授)以及普华永道的一个团队合作,制定了一项价值 1 亿美元的 5 年计划,以帮助创建卢森堡系统生物医学中心(LCSB),致力于开创医学的系统方法。学术惰性一再阻碍系统医学的发展,但卢森堡大学有一个很大的优势:它刚成立 4 年,才刚刚开始招聘生物学教师。同样关键的是,克雷克已经批准了该项目。重大的新想法需要领导力、坚定的乐观主义和财政资源，如果没有他，卢森堡中心永远不会成立。

ISB 将提名一名董事并帮助招聘教职工，将在西雅图培训 11 名高级科学家和博士后，掌握开展研究所需的技术和计算工具。然后，这些科学家将去到 LCSB，并将他们新获得的知识带到卢森堡。ISB 还同意为 LCSB 教员举办交流访问，并轮流举办研讨会。

该提案为建立一个包括世界各地科学家在内的国际科技网络提供了一个框架。作为交换，卢森堡将在 5 年内向 ISB 捐款 1 亿美元，以支持 P4 医学的各种技术和战略的开发，其中许多技术和战略早已概念化，但需要资金才能起步。这笔钱也将支持 ISB 与 LCSB 的合作。新研究所的建设将由卢森堡政府单独出资。

这是一个冒险的要求，但克雷克并没有退缩。当协议签署时，珀尔穆特很有体育精神地宣布了他对牙仙的信仰。

该战略合作伙伴关系始于 2008 年。到 2011 年，LCSB 已经开放并完全运作。鲁迪·巴林（Rudi Balling）是一位杰出的遗传学家，曾领导过德国的几个大型科学机构，他成为了创始主任。在巴林的领导下，LCSB 不断发展壮大。当 5 年的战略伙伴关系于 2013 年结束时，LCSB 将毫无疑问地生存并蓬勃发展。如今，LCSB 拥有十几个研究小组和 200 多名员工。它已成为世界上最受推崇的系统生物学机构之一。

ISB 和 LCSB 共同建立了系统遗传学、家族基因组学、P4 医学、蛋白质组学和神经退行性病变的跨研究所项目，形成了开创性的科学。这一合作促进了 P4 医学的底层基础。2010 年，李的实验室在《科学》杂志上发表了第一个家族的全基因组测序，直接导致了一个受影响儿童中一种罕见疾病米勒综合征的致病基因的确定。[1] 另一个亮点是罗伯特·莫里茨（Robert Moritz）和瑞迪·艾伯塞尔（Ruedi Aebersell）开发了一种新的质谱技术，该技术以高灵敏度量化数百种蛋白质，于2012年被《自然-方法》选为年度技术。[2] 另一个重大进展是李的团队优化了单 RNA 分子分析技术，从而创建了 NanoString 公司，该公司使用该技术检测癌症生物标志物。[3] 李的实验室还帮助优化了快速 DNA 合成中的喷墨技术方法，安捷伦公司至今仍在使用这种方法来合成 DNA 片段和 DNA 阵列。[4] 时任加州理工学院教授、现任 ISB 主席的吉姆·希思（Jim Heath）开创了一种动态新技术，能够将肽设计成具有强大特异性的药物。[5]

我们都参与了一项旨在通过一类被称为朊病毒的感染性自我繁殖蛋白来研究神经退行性疾病的早期项目。[6] 朊病毒的功能尚不清楚，但它们与一组罕见的神经退行性疾病有关，包括克罗伊茨费尔特-雅各布病、格斯特曼-施特劳斯勒尔-沙因克尔综合征和致命的家族性失眠。朊病毒有两种存在状态——一种为正常折叠状态，被称为细胞朊病毒蛋白（PrP^C），另一种为异常折叠状态，被称为感染性朊病毒蛋白（PrP^{Sc}）。[7] 当注射到小鼠的神经系统中时，异常折叠状态朊病毒蛋白有能力转变为正常状态，导致产生更多的异常蛋白质并使小鼠在大约 20 周内发生疾病并死亡。

这一过程似乎与人类的经验相去甚远，但知识是强大的，因为它准确地告诉了我们从健康到疾病的转变何时发生。这意味着，我们可以比较正常小鼠和感染小鼠以确定它们的基因表达模式有何不同。由于我们知道细胞使用信号通路将身体的各个部分连接成一个整体，我们可以寻找大脑中已知的受到异常朊病毒影响的特定区域出现问题的线索。

我们将感染性 PrP^{Sc} 蛋白注射到几百只小鼠体内并遵循 20 周的病程，每两周检查一次小鼠的大脑。同时对 100 只未感染的小鼠进行了同样的研究，在同一时间检查它们的大脑，以确保我们不会将自然衰老的迹象误认为是神经退行性疾病的信号。特别的是,我们同时寻找有变化的单链分子信使核糖核酸(信使 RNA,即 mRNA)。我们发现了大约 330 个存在差异表达的分子。

差异表达的 mRNA 中约 1/3 不易与单一的生物网络相关联,这些 mRNA 仍在被积极地研究中。但另外 2/3 是更直接的信息金矿,因为它们属于与这种疾病相关的 4 个不同生物网络之一:朊病毒蛋白的积累和复制、小胶质细胞和星形胶质细胞(与神经元相互作用的两种关键类型的脑细胞)的激活、神经元突触连接的退化以及这些神经元的死亡。

毫不奇怪,随着疾病的进展,所有 4 个生物网络都受到扰乱而愈发不稳定,并且它们受到疾病扰乱的方式是有序的。可感知的疾病转变以上述的网络的顺序出现,其连续的疾病扰动间隔约 4 周,与大脑中病理体征的出现颇具相关性,并证实了这种与疾病相关的生物网络扰乱顺序的机制相关性。值得注意的是,今天用于诊断疾病的临床症状直到感染后大约 18 周才出现。这是在 3 个(如果不是全部 4 个)网络明显受到疾病干扰很久之后。在这个时间点,老鼠离死于这种疾病仅剩大约两周的时间。更重要的是,我们发现血液中的几个分子在疾病进展的早期阶段发生了定量变化,这意味着有一种方法可以在疾病不那么复杂的早期通过简单的抽血检查检测到疾病的这种转变。

与卢森堡合作伙伴的第二个项目是对人类双相情感障碍的基因分析。[8] 双相情感障碍通常被称为 BD,是一种以躁狂和抑郁发作为特征的精神疾病。在美国,每 35 个人中就有一个人会受到 BD 影响。[9] 因为很常见,与许多其他精神疾病相比 BD 已经得到了很好的研究。对双胞胎和家族的研究表明,BD 是最具遗传性的精神疾病之一。尽管如此,它确切的遗传基础仍不明确。[10]

为了查明这种疾病的遗传根源,我们对来自 41 个有多个双相情感障碍患者家庭的 200 人进行了基因组测序,希望能鉴别出导致 BD 遗传风险的罕见和常见变异。我们起初关注 3 087 个具有已知突触功能的候选基因,这些基因在以往的研究中被确定为与 BD 有关,并随后很快聚焦到 125 个在 BD 患者中更常见的基因变异体。这些分析表明,许多基因变异体影响神经元离子通道,我们的神经细胞通过这些离子通道控制钠、钾和钙的流动,从而控制神经细胞传递信息的动作电位。在旧的药物开发方式中,这些基因变异体将会是一个明显的靶标——事实上,许多已被批准用于治疗 BD 的药物都是针对这些离子通道的——但系统方法并没有就此结束。

在这 3 087 个候选基因和 125 个常见风险变异体中,我们重点关注了 25 个最常见的变异体,并在 1 000 多个 BD 无关个体中寻找它们的遗传特征,分析证实了这些高风险变异体的频率增加。几乎所有这些基因变异体都是罕见的,而且几乎所有变异体都位于其最近基因的编码区之外。这表明它们在本质上是可调控的,并调控着相应基因的表达水平。这可能意味着 BD 不是由单一的遗传原因引起的,甚至不是由相互作用的遗传变异的组合引起的,而是可能有许多不同的遗传变异组合,各种组合可能会导致类似的病理结果。在展望对抗 BD 的未来时,这是一个非常重要的见解,因为它告诉我们,任何一种治疗或疗法都不太可能对大多数人或在大多数时候有效。事实上,由于有几十种变异体在起作用,任何一种干预措施都不太可能对大部分患有这种疾病的人有效。对大多数人来说,这种疾病来自基因变异的组合,所以一种药物是不够的。这有力地证明了在早期阶段检测 BD 的必要性,正如我们早些时候在朊病毒相关疾病中看到的那样。在只有一个或几个网络会受到疾病干扰的时间点,单一药物或其他靶向干预实际上可能有机会控制或逆转 BD。

这种复杂性看似是个坏消息,但其实是一个相当有前景的发展方向。事实上，有几十种不同的 BD 干预措施在某些时候对某些人有效。目前这些治疗处方的做法是，服用最常用的一种，看看它是否有效，如果无效，就换一种——这让患者经历漫长的试错过程，并让他们暴露在可能以多种方式改变身体化学成分的药物中。我们现在可以开始做的是研究哪些药物可能只对某一种风险变异体或多种特定风险变异体组合的患者有效——例如，拉莫三嗪等情绪稳定剂用于具有 A 突变的患者；抗精神病类药物如鲁拉西酮用于具有 B 突变的患者；C 突变患者进行经颅磁刺激治疗；针对具有 D、E 和 F 组合突变的人使用认知行为疗法等。我们还可以针对具有多种突变体的患者进行药物联用研究。

我们认为这两种方法（单一药物靶向和联合药物靶向）是高度个性化的 21 世纪医学的核心。解决方案可能不是灵丹妙药，因为多种药物联合使用会增加副作用发生的风险，但从系统的角度了解这种疾病，可以根据每个人的需求量身定制治疗方法。随着更多的全基因组 BD 变异数据的收集，我们将能够更有效地预测风险，并为数百种不同的遗传变异设计个性化疗法。如果我们能在很难攻克的 BD 中做到这一点，那么我们应该能够以同样的方式治疗几乎所有其他遗传疾病。

无论我们谈论的是朊病毒相关疾病、双相情感障碍还是任何其他疾病，了解疾病在转变的最早时刻是什么样子显然很重要。但有一个重要的组成部分必须包含在这些探索中。如果您一开始不知道某件事是什么样子的，就很难发现它的细微变化，这就是为什么了解每个人的健康状况是如此重要。

一旦我们弄清楚了人们的健康轨迹，下一步就是在人们生病之前积极改善他们的健康状况。这并不是一个容易的策略。

测量健康状况

虽然医学新闻关注较少,但世界各地的医生办公室正在发生一些积极的事情。过去几十年的研究表明,长期以来医生由于不情愿、太忙或不知情,未能与患者就睡眠、健康饮食、锻炼、避免毒素、降低压力和其他旨在保持更好健康的基本做法的重要性进行交流。这种情况终于开始发生改变了。医生们越来越多地抽出时间进行这样的交流,并帮助患者将这些保持健康的做法融入他们的生活。其结果可能是意义深远的。

许多人开始相信这就是"以健康为中心"的医学的意义所在。但这并不完全正确,因为这些对话几乎总是出现在医生发现某人已经处于向疾病演变的状态时,即便还没有出现临床症状。在这个时间点,即使有可能,也已经很难扭转局面了。

事实上,使"以健康为中心"的医学变得更加困难的是,绝大多数医学研究都集中在疾病上,仅有很少一部分关注健康研究,这使之变得更加困难。例如,最具影响力的人口健康研究之一的弗雷明汉(Framingham)心脏研究,从 1948 年开始在马萨诸塞州的一个小镇对5 209 人进行了 70 多年的健康状况监测。这项研究是最早采用与心脏监测相关的简单临床化学组合和生理测量来创建心脏健康纵向图谱的研究之一。我们今天对心血管疾病的风险因素和其他长期健康的许多重要见解都来自这项研究。这项研究的结果确立了一些在今天看来是常识的原则。例如,吸烟不仅会导致肺病,还会导致除肺病以外的更多健康问题;血压升高会增加中风的风险;低密度脂蛋白胆固醇过高是心脏病的警示信号。[11] 我们深深感激这项研究的数千名原始受试者和后来追随他们脚步的四代弗雷明汉研究的参与者,更不用提多年来一直在努力的研究人员。他们为人口健康研究树立了一个典范，此后被多次效仿。

虽然弗雷明汉研究教会了我们很多关于如何进行以疾病为重点核心的人群研究的知识，但却很少有类似的针对健康的大规模长期研究。我们应该进行大规模长期的以健康为核心的研究吗？答案是肯定的。还会进行这样的研究吗？答案也是肯定的。但纵向研究的成本极高，且可能需要几十年才能得到结果。因此，尽管我们现在开始意识到了在个人和群体层面了解基线健康的重要性，但要采用这一策略达到我们所需的水平仍需要一段时间。幸运的是，我们生活在一个不断发现新型表型测量方法的时代，并且我们有计算能力来处理、评估和有效地解读这些测量数据。如果您让一台现代超级计算机处理过去半个世纪里基于弗雷明汉数据进行的数千项同行评审研究中使用的每一个数据集，并计算出每一个方程，那么编程工作可以在几周内完成。而电脑进行数据处理呢？那只需要几分钟。

我们仍然无法加快时间。但是，我们现在可以在更短的时间内观察数万人、数十万人甚至数百万人的数十亿个变量，而不是耗费几十年来观察几千个人的数百个变量。好消息是，我们不必等到疾病在临床上可以观察到才开始检测。我们可以在大多数疾病演变开始之前，在成年早期评估人们的健康状况。

在 21 世纪初，没有人系统地做这件事。

人们对深度表型测量进行了一些有趣的初步研究（即进行大量的表型测量，以在临床上识别健康或疾病的信号特征），领军科学家对一位受试者进行了大量的测量并发表了结果。在斯坦福大学，遗传学家迈克尔·斯奈德（Michael Snyder）于 21 世纪第 2 个十年开始对一个人（即他本人）进行首次深度纵向分析。[12] 与此同时，在南边几个小时车程的圣地亚哥超级计算机中心，物理学家拉里·斯马尔（Larry Smarr）正在致力于测量他的肠道微生物组健康状况。[13]

"您知道您的粪便含有的信息有多丰富吗?"[14] 斯马尔在 2012 年接受《大西洋月刊》采访时问记者。"每克粪便大约有 1000 亿个细菌。每个细菌的 DNA 长度通常为 1~10 兆碱基,称之为 100 万字节的信息。这意味着人类粪便每克存储的信息容量高达 10 万兆字节。这比智能手机或个人电脑芯片中的信息密度高出许多数量级。因此,您的粪便要比电脑有趣得多。"

这是真的,但无论我们从斯奈德的广泛自我测量或斯马尔的粪便中学到什么,都只能代表他们个人的情况。为了确认这些发现是否适用于其他人,我们需要一个更广泛的数据集。因此在 2013 年,我们启动了先锋 100 健康计划。

先锋 100 健康计划

这项工作开始时有 108 人参与。[15] 我们在 9 个月的时间里检查了他们的各项分子指标。首先,我们确定了每位参与者的完整基因组序列,提供了阳性(例如,观察所谓的"长寿基因")和阴性(识别表明更容易患癌症、心脏病、糖尿病或阿尔茨海默病的突变)基因潜力的基线。虽然当时距世界上第一个人类基因组测序完成不到 10 年,但基因组测序已经变得很容易了。但即便在现在,对测序结果的解读仍然是一个挑战。

接下来,我们转向表型组:受一个人的基因组、生活方式(如饮食、锻炼、睡眠和压力),以及辐射、毒素、铅汞等金属毒物和霉菌等环境暴露影响的生物标志物。我们检测了 1200 种血液分析物,包括蛋白质、代谢产物和其他临床相关化学物质,在研究期间,我们每 3 个月重复一次检测。这些检测使我们能够评估数百种不同的生物网络。我们还采集了唾液样本来评估应激激素皮质醇的水平,并用常规粪便样本检查了肠道微生物组,从而了解不同细菌的存在和丰度,并了解它们在研究期间的变化。最后,我们使用 Fitbit 制造的可穿戴追踪器来监测每位参与者的活动水平、脉搏和睡眠情况。我们还定期检测血压、腰围、体重和体重指数。

在试验过程中,先锋 100 计划的参与者成为了世界上被测量最全面的人。这本身就是一项历史性的壮举。但光靠测量是不够的。我们希望看到测量结果朝着表明健康状况不断改善的方向变化。这就是为什么我们使用每位受试者的初始表型组,结合我们对其基因组的基本了解,可以为每位受试者提供一系列经临床文献验证的可行性建议。每一项建议都是为了改善健康或避免/减轻疾病。

其中一些干预措施非常简单。例如,对一些参与者的肠道菌群的评估显示,一种混合菌群产生三甲胺(TMA),这是一种在肠道中产生的分子,被肝脏转化为三甲胺 N -氧化物(TMAO),而 TMAO 与癌症、心血管疾病和糖尿病的风险升高有关。[16] 干预方法不难想象:通过对肠道微生物组进行分析,预先主动识别出那些具有高水平 TMAO 而风险较高的个体,然后开出有针对性的噬菌体(杀死特定种类的细菌)、益生菌和益生元的混合物,以消除和取代问题细菌,从而避免肠道微生物组产生 TMA。研究表明,简单的饮食改变,如限制红肉的摄入,也可以减少 TMAO 的产生。这就是我们对先锋 100 计划的参与者提出的如何限制肠道中这种特殊的有害细菌的建议。

在其他案例中,我们确定了一些基因组显示糖尿病风险较高的参与者。如果他们的血糖水平升高,这可能会引起注意,因为这是糖尿病前期的迹象。但为什么要等到健康向疾病演变的那个阶段才采取行动呢?研究表明,减少单糖的摄入和增加饮食中的纤维是降低血糖水平的好方法,因此这是对糖尿病基因组高风险人群的建议之一,即使他们还没有临床症状。

现在,少吃糖、多吃纤维对任何人来说都显然是好建议。减少红肉摄入也是如此。进行大量的有氧运动,喝足够的水,每天多晒几分钟太阳以确保维生素 D 的健康水平也是如此。所有这些建议在大多数情况下对大多数人都有好处。然而,任何人都很难同时做出如此多的改变。因此,先锋 100 计划的参与者们得到的基本上是一份个性化的清单,该清单对保持或改善健康的各种改变方式进行了个性化的排序,让参与者们可以优先进行对保持或改善健康受益最大的改变。

您可能会认为,选择参加先锋 100 计划这种项目的人会有动力遵循我们的建议,在很大程度上的确是这样。但任何医生或研究人员都会告诉您,人们在遵循指示方面非常糟糕。[17] 即使医生告诉患者"吃两片阿司匹林,早上打电话给我",从那一刻到第二天早上会发生什么,谁也无法猜测。这就是为什么我们举办了关于如何将基因组、表型组、肠道微生物组和数字健康测量转化为每个人的可行的可能性列表的教育会议,也是为什么我们很幸运地拥有了桑迪·卡普兰(Sandi Kaplan)加入我们的团队。作为先锋 100 研究的健康教练,桑迪利用她在心理学和营养学方面的培训,说服参与者根据个性化建议改变生活方式。凭借专业知识、激情和热情,她教会了他们根据建议主动行动来改变生活方式。最终,我们评估桑迪建议的具体行动中,有近 75％的执行率,这类项目的成功率高得令人难以置信。

桑迪和其他团队成员有很多东西可以帮助参与者来解决问题。第一次血液样本检测发现,参与者中有 91％的人营养缺乏(如低 ω-3 脂肪酸、低铁或高汞),68％的人有通常由不良饮食引起的炎症并发症,59％的人有高血压或高胆固醇等心血管并发症,56％的人为糖尿病前期(译者注:血糖水平正常和糖尿病之间的状态,包括空腹血糖受损和糖耐量减低),90％的人血液维生素 D 水平低。即使是参与者中最健康的也被提供了一系列经临床文献验证的可行性建议，可以为他们提升健康水平。换句话说，他们是美国公众的典型代表。

证据堆积如山

9 个月对于改变一个人的健康轨迹来说是相对较短的窗口期。我们想知道在这段时间里是否能看到任何有意义的事情，特别是一些参与者正在与几十年不健康生活方式积累的不良健康状况作斗争。以西雅图东北大学的创始院长泰勒·沃什伯恩（Tayloe Washburn）为例。泰勒 68 岁时进入先锋 100 项目。当时，他的膝盖和脚踝已经有关节炎样症状好几年了，这让他无法做他最喜欢的事情，比如和家人一起爬山。由于他的工作，他可以接触到一些世界上最好的医生，他们为他开了几种治疗药物。但像许多其他面临类似慢性疾病的人一样，泰勒对这些药物所带来的改善效果并不满意，如果再考虑到他所经历的药物副作用，他觉得这些效果甚至都不能真正被称为"改善"。

在给他提供建议时，他的医生们被拉回到了 20 世纪医学的经典框架：服用一种已被证明在某些（但并非所有）病例中有效的药物，接受可能会有一些副作用的事实，然后等着看会发生什么。

泰勒的医生给他提供的诊断和治疗计划基于他的少量健康指标，其中大多数是泰勒自己报告的与关节炎有关的指标。他们没有完整的基因组分析和深度表型测量方法所带来的 360 度视角的优势。但随着对数百种分析物的仔细检查，他的基因组测序，以及我们在试点研究中收集的所有其他数据，一幅不同的画面出现了——游戏规则因此改变。

泰勒的铁蛋白水平（衡量血液中铁的指标）明显高于正常水平。在大多数情况下，这并不需要太担心。这通常只是饮食中肉类或其他富含铁的食物含量有点高的一个迹象。许多医生也因此忽略了这一点，而这恰恰正是泰勒遇到的情况。对泰勒基因组的分析检查显示，他有两个与血色病有关的坏的基因拷贝，血色病是一种身体吸收过多铁的疾病。在早期症状中，一些患者的软骨破裂会导致关节炎样僵硬和疼痛。就其本身而言，铁的测量可能没有多大意义。有了这些额外的信息，才表明他真正遇到的问题并非他正在接受治疗的问题。

值得庆幸的是，泰勒的表型组没有显示出糖尿病、肝病或心脏病的迹象，尚处于血色病的第 1 阶段。此时，血液中铁的积聚通常沉积在关节或韧带中，导致关节炎症状。在第 2 阶段，过量的铁也会沉积在皮肤和胰腺中，导致皮肤古铜色，并破坏胰岛 β 细胞而导致早期 2 型糖尿病。在第 3 阶段，铁沉积在肝脏中，导致纤维化和严重的肝病，此时可发展为心脏代偿失调和严重的心脏功能丧失，这可能是致命的。第 1 阶段的治疗既简单又能帮助他人：定期献血直到高铁水平恢复正常，并在余生中根据需要重复进行，以保持正常的血铁水平。泰勒就是这么做的。他还调整了饮食，避免吃富含铁的食物，不久关节炎就消失了，他又能和家人一起去山里徒步旅行了。

公平地说，可能并不需要 360 度地观察分析检测泰勒的遗传密码和表型来识别这个问题。铁含量并不总是包含在医生要求的常见血液样本检查中，但它也并不完全是一种鲜为人知的血液化学物质。几乎任何一个学过中学生物学的人都可以告诉您，铁对所有细胞的功能至关重要，尤其对红细胞，因为它有助于将氧气输送到我们体内。更重要的是，血色病是白人中最常见的遗传病，约 10% 的白人至少携带一个风险突变体，但真正患有血色病的人要少得多，因为通常需要两个坏的基因拷贝，即父母各遗传一个坏的拷贝才能表达这种疾病。然而，泰勒的病例中并没有发现血色病——一位享有优越医疗保健的患者，已经发现了明显的问题，并且有充分的理由想要好转。直到它出现在先锋 100 研究的血液检测中,我们整合了两种不同类型的测量(基因组和血液)才作出正确的诊断。

我们认为这是一个关键点:可操作的可能性往往来自两种或多种不同类型的生物信息的整合。医生并不总是能获得这些变量,即使有,一些医生也会忽视它们的潜在意义。

好的例外造就了精彩的轶事。但泰勒并不是唯一的例外。在约 100 名患者的小样本中,我们发现有好几个人的血色病没有得到检查。

另一名患者吉姆(Jim)在 35 岁之前一直是一名积极的献血者,直到他加入了乌干达一个组织的科学咨询委员会。由于该组织可能会使他接触到热带病原体,献血中心不再采集他的血液。吉姆认为类似的症状是他在非洲工作的不幸后果,但他不知道这也使他付出了巨大的个人代价。如果他在 35 岁后继续献血,他可能会更早地发现自己患有血色病,他会定期清除体内多余的铁,以完全避免这种疾病的影响。然而现在他开始慢慢地从健康状态转变到疾病晚期。

吉姆在 40 岁时第一次注意到一些不对劲的迹象,他开始失去腿上的毛发。他的第一位医生将其诊断为一种罕见的传染病,但抗生素治疗没有效果。10 年后,吉姆注意到他的手臂肌腱似乎有炎症,使他无法打网球,他自此出现严重的关节炎症状,严重到得用双手才能拿起一杯水。在接下来的几年里,这些症状逐渐加重。吉姆去找了很多医生,但没有一个医生能确定他痛苦的原因或解决问题。

直到 67 岁时,吉姆接受了先锋 100 项目的深度表型测量,发现血清铁水平高,血色病基因有两个缺陷拷贝,才得到了正确的诊断。和泰勒一样,吉姆的治疗包括选择性抽血,这阻止了疾病的发展。对于那些在过去 25 年里病情越来越严重的人来说,阻止疾病的发展是一个不小的成果。然而,该治疗方案并没有逆转所有症状。时间过去太久了。这并不意味着他无能为力——当您真正知道疾病是什么的时候,管理任何疾病都是一件容易得多的事情——但以目前的医学水平来说,他的疾病确实已经发展到不可逆转的状态了。

这肯定是一个不幸的故事。然而,正是这种驱使吉姆年轻时献血,并在 30 多岁时前往非洲的动力,使他成为健康革命的早期参与者。我们从他的经历中学到的东西已经有助于将其他人从类似的命运中拯救出来。如果我们足够早地进行正确的测量,就不必等到有人真的患上血色病才采取行动。但如今我们仍经常无法进行测量,而使血色病发展到不可逆的状态,就像吉姆那样,这强调了早期检测演变并使其逆转的重要性。

另一位参与者戴安(Diane)为我们提供了一个重要的例子,说明深度表型测量如何让我们在问题没发生之前就能发现它。戴安也有两个高风险的血色病基因拷贝,但直到她参加了试点研究,她才知道这一事实。作为一名 30 多岁的女性,在经历更年期之前,预计她不会出现高血铁蛋白的迹象。现在她已经做好了充分的准备。她将在余生中采取一个非常简单的步骤来监测血液铁蛋白水平。如果它开始上升,她会去找医生进行选择性抽血。

总之,这 3 个具有相同疾病遗传易感性的例子说明了科学驱动的全面健康和 21 世纪医学的可能性,在他们接受基因组分析和深度表型测量之前,他们之中没有人知道自己确切的状况。还有成千上万其他类似的"可操作的可能性"等待着基因组/表型组分析的发现。您也可能从中受益。

那些在 60、70 岁和更大年龄进入这种新的医疗模式的人可能并不总是能够消除一生的损害,但他们将有更好的机会阻止某种已确定的慢性疾病的进展。其他人将能够在无法挽回前逆转问题,而不是像泰勒那样进展到无法挽回的程度。但对于那些年轻或没有疾病的人来说,机会更是巨大的。就像戴安一样,当他们仍处于健康状态或处于早期演变阶段时，就能获得他们易感疾病的信息，并进行相应的防范。如果症状性疾病从未发生——如果它从未造成疼痛、导致能力丧失或以负面方式影响其他生物系统——我们能称之为该疾病的功能性终结吗？

血色病被认为是一种孟德尔隐性遗传疾病，即这种疾病需要两个坏拷贝的基因才能表现出来。我们能够证明一些人只有一个坏基因拷贝就有高铁血水平，这就是为什么识别和跟踪所有有一个或两个血色病基因缺陷拷贝的人是明智的。

但是血色病只是遗传性疾病的一种。我们知道大约 7 000 种其他孟德尔隐性遗传疾病，包括囊性纤维化、镰状细胞贫血和泰·萨克斯病。随着全基因组测序变得越来越普遍，我们将能够确定任何特定的个体是否有患上这 7 000 种疾病中的任何一种或多种的风险，并在存在风险时启动预防性治疗。

有 7 000 种或更多的疾病通常被归类为罕见疾病，其中约 80% 是简单的遗传性疾病，一个缺陷基因就会导致其症状性疾病。因此，只要有了我们现在必须处理的信息，我们就有可能识别出 14 000 多种不同的遗传疾病。其中许多疾病，如果在足够早的时候被识别出来，在健康或早期过渡阶段通过相对简单的干预措施可能会阻止其进展，如饮食或其他生活方式的改变，或给予可能包括补充剂和药物的治疗组合。遗憾的是，对于很多疾病来说，仅仅能够进行早期识别是不够的，这在很大程度上是因为在大多数情况下我们无法在症状出现之前进行干预。但是现在我们可以了，而且从长远来看，我们相信这一关于疾病倾向的早期知识将是 21 世纪医学标准的一个重要组成部分，该标准将使人类摆脱隐藏在我们基因组中的数千种遗传疾病的肆虐。

这项为期 9 个月的研究很快结束，但事实证明，这足以平息关于我们的先锋项目是否能看到任何显著的健康改善的争论。到先锋项目结束时,根据各种衡量标准,大多数自愿参加的人的健康状况都有了显著改善。

53 例糖尿病前期患者中,7 例恢复正常,其他大多数患者病情显著好转,正在逆转糖尿病前期状态。饮食和运动咨询在推动平均血糖水平显著变化方面发挥着核心作用。临床标志物的值超出范围的糖尿病前期参与者发生了显著变化:平均血糖改善了 38%,空腹血糖改善 19%,胰岛素抵抗改善 55%。

其他健康问题的临床标志物也有所改善。在短短 9 个月的时间里,与炎症相关的生物标志物改善了 12%。炎症是许多疾病的已知驱动因素,与阿尔茨海默病、癌症、心脏病和糖尿病有关。通过与冠状动脉疾病和其他相关疾病相关的生物标志物测量,心血管健康也有 6% 的改善。与更好的营养状况相关的标志物有 21% 的改善。

先锋 100 项目让我们有理由相信科学或定量健康的力量。它验证了我们的论点,即科学健康可以带来红利。它也令我们深信:是时候为更多人提供数据驱动的健康变革的机会了。

一个"特立独行"的想法

诚然,医疗保健和私人资金之间的结合存在问题。但是,那些嘲笑近几十年来基础医学研究从公共资助大规模转向私人资助的人可能没有意识到,由政府资助的大规模生命科学研究是相对近期的发展。在第二次世界大战之前,健康研究主要由工业界、学术机构、基金会和私人资助。1940 年,估计用于生物医学研究的 4500 万美元中,美国联邦政府只提供了 300 万美元,研究人员对政府的支持经常持怀疑态度。[18] 当时,纳粹德国正在利用医学研究人员的工作来推进其残忍的优生学目标,因此科学家们担心政府会过分影响他们的工作并非没有道理。

这并不是说政府不应该资助研究。政府资助的研究是一项重大的公共利益，应该受到鼓励。显然，人类基因组计划和验证了 P4 模型的 1 亿美元卢森堡计划，都表明政府投资对大科学的发展至关重要。但随着时间的推移，在全球范围内这类投资有增有减。2014 年，当先锋 100 项目超出了我们的预期时，我们有一种强烈的预感，我们将必须寻求私人支持以推进下一个重大计划，即为消费者带来科学驱动的全面健康。

当我们与 NIH 接触，探讨能否由政府资助一个更大的健康项目时，这种预感得到了证实。与一位 NIH 领导的谈话简直令人沮丧。我们被告知"NIH 关注的是疾病，而不是健康""我们不可能资助这个健康项目，"所以我们转向了风险投资。

我们很高兴能与投资机构 Maveron 进行早期会面。Maveron 是一家总部位于西雅图的投资公司，由星巴克创始人霍华德·舒尔茨（Howard Schultz）和投资银行家丹·莱维坦（Dan Levitan）创立，他们都因支持基于消费者的创新理念而享有盛誉。我们解释了我们对科学健康力量的了解，并向莱维坦展望了我们眼中的未来：在这样的未来，深度表型测量不是一个小众的研究问题，而是每个人医疗保健的基本组成部分。在我们演讲接近尾声时，他谨慎地打了一个电话，他的行政助理很快就拿着一个文件夹出现了。

"您知道 Maveron 代表什么吗？"莱维坦问我们。

我们可能应该提前准备，但我们一点也不知道。谢天谢地，他没有受到干扰。他告诉我们，公司的名字是"特立独行"（maverick）和"远见"（vision）两个词的组合。"您刚才告诉我的，"他继续说道，"是我听过的最特立独行、最有远见的故事。"

他打开信封，开出一张支票，金额是我们要求的 2 倍。

Arivale 就是这样诞生的。

Arivale 的诞生

我们的新公司 Arivale 以个性化、数据驱动的健康指导为基础,其模式与先锋 100 项目的核心模式非常相似。克莱顿·路易斯(Clayton Lewis)是 Maveron 负责健康投资的普通合伙人,他成为了我们的首席执行官(CEO)和第三位联合创始人。克莱顿在制定商业计划和领导团队方面发挥了重要作用。

先锋 100 项目的大多数管理、指导和技术团队都迅速加入进来,Arivale 几乎立即就投入运营了。我们很快就招募到了客户。参与者与由注册营养师、饮食保健专家和(或)注册护士组成的健康教练配对。这些教练并不只是简单地告诉参与者该做什么,还帮助他们理解个人数据面板上的庞大的临床和基因数据。

"庞大"这一词汇并不能真正反映我们收集的数据的规模。在初次抽血时对参与者的基因组进行测序,每 6 个月使用血液分析、肠道微生物组、Fitbit 和其他设备的数字健康测量对其表型组进行一次采样。参与者的血液和粪便样本被存储在生物样本库中,生物样本库是一个个人样本库,未来我们肯定会发现更多与被测物和肠道微生物的相关见解,这对进一步优化健康非常重要。生物样本库对于测试从数据分析中得出的生物学假设以及寻找个体中标记健康向疾病转变的最早可检测点的血液生物标志物也很重要。它还为寻找相关的新药靶点开辟了可能性。

当参与者开始更深入地理解他们的数据时,一件了不起的事情发生了。我们注意到在那些被认为已经很有动力的人中,他们的积极性显著且可衡量地增加了。这种积极性激增的原因很快变得清晰起来。

多年来,医生一直告诉患者要保持健康的体重,对大多数人来说,这意味着减肥。但体重只是数十亿个数据点中的一个,也是最难改变的数据点之一。身体有抵抗减肥的内在机制。我们的身体是从贫困时期进化来的,脂肪曾是难以获取且对生存至关重要的,因此身体不会愿意放弃脂肪。单靠运动,不改变饮食,几乎永远不足以降低体重,并且也并没有单一的理想体重。然而,我们长期以来一直关注这个数字,这对我们的心理造成了很大的伤害,任何一个站上体重秤并感到情绪低落的人都知道这种感受。

我们用来衡量健康状况的其他常见数字也好不到哪里去。血压、心率和胆固醇是复杂而交织的生理过程的产物。这些数字可能很难变化,而且其水平因人而异。

Arivale 为每个个体创建了一个个人仪表板,允许他们持续跟踪相关表型测量的数据。他们有生以来第一次能够看到数字的变化,随着时间的推移一点一点地改善,并在优化健康的整个过程中给他们提供希望、鼓舞和决心。

改变人生的结果

中年企业经理约翰就是一个出现这种情感和生理转变的很好的例子。当他找到我们时,他超重了 100 磅。他告诉我们他一直感觉迟钝,睡眠不好,并且有糖尿病前期症状。对他来说,坚持锻炼很难,而且他会因为外表而自卑,工作表现很差。

约翰知道自己的体重是个大问题,但他之前的节食和锻炼总是以失败告终。我们给他提供的是一个机会,让他可以专注于浴室秤上的数字之外的其他东西,并在富有知识并对建立健康习惯的挑战具有同理心的教练的帮助下做到这一点。通过关注并庆祝在各种个体生物标志物水平上反映的微小变化,约翰和他的教练能够为更大的改变创造动力。通过降低血糖水平,约翰精力充沛,开始努力改变其他数字。事实证明,减肥是他新决心的副产品。他因体重减轻而精神抖擞,开始多运动。这不仅有助于他的体重,也促成了积极的心理变化。这并不奇怪,因为体育锻炼和改善心理健康之间的联系已经得到了很好的证实。[19] 一个意想不到的好处是,约翰增强的自尊使他成为了一个更有效率的管理者,而他的工作成功使他对自己的整体生活感觉更好。

他告诉我们:"这是我记事以来第一次自我感觉很好。"

在大约一年的时间里,在教练的指导下,结合基因组和血液分析的数据输入,约翰减掉了 100 多磅。并且他保持住了,从长远来看,很少有节食者能做到这一点。[20]

Arivale 的另一位早期患者迈克斯也看到了自己的生活发生了变化,尽管方式截然不同。多年来,迈克斯因麻痹或半边脸肌肉抽搐而痛苦。当他的教练从他的血液检查中发现他体内的维生素 B_{12} 水平很低时,她几乎可以肯定迈克斯患有一种被称为贝尔麻痹的面瘫。当时,还没有明确的贝尔氏症的遗传原因,而那将有助于诊断这种疾病。(研究人员在 2021 年发现了第一个导致这种面瘫风险的序列突变体。)[21] 解决方案很简单:迈克斯的教练告诉他与他的医保提供者联系,并最终通过肌内注射维生素 B_{12} 进行诊断和治疗。几个月后,面瘫消失了,迈克斯笑起来显得年轻多了。

重要的是,健康实际上是多维度的,每个人都可以通过多种方式来解决。每个人的深度数据使我们能深入了解其特有的多种不同的可操作可能性,然后以合理、渐进的方式形成进攻计划,从而提供即时的强化。

凭借 Arivale 帮助其客户取得的各种成果,大多数参与者都觉得自己的投资是值得的。基因组-表型组测序、分析和健康指导的结合不仅改善了生活,而且挽救了生命。

贝丝的唾液皮质醇水平太高了,她的教练不得不仔细检查以确保测量没有错误。但是,尽管皮质醇水平高(在 24 小时内动态跟踪)是身体严重压力的迹象,但它并不能提供潜在原因的具体线索。更重要的是,33 岁的贝丝似乎没有经历过会给自己带来巨大心理压力的生活事件。

"您现在还发生了什么事?"她的教练问道,"还有其他事情可以解释为什么您的身体处于如此警戒的状态吗?"

贝丝想了想,然后说她最近开始感到一些胃肠道不适。但是,她赶忙补充说,症状很轻微,几乎不值一提。

"贝丝的不适可能很轻微,"她的教练后来回忆道,"但她的皮质醇在向我们尖叫,说出了问题。"

在分子水平上,压力和癌症之间的关系尚不完全清楚。然而,众所周知的是,当一个人能够察觉到自己肠道有问题时,皮质醇水平通常会很高。[22] 考虑到这一点,贝丝在教练的鼓励下尝试进行结肠镜检查。当她要求医生开一个处方时,她的顾虑被打消了。医生提醒她,她两年前就做过一次,但没有发现任何病理。

"回家吧,忘掉这一切,"贝丝被告知,"您很年轻。您没事。"

事实证明,医生的不屑一顾可能救了她的命。如果医生花更多的时间倾听贝丝的意见并解答她的担忧,但最终仍拒绝开检查单,贝丝可能会接受他的决定。然而事实上,她感到不受尊重,这驱使她继续行动。

第二位医生同样不认为结肠镜检查是必要的,但他至少听取了贝丝的意见,同意开出检查单。谢天谢地。结肠镜检查诊断为结肠癌 3 期,即转移前的最后一期。

贝丝被紧急送往手术室,切除了消化道末端的肿块。现在,5 年过去了,她没有复发。癌症扩散前她还有多长时间?这无法判断。显而易见的是，如果她听从了第一位医生的建议，她今天肯定不会活着。

错失的机会，学习的机会

我们在 Arivale 客户身上看到的个人结果正在得到验证，但这并不特别令人惊讶。我们在先锋 100 项目中已经知道可以期待这些结果。但因为 Arivale 是一家企业，我们需要找到一种使科学健康具有可持续性和可扩展性的商业模式。我们在资产负债表上苦苦挣扎，直到数据中心企业主戴夫·萨贝（Dave Sabey）提出为他所有的员工付费注册，他对运营公司和最大限度地发挥 100 多名员工的潜力有着深刻的见解。大约 80% 的员工立即接受了他的提议，对参与者来说显而易见的好处很快说服了大多数其他人加入。

戴夫非常关心他的员工。但他也把自己的提议视为对业务的投资——这次投资几乎立即获得了回报。"公司的文化转型非常显著，"戴夫说，"科学驱动的全面健康计划带来了友善、温暖、关心、工作绩效提高，当然还有健康的显著提升。员工们报告说，他们感觉更健康、更敏捷，对工作挑战充满热情。"更重要的是，他们感受到老板真的很关心他们。

对任何一家美国公司来说，最大的支出之一就是医疗保健。近几十年来，保险变得越来越贵，而总体上工作人员的健康状况却越来越差，这使得保险变得更加昂贵。但是，一家投资于员工健康的公司不仅提高了士气和效率，还减少了长期健康成本，包括病假、残疾工资和因病提前退休相关的成本。

这是我们认为将能够维持 Arivale 的模式——在这个系统中，大量员工将接受科学驱动的全面健康带来的文化转型和成本节约的好处。在内科和医学遗传学专家奥拉·卡普·戈登（Ora Karp Gordon）

博士领导的一项试验中,普罗维登斯的圣约瑟夫健康中心同意为1000名员工赞助 Arivale 会员,我们觉得得到了进一步肯定,我们正走在正确的轨道上。

如果我们能建立更多这样的合作伙伴关系,也许 Arivale 会成功的。唉,但是 Arivale 最终在商业上失败了。

将商业失败归因于公司只是"生不逢时"的说法是相当陈词滥调的。我们不会为您讲述这个悲伤的故事。虽然这可能有部分是真的,但任何迫使医生改变执业模式的科学进步都可以提出同样的论点。然而,这些想法不时会以各种方式得到普及。挑战现状的企业并不总是能生存下来,但当它们生存下来时,它们就有了蓬勃发展的巨大机会。Arivale 没能成功。

当 Arivale 于2019年4月关门时,问题似乎很清晰:"在这么多层面上,悲剧的是,"首席执行官克莱顿·路易斯在宣布关门当天的一次采访中说,"我们没有成功地走出去,说服大量新消费者相信,您可以通过一点数据和一些生活方式的改变来优化您的健康,从而避免疾病。"

Arivale 试图为那些一生都在与医疗系统互动的人提供一条通往更健康、更好生活的道路,该系统在很大程度上将"不生病"视为健康。但从健康到生病有一个巨大而连续的谱系,即使不是大多数人,也有相当多人倾向于疾病的一端,尽管他们没有表现出任何疾病的外在迹象。

从某种意义上说,我们每个人就像一辆从山上疾驰而下的没有刹车的汽车。当汽车开始行驶的时候,它仍然可以正常运转,并具备所有必要的功能。如果山丘又长又直,那辆车可以行驶很长一段时间,看起来和操作起来仍然像正常汽车一样。然而,如果在遇到墙壁、树木或沟渠之前没有停下来,那汽车很快就会失去正常运作的大部分功能(指撞毁)。我们在 Arivale 没有认识到的是,大多数人还没有意识到他们实际上已经在走下坡路了，而且速度很快。他们还不能接受这样一种观点，即科学驱动的全面健康可以让他们走上健康的轨道（不仅可以减缓衰退，还可以积极扭转衰退）这一观点，部分原因是他们没有意识到自己已经远离健康。人们对医疗紧急情况并不存在的普遍看法与该项目的需求及成本之间的脱节意味着注册人数太有限，因而无法持续。

所有测量的价格也是我们失败的一部分原因。即使我们大幅降价，对于大多数潜在的客户来说，什么是科学驱动的全面健康以及他们将得到什么都有不确定性，数据的价值仍然不够清晰，无法让他们接受。按照提供的价格（最终为 99 美元/月），Arivale 在任何不长期留在这里的客户身上都会赔钱，这使得商业理念变得不可持续。即使在高度私有化的美国医疗保健市场，大多数消费者也不习惯自掏腰包购买健康相关服务，保险公司目前不覆盖数据驱动的健康服务的费用。随着人们更好地了解健康和预防带来的成本节约和物质利益，这种情况将在未来几年发生变化，但 Arivale 已经无法看到了。

Arivale 无法克服的最后一个挑战是：当时，美国食品药品监督管理局（FDA）不允许基因组公司在没有经过漫长监管程序的情况下，向其客户提供与疾病相关的可操作可能性。2013 年，DNA 检测公司 23andMe 关闭了其直接面向消费者的健康检测试剂盒两年，此前美国 FDA 表示，该公司无法提供证据证明其提供的每一项基于计算的检测都经过"分析或临床验证"。

在 2017—2019 年任职的 FDA 专员斯科特·戈特利布（Scott Gottlieb）的领导下，23andMe 和许多类似的寻求利用新技术帮助顾客更好地了解自身健康状况的公司所面临的障碍得到了显著缓解。如今，公司可以通过确定遗传证据的质量来评估其流程，而不是通过对每一项发现进行监管验证。这一重大举措仍然保护了消费者，打击了不良行为者,但不会使审批过程过于缓慢以至于阻碍创新。

　　我们未能将 Arivale 整合到现有的医疗系统中,这也意味着我们不得不将研究结果交给患者的医生,而这些互动的结果往往不太理想。这并不是因为医生不关心他们的患者,而是因为绝大多数医生都接受过的培训是寻找和治疗疾病迹象,而不是识别和保持健康状态。很少有医生接受过关于如何整合基因组、表型组和其他数据以深入了解患者健康状况的教育,因此,许多人对额外的检测持怀疑态度。考虑到医生已经面临的时间压力,更不用说互联网上大量涌现的关于健康的愚蠢想法了,一些医生认为患者提出的任何新想法都可能是在浪费时间。

　　Arivale 的另一个主要局限性是我们没有说服广泛的消费者或他们的医生相信科学健康将逐渐改变我们每个人的健康轨迹,使其更加关注健康和预防。患者和医生应该在高中、大学、研究生和高级培训阶段接受 P4 医学教育,并且我们正在开发课程和教材来实现这一点。同样,医生需要理解基因组和表型组在揭示改善每位患者健康机会方面的力量,并且要确信医学根本上是为每个个体优化健康,而不是治疗疾病。最终,医学院应该开设关于精准人群健康的课程,以便新一代医生能够了解该领域所提供的一切。

　　最重要的是,尽管 Arivale 为客户提供的健康结果是革命性的,其数据促成了开创性的科学发现,但企业却没有生存下来。有很多企业和我们一样。第一辆现代电动汽车 EV1 在 1999 年被通用汽车公司废弃之前只生产了 4 年。[23] 然而,这一努力为硅谷的一家小型初创公司开始生产豪华电动跑车奠定了基础。如今,这家名为特斯拉汽车(Tesla Motors)的公司只是众多竞争蓬勃发展的全球乘用插电式电动汽车市场的公司之一。以类似的方式,Arivale 可能会为未来将医疗保健推向以健康为中心的系统提供一个模式。李已经联合创立了 17 家生物技术公司,包括安进(Amgen)公司和应用生物系统(Applied Biosystems)公司(市值都高达数十亿美元),但他认为 Arivale 是他最成功的公司,因为它清楚地表明了医疗保健朝着数据驱动的健康和预防方向发展的必要性。

　　我们需要采取什么措施来确保下一步的努力更加成功?首先,我们需要从大量生成的数据中获得尽可能多的信息,并看看如何利用这些数据来改善健康状况。让我们进入数据云,并看看它们是如何为我们提供信息的。

翻译:刘　晗

审校:韦金龙　田　强

第三章　挖掘海量信息宝藏

数据云将如何彻底改变我们看待健康的方式

　　为了把以健康为中心的 21 世纪医疗保健愿景转化为现实，我们需要用聚焦于健康和预防的数据驱动指导我们在 Arivale 的工作，因此我们必须以一种新的方式思考患者数据——让"个人数据云"成为我们所做的一切的核心。这些云将存储关于每个个体在经历健康、演变和疾病过程中独特且动态的多维度信息，包括他们的基因组和表型组数据、数字健康指标、病史等——这与先锋 100 项目和 Arivale 产生的数据类型相同。

　　收集数据只是一个开始。数据可以通过计算分析转化为知识，但世界上没有任何人类的大脑可以解开任何一种数据类型中的复杂性，这一事实从第一种数据类型即基因组中就能确定。人类基因组由大约 30 亿个核苷酸组成，就是前面提到的 A、T、C 和 G 的编码。这些核苷酸有很多在人类之间是相同的，但也有约千分之一是变异的，产生出数百万个单核苷酸突变，使我们每个人在基因上是独特的。更重要的是，由我们的 30 亿核苷酸编码的 20 000 个基因并不是孤立地发挥功能；它们作为复杂系统的一部分或者与其他基因一起组成网络——这种进一步的复杂性使得人类思维无法做出有意义的分析了。

　　与"没有一个遗传基因决定眼睛的颜色"的流行观点相反。至少有

15 个基因——可能更多——参与眼睛颜色的遗传。[1] 这还只是一个相对简单且不变的特征。研究人员已经发现了数百个其他基因对哺乳动物眼睛发育的其他方面有贡献。[2] 可能的排列组合和隐藏在这些排列组合中的模式几乎是无穷尽的,需要强大的计算方法来描述和解读。

先锋 100 和 Arivale 项目并没有止步于基因组。两者都致力于评估每个人的不断变化的表型组。因为我们每个人都是独特的,所以揭示我们的生活方式和环境如何与我们基因表达相互作用从而影响健康的化学成分(科学家称之为分析物)——如蛋白质、代谢物、可穿戴设备检测到的日常行为、功能测量等——可以以亿万种不同的组合方式结合,反映了健康和疾病倾向的复杂性。

更重要的是,地球上的每个人的肠道中都有数百种微生物,它们以不同的组合和数量存在。这些微生物中的任何一种都可能影响我们的健康并改变我们的表型组学解读。这些微生物可以将无害化学物质转化为毒素,或将毒素转化为无害物质。我们摄入的东西可以杀死我们的微生物群或使它们增殖。[3] 它们甚至可以修改我们的遗传密码调控——让一个基因在某一天指示我们的细胞做一件事,而在第二天做完全不同的事。[4]

此外,我们每个人的方式生活也不尽相同。有些人睡 5 个小时,另一些人则需要 9 个小时。有些人每天很难走上 1 000 步,另一些人则超过 10 000 步。有些人通勤时坐好几个小时车,有些人则站在地铁上或骑自行车,还有些人从未离家工作。有些人几乎不进行剧烈运动,而另一些人则跑好几英里。有些人的生活充满了压力,另一些人则平静地生活。有些人健康饮食,有些人则不是。所有这些因素和更多其他因素都被我们的数字健康测量数据收集到,包括先锋 100 和 Arivale 客户使用的 Fitbit 手环所收集的数据类型。

如果我们仅一次性地收集某个人的基因组,每年几次对其表型组进行血液分析,每隔几个月对其肠道微生物进行普查,并通过简单的可穿戴设备每天记录他们的健康数字指标,那么几年的测量会给我们带来多少潜在的排列组合(数据组合)?

它会像世界上所有沙滩上的沙粒那么多吗? 远远不止。像宇宙中的星星那么多吗? 不,那也不止。这个数字几乎是无法想象的。而这仅仅是一个人的。好消息是,现在我们有了强大的方法可以开始解开这些纷繁复杂的关联,从而产生新的可行性。我们必须开始行动。这正是我们认为应该为每个人做的事情。一些国家的医疗系统已经开始尝试,计划广泛测序患者的基因组。

尽管还有很多工作要做,但我们拥有强大的分析工具来解读并理解这些数据。得益于机器学习,计算机系统可以被设置为识别数据模式,提供关于健康和疾病潜在线索。计算机可以用来汇总数据,将它们转化为生物网络,并扩展这些网络使其包含不同类型的数据之间的整合关系。这些网络可以围绕碳水化合物的新陈代谢、对环境或入侵病毒的炎症反应、大脑的突触活动或此刻在您体内运作的令人目眩的一系列网络等过程为中心。现在,全世界的巨型计算机网络——包括由亚马逊、谷歌、微软、主要的医疗系统、研究人员、政府等云端存储——都在处理许多不同类型的个人数据云,并寻找几乎难以察觉的模式,好像这支电子侦探大军的每一名成员都致力于揭开每个人身体的奥秘。整合同一个体的多种不同数据类型的工作是必不可少的,这是我们想定义和识别数千个新的"可操作的可能性"的关键一步。

我们现在拥有约 5 000 人的拓展个人数据云,其中包含多组学深度表型数据,这些数据来自同意将其健康数据匿名用于进一步研究的 Arivale 客户。(在这种情况下,多组学或深度表型测量,结合基因组信息与其他数据,如研究血液中蛋白质的蛋白质组学和研究血液中的小分子如营养物质的代谢组学,以及约 100 种广泛的临床实验室测试,比如您的医生可能会要求的测试。多组学也可以扩展到其他数据类型，如观察白细胞或其他组织中的信使 RNA 的转录组学，以及解释基因表达和激活的表观遗传学，但这些数据收集类型没有在 Arivale 中进行。）一些个人云数据跨越了 4 年或更长时间。随着我们进一步分析和整合不同类型数据，它们的用处与日俱增，为临床医学提供了新的机会，为生物标志物发现和疗法开发提供新的知识，也让我们对环境、个人选择和遗传因素如何影响我们的健康有了新的理解。

为什么基因数据如此重要

我们通常将人类的发育划分为一系列阶段——胎儿、新生儿、婴儿、儿童、青少年、青年、中年和老年。对于如何分类这些阶段，各种学说各执己见，但几乎所有人都认同它们在根本上存在差异。数据云将为我们提供独特的机会，去探索我们的生物系统在经历这些阶段时的变化，并跟踪每个发展阶段的疾病进展。

尽管我们对于在经历这些阶段时发生的分子转变知之甚少，但我们已知的是，在早期儿童、青少年时期和成年早期，我们通常不必过多考虑个人的健康或疾病。在这些年龄段，我们通常都感觉非常健康。我们中的一些人希望这个阶段能持续更长时间，而这确实是可以的。在年轻人中，癌症、心血管疾病和神经退行性疾病的发病率非常低，以至于当这些疾病出现时，常常让人感到震惊，医生也是如此，有时甚至会导致漏诊，直到情况悲剧性地太晚被发现。但是，即使一个年轻人没有足够的症状被诊断，一些即将发生的疾病的最早的迹象已经出现。在中老年人中，常常在临床上看到的心血管疾病的健康至疾病的演变，通常在数十年前就开始了，正如弗雷明汉心脏研究所示。[5] 而这不仅仅适用于心脏病。2020 年在《自然》期刊上发表的一项涉及 2 658 例癌症病例的研究显示,致癌的基因突变发生在诊断前的许多年甚至是几十年。[6] 在大脑中,PET(正电子发射断层扫描)显示,在被诊断为阿尔茨海默病的患者中,代谢缺陷在认知下降前的 10~15 年就已经出现了。[7]

想象一下,如果我们能够识别这些最早的演变,并在出现临床表现之前阻止疾病的发生。我们能否在发展轨迹中保持年轻时的健康和活力呢?

让我们考虑从两种主要类型的数据所带来的可操作的可行性——静态基因组序列和动态变化的表型组。美国人类遗传学会已经明确了 76 种可能导致疾病的变异,可采取相应的措施来预防疾病。尽管这些变异通常很罕见,但在美国人口中约有 5% 的人存在这些变异。只要知道这些变异的存在并采取适当的行动,就能决定生死之差。考虑以下情况:

● 携带导致恶性高热的基因变异的个体——大约每 2 000 人中就有一个——如果被给予不适当的麻醉剂,通常会经历体温迅速上升和严重的肌肉收缩,导致死亡。对于这些人来说,一个简单的手术可能是致命的。然而,大多数医院在给患者麻醉之前并不筛查这个基因。如果每个人的基因组都被测序,我们可以通过确定谁携带这种变异,并选择不会触发这种致命反应的麻醉剂来解决这个问题。

● 另外两个众所周知的基因,*BRCA1* 和 *BRCA2* 的变异,可能导致乳腺癌和(或)卵巢癌。女演员安吉丽娜·朱莉在得知她是这些基因的错误拷贝的携带者后,选择进行乳腺和卵巢切除手术,去除可能发生这些癌症的组织,这是大胆且有争议的。这种方法很激进,但是一些癌症专家推荐了这种方法。仅仅几年之后,处于类似情况的女性有了更多的选择,包括筛查她们的血液分析物和微生物组中的变化,以监测癌症演变的早期预警信号。[8]

• 目前,我们知道大约有 20 种其他的基因变异会导致很高的癌症风险。携带这些变种的个体可以密切监测癌症的演变。例如,林奇综合征会导致结肠癌和子宫内膜癌,源于 6 个 DNA 修复酶基因中的不同变异体。这些变异体导致 DNA 突变,使患者罹患这两种癌症的终生风险增加约 60%,通常在 45～60 岁之间出现。然而,通过定期结肠镜检查和恶性肠结节的小型消融手术,携带者可以避免结肠癌。类似的方法也可以应用于子宫内膜癌。这些基因带来癌症风险的概率为 1/2 000～1/10 000,这意味着全球范围内有数百万个潜在的可避免的癌症病例。

尽管欧洲血统的白人约占全球人口的 15%,但他们约占全基因组关联研究参与者的 80%。[9] 这些研究因此在多元种族中的普适性较差,许多至关重要的问题未得到回答。满足这一需求已成为科学界的主要呼声,研究者和主要资助机构正在推动基因组研究适用于广泛的人类多样性。不同种族群体中的遗传疾病风险是什么？许多问题仍在研究中。涉及的基因变异是不同的吗？是的,还有很多工作需要完成。关键的问题是:必须为所有人类种族生成足够的基因组和疾病关联数据。在第十一章中,我们将讨论一种生成个人数据云的强大新方法,这将能反映美国人口的种族多样性。

如果像 BRCA2 这样的基因只增加特定的种族群体(比如 40 岁以下南亚女性)患某种癌症的风险呢？由于癌症基因在不同的种族群体中可能表现不同,不同的血液分析或表型测量可能会反映疾病的发生。了解不同基因在不同家族史背景下会有怎样的疾病表现将是非常重要的。换句话说,疾病可能是相同的,但早期的信号可能不同。当涉及到男性和女性在对疾病的易感性上有何不同时,我们也可以提出同样的问题。随着世界各地的研究者从基因多样性群体中构建并分析更多的个体数据云,我们将了解基因组和表型的变化如何与疾病相关,以更好地代表人群。

基因组变异可以增加患病的可能性,并导致营养缺乏,可以通过特定的饮食和补充剂来纠正。了解这些变异可以指导优化个体的锻炼方案,以促进健康或达到最佳表现。[10] 它们可以预测受伤的倾向,并指出预防方法。[11] 至少有 7 种不同的基因变异使个体容易患上常见的肌肉骨骼损伤,并且有 6 种变异与特定类型的运动表现相关。例如:

• 已知的 *APOE* 基因变异 G‐219T 导致运动员脑震荡的风险增加 3 倍。如果您知道您的孩子是该变异的携带者,他有兴趣参与有高脑震荡率的运动,如橄榄球、足球或曲棍球,这可能会影响您的决定。网球似乎是一个更好的选择——除非,您的孩子在两个胶原编码基因 *COL1A1* 和 *COL5A1* 中特定变异,这些都与增加的腱鞘炎风险有关,这是游泳运动员和网球运动员常见的疾病,会导致疼痛、肿胀和运动受限。[12]

• 另外两个基因——*MMP* 参与结缔组织伤口修复,*TNC* 编码的蛋白质对细胞提供结构和生化支持很重要,也与发生腱鞘炎风险增加有关。但是这些变异以及其他大多数使某人更容易受伤的变异,都有可操作的可能性,通常涉及锻炼,可以帮助减轻其限制。一项研究表明,跳跃和辅助工具自我按摩可能会增强锻炼恢复。[13] 所以,如果您知道如何准备,网球可能会再次成为一个选择。

• 一个控制最大摄氧量的基因变异体(VO$_2$ max)可能会为我们指引一种药物的方向,这种药物可能会为我们带来"超级运动员"所享受的一些益处,他们的最大摄氧量水平往往远高于我们其他人。这样的药物对于治疗慢性阻塞性肺疾病或心力衰竭的患者可能非常有用——并且有理由想象这样的药物对于在感染 COVID‐19 后呼吸困难的患者可能会提供什么帮助。这种药物甚至可以为想要进行长时间徒步旅行的老年人提供暂时的摄氧量提升。

• 数百种基因变异——其中包括一些在临床上经过验证的——已被报告会影响一个人对常用药物的反应,导致药物代谢过快或过慢,引发药物无效或长期毒性。[14] 产生这些情况包括氯吡格雷抗药性、华法林敏感性、华法林抗药性和恶性高热。新兴的临床药物基因组学领域有望让我们了解个体基因变异及其相关药物毒性如何影响我们选择合适的药物治疗。目前已经发现了 100 多种这样的变异。您的医生应该知道这些遗传预先倾向性,以便为您选择对您更可能有效的药物。[15]

理解遗传风险

影响疾病或受伤风险的遗传因素可以分为三类:显性基因、隐性基因和多基因风险评分。

显性基因负责由"坏"基因单一拷贝引起的疾病。显性基因的一个重要特征是外显率——即导致疾病的频率。有些基因具有高度外显率,总是导致疾病。亨廷顿病(译者注:又称遗传性舞蹈症)就是这种情况,它是一种神经退行性疾病,其中一个坏基因必然会导致神经退行性病变。大多数有亨廷顿病风险的人都知道自己有风险,因为他们的父母或祖父母曾患有该病。除非他们接受基因测试,否则在症状开始出现之前(通常是在 60 岁或更晚)他们无法知道是否继承了坏基因。选择基因测试意味着可能会在您的余生中知道自己在某个时刻将开始出现一系列认知、肌肉、行为、心理和情感症状。然而,它也提供了为即将到来的事情计划和准备的机会。

目睹了该疾病对许多家庭成员的毁灭性影响后,携带亨廷顿病基因的亨廷顿病研究员杰夫·卡罗尔和他的妻子选择使用体外受精,以确保他们的孩子不会受到影响。幸运的是,医生现在可以确定胚胎是否有这种缺陷基因。想想这样一个决策的影响:在卡罗尔的家族中已经存在了无数代的疾病将不再成为他的孩子或他们的孩子的问题。他通过一次现代科学提供信息的决定,将亨廷顿病从他的家族血统中消除了。[16]

幸运的是,大多数显性基因的外显率较低,这意味着它们增加了患病的风险,但并不意味着一定会患病。这就是 *BRCA1* 和 *BRCA2* 基因的情况,即乳腺癌和卵巢癌的基因。

近年来,大量研究都集中在环境因素如何影响基因的表达以及遗传预先倾向性如何触发患病的可能性。科学家发现空气污染对基因表达有着特别强大的影响,可能增强了使我们更容易患上哮喘或慢性阻塞性肺疾病等疾病的基因表达。[17] 作为一个研究团体,我们刚刚开始探索这些环境因素是如何影响疾病外显率的。

另一个较少研究但可能更为强大的因素类别是疾病修饰基因。这些基因存在于基因组中,与它们修饰的基因有一定距离。每个人的遗传基因组都是不同的(即使是同卵双胞胎在基因上也不完全相同)。修饰基因可以帮助解释为什么某人可以从父母那里继承一种疾病的显性基因,但与父母的患病经历却截然不同,以及为什么即使我们能消除环境因素的影响,同卵双胞胎也不会以完全相同的方式经历一种遗传疾病。

传统对遗传疾病的理解基于遗传学家和数学家格雷戈尔·孟德尔(Gregor Mendel)的基本概念,即一个有缺陷的基因的单一拷贝可以引起常染色体显性遗传病。而一个人需要两个有缺陷的基因拷贝,才能继承所谓的孟德尔隐性遗传病,如镰状细胞贫血、囊性纤维化、泰-萨克斯病和血色病。

在加入 Arivale 的 5 000 人中,有 9 人被确定携带 2 个有缺陷的血色病基因,也称为 *HFE*,但其中只有 3 人的血铁水平与该疾病相符的高。显然,一些修饰基因、环境因素或两者都会抑制其他 6 个携带 2 个缺陷基因拷贝者的疾病表现。

这是有趣的地方:该组中有 45 人只继承了一个有缺陷的 *HFE* 基因拷贝。仅从遗传学角度看,他们不应该有患血色病的风险,但其中有 9 个人的血铁水平与该疾病一致。这可能是巧合——有很多方式可以导致血中铁水平升高,包括肝病和饮食中过多的铁——但对该可能性的统计分析表明了更深刻的问题,即修饰基因可能在只有一个坏基因拷贝的人中促进隐性疾病的发生。

大约有 7 000 种孟德尔隐性疾病,所有这些疾病据说都需要两个坏基因拷贝才能表现出来。在特殊情况下,只有一个坏的基因拷贝就足以触发疾病吗?那些情况可能是什么?环境因素、压力因素或修饰基因是否在起作用,为什么是触发而不是抑制疾病?这就是每个个体的完整基因组序列如此重要的原因之一。我们可以检查我们的基因组中每一个孟德尔基因来确定是否有潜在的基因损伤突变,密切关注受影响的个体的整个生命周期,以确定他们最早的疾病演变,并可能逆转这种演变。

第三类遗传性疾病是由许多(多达数千个)变异基因的多基因组合造成的,每个(变异)都微小地累加为总的遗传风险。通过对人群范围从数十到数十万人的基因组进行研究来识别这些变异体。这类复杂遗传性疾病的相对风险可以通过多基因风险评分来表示,它总结了每个个体患上某种特定疾病的风险。理解这些遗传风险差异的含义对于延长我们的健康生活至关重要。目前与多基因评分相关联的疾病超过 100 种,包括大多数常见疾病。

Arivale 的数据云对于我们开始理解个体高多基因评分的反映是非常有帮助和启发的。早期,我们意识到使用多基因评分作为过滤器来分析每个个体的数据云可能非常强大。尽管大多数疾病只发生在一小部分人身上,但我们可以为任何基因组计算多基因风险评分。因此,每个人的数据都可以与每一种疾病的研究相关,因为我们可以了解高风险个体与低风险个体的差别,以及两者与中度风险的人有何不同。

这些遗传风险评分为我们提供了一个视角,通过这个视角我们可以考虑在出现症状之前,那些具有较高患病风险与那些风险较低的人之间的差异。这很重要,因为生物医学研究最常研究的是晚期疾病进展与对照组的比较。在对照组中,绝大多数人没有正在被研究的疾病,而且大多数人永远也不会得这种病。在数据云存在之前,并列的对照组与患者组之间是临床试验所能做的最好比较方式。现在,我们可以按遗传风险对所有患者进行分层,选择更合适的对照患者,使临床试验更具针对性,并有效地揭示重要的新疾病见解。

评估近百种疾病遗传风险的能力,这意味着我们不必等待几十年直到看到某个人群中出现疾病,然后再回头评估预警信号。我们可以立即从高遗传风险的患者开始,通过已知的遗传背景来查看他们变化的表型迹象。通过跟踪表型的变化,我们可以在任何人出现临床可检测的疾病演变之前了解疾病的发生。

如上所述,科学家们已经为超过 100 种不同的疾病开发了风险评分,这些评分将随着我们对疾病的多基因风险理解的进展而不断完善。目前,这些评分也可以提供巨大的益处。如果您因为家族史知道自己有患某种疾病的高风险,您可以利用纵向深度表型分析来识别健康到疾病演变的最早时期,就像我们可以跟踪具有疾病高遗传风险的人一样。我们还可以观察高风险个体血液分析物,如低密度脂蛋白胆固醇,或粪便样本中微生物组随时间的变化。

我们如何做到这一点?通过分析不断变化的表型组来确定具有某种特定疾病的高遗传风险的人的哪些分子系统有何不同。我们可以评估血液分析物、肠道微生物组和数字化测量。从这些测量中得到的深入信息可以评估和减缓衰老,并检测最早的健康到疾病的演变。

解读我们的血液

一滴血液自成一个宇宙,充满了蛋白质、代谢物和细胞。这些分子或细胞水平的变化可以为我们提供哪些生物网络正在变动的信息,这些洞察力可以用于迅速采取行动。正如我们在第二章中提到的例子,在朊病毒诱导的神经退行性疾病的小鼠中,我们能够观察到健康到疾病的诱导和演变过程。

医生们已经使用血液分析物组合几十年了。综合代谢全项是一种常见的测试,可以测量一个人血液中的 14 种不同物质,包括葡萄糖、钙、几种蛋白质和胆红素(我们肝脏产生的废物)。但是,这 14 种物质或者其他常见的血检项目检测的物质中没有什么神奇之处。是的,任何一个测量都可能表明某种营养或维生素的缺乏,或者某种肝酶的激增,这可能是某个特定问题的指标,但是血液分析物测量的组合才能最好地提醒我们存在疾病或潜在疾病。

最常见的潜在疾病状况是糖尿病前期。超过 1/3 的美国女性和略高于 40% 的美国男性患有糖尿病前期,这意味着数千万美国人正处于糖尿病的早期阶段,可能带来严重的后果。随着引发糖尿病的美国饮食的传播,世界其他地方的人,尤其是英国、亚洲和拉丁美洲,越来越多的人加入了他们的行列。[18] 尽管评估只需要一项简单的血液测试,但大多数糖尿病前期的人都没有意识到自己的状况。任何空腹血糖水平在 $100 \sim 125 \, mg/dL(5.6 \sim 6.9 \, mmol/L)$ 之间的人都被认为处于糖尿病前期。也可以通过检测胰岛素抵抗、升高的糖化血红蛋白和其他糖尿病的血液指标来进行监测。

多年来,我们已经知道儿童时期的血糖水平可以帮助预测谁会产生糖尿病前期(并且通常最终会成为糖尿病)。那些不是糖尿病前期但血糖水平偏高的儿童,通常被认为是健康的。但是,这些儿童成年后被诊断为具有糖尿病前期的可能性高出其他人 3 倍以上。这并不是我们可以用来预测更高风险的唯一指标:糖尿病前期的血糖水平通常在很多年乃至几十年之前就出现其他物质的增加。青少年时期血液中胆固醇、某些脂肪和钙的微小增加与晚年生活中的高血糖有关。[19]

临床化学检验还可以帮助人们了解心血管疾病前期、肥胖前期和代谢综合征前期症状。(多达 1/3 的美国人患有代谢综合征,通常与肥胖、久坐和胰岛素抵抗有关。)[20] 新兴的测试还可以检测到早期癌症增殖的指示性蛋白质。[21] 在 Arivale 的工作中,我们发现特定分析物的水平表明,早在临床诊断之前几种癌症的疾病演变就已经开始。例如,*CEACAM5* 基因编码的蛋白质在多种形式的癌症诊断之前,最早 26.5 个月就持续地偏离正常水平。甲状腺髓样癌的生物标志物 CALCA 在诊断前至少 16.5 个月就在转移性胰腺癌患者体内过度分泌。与几种常染色体隐性疾病相关的 *ERBB2* 基因编码蛋白质,在诊断前 10 个月内在转移性乳腺癌患者中达到峰值。[22] 这些发现使我们确信,大多数疾病,甚至是所有疾病,都有"预警信号",有些简单,有些更复杂,可以通过血液中的定量来确定。

当我们告诉人们这些,他们往往感到惊讶。一个朋友最近问我们:"为什么我们不更加努力地去识别这些预警信号呢?"我们的回答可能无法令人满意:这是因为人们担心假阳性、成本问题,以及对预防概念的反对态度(医疗系统靠的是疾病,而不是健康或预防来盈利)。在某种程度上,这些担忧是合理的,尽管在我们看来,随着技术的进步和相对简单的数学计算,这些问题可以被解决。(同时进行更多的测量可以通过同时基于多个协调信号的评估来减少假阳性——我们将在后文进行解释。)但在我们看来,不合理的是,许多对这类干预持抵触态度的人并没有跟上最新的科学进展。

测量我们的"真实"年龄

不仅仅是单一的疾病可以通过对基因组、表型组和其他健康指标的复杂分析来测量、跟踪及干预。生物学衰老——由遗传、表观遗传、生活方式和环境因素导致的细胞和系统的衰退——被正确地描述为大多数慢性疾病的最大风险因素。生物学年龄是您的身体告诉您的年龄,而不是您的实际年龄。曾经,了解衰老可能如何影响一个人对疾病演变和易感性的最好方法就是简单地将他们生活的年数相加。医生从医学存在的时候就使用实际年龄,但这是一个非常不精确的指标。[23]一个50岁的人可能有一个截然不同的生物学年龄——更老或更年轻——这可能会决定疾病治疗或预处理的不同方向。我们将在第七章中更详细地讨论生物学老化,但现在重要的是,生物学衰老是另一个应该纳入每个人数据云的数据点,用于预测和预防疾病演变。

然而,在我们考虑生物学衰老之前,我们必须能够测量它。许多研究人员和研究团队都提出了测量方法,我们也是。我们使用1200种血液分析物(包括蛋白质、代谢物和临床实验室检测)开发了一种方法,对3558个个人数据云进行了生物学年龄的测量。这项分析为我们提供了对多个系统生物学年龄的非常深入的了解。后来,我们得出了一个生物学年龄估计器,简化后的形式现在被索恩公司用来作为全面健康指标,内森现在是该公司首席科学官。[24]

测量健康

为了更好地解读所有这些信号,我们不能仅为患者建立数据云。

我们必须对非常健康的个体进行深度的表型测量,从中创建越来越多的基因组学和表型组学基线,从而确定影响健康的重要因素以及疾病演变的最早信号。这样的研究将产生深远的影响。每年都有数十亿次范围较小的血液检测影响着世界各地的人们的治疗决策。这些检测的评估通常集中在测量特定的化验值,然后确定基于"可接受的"正常临床范围来说它是"过高"还是"过低"。但这些被称为"参考区间"的范围,仅关注可能需要药物干预的人群的重大偏差。

109

　　我们的数据清楚地显示,由于个人遗传因素的原因,许多血液分析物的预期值与标准值之间存在很大差异。这一结论与人们日益认识到的观点一致,即广泛使用的临床范围通常不能反映种族多样性(正如我们之前提到的,白人受试者在临床试验中的比例非常高)。当夏威夷大学的研究人员调查这些指南在种族多样性人群中治疗疾病的准确性时,他们得到了令人失望但并不意外的发现,即种族和民族亚群有明显不同的参考区间。[25] 显然,我们迫切需要改进我们的健康基准以反映这种多样性。通过将个人数据云与基因组分析的新技术相结合,我们可以消除这个障碍,使得不同种族背景的人能够得到越来越准确的治疗,并最终实现根据每个人独特的遗传特征提供个性化护理的可能。

　　胆固醇水平是一个很好的例子,其测量的"正常范围"是不完整和不准确的,亟待改革。大多数私人医生都可以凭记忆背诵这种广泛测量的脂质的标准参考区间,并根据低密度脂蛋白(LDL)和高密度脂蛋白(HDL)胆固醇的范围来决定是否推荐使用诸如立普妥这样的他汀类药物来降低 LDL,即通常所称的"坏"胆固醇。尽管立普妥是世界上被开具处方最多的药物之一,但这并非大多数医生会轻易做出的决定,因为除了益处,他汀类药物还有多种毒性,包括肌肉萎缩、糖尿病、食欲丧失、意识错乱和记忆问题、嗜睡、发热和黄疸。但研究明确显示,并不是每个人都会以相同的方式经历 LDL 和 HDL 的"高"和"低"水平的预期影响。

通过结合临床化学信息和 LDL 胆固醇的多基因风险评分,我们可以证明一种影响 LDL 和 HDL 基线值的强大遗传效应。遗传学和血液测量的整合为其解释引入了一个新的基本概念——即您的血液测量结果和您遗传预测的基线水平之间的差异。惊人的是,我们发现,当个体 LDL 水平相同时,那些基因组预测 LDL 较低遗传风险的人比高遗传风险的人更有可能通过饮食、锻炼和其他简单的措施降低其 LDL 水平。[26] 实际上,对于那些 LDL 预测遗传基线处于前 40% 的人,我们在 Arivale 的整个过程中都没有看到 LDL 的明显减少。总体而言,他们需要他汀类药物来降低 LDL 胆固醇水平。与之形成鲜明对比的是,那些处于预测基线 LDL 后 40% 的人只需通过饮食和锻炼就能显著降低他们的 LDL 胆固醇水平,这意味着他们根本不需要药物,尽管医生根据临床参考范围读取他们的水平后可能合理地认为他们需要使用药物。

同样的情况也适用于增加 HDL,即"好的"胆固醇。据我们所知,这是首次具体证明遗传学可以预测生活方式干预的结果,这是构建数据驱动的、基于遗传学的健康项目的关键点。最终,我们有了确凿的证据,证明遗传学和血液测量的结合为确定哪些治疗和疗法最适合每个个体提供了更好的预测指标,这是个性化医学真正的成功标准。

独特的健康之路

所有这些都表明,对于很多多基因疾病,我们可以对高风险个体和低风险个体采用完全不同的治疗。这将大大增加疾病开始显现之前可操作干预的可能性。这也预示着未来许多人将不再暴露于为晚期疾病而设计的有毒性作用的药物,这种药物往往没有给他们带来真正的益处。

我们已经使用数据云描绘出 54 种不同的疾病和病状的遗传风险表现,包括乳腺癌、慢性肾病、哮喘和阿尔茨海默病。[27] 在我们每 6 个月测试的 1 200 种血液分析物中,这 54 种疾病和病状中的每一种都至少有几个血液分析物随着遗传风险的增加而发生变化。总的来说,大约有 800 种血液分子的浓度随着这 54 种疾病的遗传风险增加而改变。我们在这些遗传风险的背景下采样了许多不同的生物系统,每个都有潜力提供有关疾病的根本性新见解。随着越来越多的人具备越来越全面的数据云,这些关联的程度将加深。发现这些关联的重要性在于,每一种关联都为这些疾病基因正在影响哪些系统提供了线索,并提供了可用于监测早期演变检测或作为药物靶点的候选基因。

一个例子是在遗传风险、血液分析物浓度和肌萎缩侧索硬化(amyotrophic lateral sclerosis,ALS)之间确定的关联,ALS 也被称为卢贾里格(Lou Gehrig)病,是一种神经退行性疾病,通常在确诊后 1~2 年内致命,目前无法治愈。此病会导致特定肌肉麻痹,包括控制吞咽的肌肉,但患者的智力保持完好。不幸的是,ALS 患者身体逐渐瘫痪的同时,智力依然完全清晰。

通过使用数据云图,我们发现 ALS 与非结合的乙二胺四乙酸(EDTA)呈负相关,而 EDTA 通常被用作血液防腐剂。因为它是一种血液添加剂,我们的第一反应是这可能是一个假的相关性。也许云图指引我们走向了错误的方向。有时这种情况确实会发生,这也是为什么一些医生担心过度检测可能导致假阳性。在这种情况下,额外的数据部分来源于 EDTA 与其他 53 种遗传风险之间缺乏关联。这种关联只存在于 ALS 中。

当我们深入研究时,我们了解到 EDTA 的一个已知特性是它能与铅、汞等重金属结合,而暴露于重金属是 ALS 的已知风险因素。请记住，我们正在研究这种疾病的遗传风险表现，而不是比较实际上患有这种疾病的个体。所以，尽管重金属暴露是一个风险因素，但并不意味着那些对 ALS 有更高遗传风险的人一定会有更高的重金属暴露。这一发现表明，ALS 遗传风险较高的人可能难以从血液中清除这些重金属，这会导致其浓度更高。这告诉我们，如果您有 ALS 的遗传风险，您可能对环境中的重金属更为敏感。这进一步表明，任何有 ALS 家族史或相关风险因素的人都应该努力避免重金属暴露，并在食用剑鱼或金枪鱼（两者都含有高水平的汞）之前三思。[28]

我们可以逐渐清晰地看到，这个星球上的每个人都有一条独特的路径来保持健康，识别和逆转从健康到疾病的演变以及对抗疾病。当我们开始理解个体遗传倾向对健康的影响时，我们几乎可以确定，我们会为曾经通过非常古老的、小规模且同质化的试验受试者来决定每个人如何对抗疾病而感到恐惧。

解锁肠道的秘密

同样令人困惑的是，为什么我们在相当长时间里忽视了我们肠道内发生的事情。人体是一个复杂的生态系统，微生物细胞的数量与人体细胞的数量大致相同。肠道、皮肤和口腔都有各自独特的微生物组，我们体内的微生物基因数量大约是我们人类基因数量的 100 倍。所有微生物组的物种都有能力影响它们周围的生物系统。正如基因和血液分析物相互作用影响我们的健康一样，我们身上和体内存在的所有微生物也是如此——我们只是开始理解其中的途径。

我们对其中一个微生物组的了解比其他微生物组更多一些，那就是我们的肠道微生物组。在过去 10 年里，研究人员已经证明，我们的肠道菌群会影响我们的新陈代谢和营养吸收，健康的免疫发育，有效的药物使用，甚至是精神健康。[29] 这些影响主要是细菌消化和废物产生的结果。例如，多形拟杆菌（*bacteroides thetaiotaomicron*）可以将含硫的葡萄糖苷酸盐——它们是如花椰菜、卷心菜和山葵等植物的刺鼻气味的来源——转化为异硫氰酸盐，对某些类型的癌症有保护作用。[30] 一项实验显示个体的肠道菌群能够转化 57 种药物的化学结构，占所测试药物的 13％。[31] 有趣的是，哪些药物被这样转化因人而异。因此，您正在服用的一种药物可能根本没有到达您的相关生物系统，而是被您的肠道微生物组代谢掉了，这降低了药物的有效性或产生了有害的副作用。我们每个人都可以从这些新发现中受益。在过去的几年里，我们对人类微生物组的了解比之前三个半世纪知道的还要多。尽管在这个领域取得了巨大的进展，但我们对于什么构成了一个"健康"的肠道微生物组仍然没有明确的共识。

我们所知道的是：每个人的肠道菌群都是独特的，会随空间和时间变化，并且随着时间的推移会变得更加个性化。这一点在 Arivale 合作的人群身上可以明显观察到。即使在最年轻的参与者中，以及那些关系密切或住在一起的人中（在这种情况下，菌群的交换是常见的），肠道多样性也是因人而异的。但在 40 或 50 岁左右，这种独特性——与同一队列中其他人肠道微生物组的距离——开始增加。[32] 也就是说，您的微生物组与其他任何人的相似度都在降低。

有趣的是，这种日益增强的独特性似乎不仅是因为寿命延长，还因为生活更加健康。在那些患有严重疾病、服用多种广谱抗生素药物或在多种指标上自报健康状况较差的个体中，我们并没有看到这种独特性的增加。那些保持健康的人拥有不断进化、更加个性化的微生物组。这些发现在 Arivale 之外的另外两个队列中得到了验证，代表了大约 10000 人。当我们取得这种独特性评分并在另一个由 80～100 岁的男性组成的队列中验证时，我们发现每个个体的微生物组的独特性实际上预测了他们在接下来 4 年内死亡的最高到最低风险。这意味着什么，以及它如何影响终生健康仍有待解析，但我们很幸运在 2020 年获得了美国国家医学院的健康长寿催化奖，以进一步研究这种随着衰老而增加的微生物组的独特性。

现在，关于肠道健康我们可以说的是，没有适合每个人的菌群"正确组合"。两个人可能携带非常不同的微生物群落，却有类似的健康或疾病结果，这些结果仍与他们的微生物组相关。这使得我们很难推断出我们的微生物组与我们的健康之间的明确联系，也使得为多数人创建干预措施变得更加具有挑战性。发表在《自然医学》上的一项研究使用机器学习比较了中国多个省份的微生物组，并发现了一些与健康预测相关的模式。[33] 但是，当研究者从一个省份的人的微生物组中发现了健康的模式，然后将其应用到另一个省份的人时，这种方法失败了。不同地区的微生物存在太大的差异。健康预测是地域特异性的。

虽然居住在我们肠道的微生物种类因人而异，因地区而异，但任何微生物组为了对人类健康产生贡献所必须满足的代谢生态位大体一致。例如，在抵抗疾病的情况下，健康的微生物组可以帮助"训练"免疫系统来抵御感染，保护机体，不论是通过消耗感染性病原体体内传播需要的物质，还是产生抵御疾病所需的化学物质。

就像教孩子们阅读、写作、学数学或系鞋带有很多不同的方法，没有一个学生的路径完全相同，不同的细菌组合可以在这个"免疫系统—微生物群落联盟"中一起来训练免疫系统。就像学生成绩单这样的文件记录证明了学生是否准备好从一个年级升至另一个年级，血液中的一系列分子——那些从微生物体中分泌出来的化学物质，正是它们为抵御疾病所做的工作——可能会证明我们的微生物群正在发挥作用。我们也许能够通过一个血液检测收集大量关于微生物组的信息，以了解微生物组以血液代谢物的形式所做的贡献。

有了这个思路,内森、李和我们 ISB 的一些同事开始尝试,看看我们是否能在不用实际观察这些微生物的情况下,预测某人的肠道中是否有一个整体健康的微生物多样性。我们假设,通过简单的抽血来检测分析物,我们就能准确估计任何给定的个体是否拥有多样性(因此通常是健康的)的微生物群组或较少的多样性(因此通常较不健康的)的微生物组。利用 Arivale 的数据集,我们测试了不同类型的测量方法,包括常见的临床检查指标、更大规模的蛋白质和代谢物阵列,以确定它们是否能够准确预测肠道微生物组的多样性。

将机器学习应用于每个数据集,我们发现迄今为止最强的预测指标是代谢物——那些在血液中作为燃料、帮助系统间信号传递、刺激或抑制酶的小分子。考虑到肠道微生物组在消化、代谢和营养吸收中的重要作用,这是合乎逻辑的。正如我们在 2019 年《自然-生物技术》杂志中所展示的,我们现在能够仅使用 40 种血液代谢物来预测肠道微生物多样性的程度——一个衡量物种及其分布均匀性的指标。[34] 这种模型使我们能够在不同的疾病状态下稳健预测肠道微生物组多样性,并在另一个独立的群体中呈现一致的结果。

我们对肠道微生物组仍知之甚少。在理解不同种类的肠道细菌对血流的影响方面,我们仅仅触及了皮毛。我们还不清楚不同微生物对彼此的影响,以及这些影响在健康和疾病中的作用。我们所知道的是,肠道微生物组对人类健康至关重要,因此应该在医疗保健中发挥重要作用。为了在不久的将来实现这一目标,我们需要开始测量每个人的微生物组,并承认它在人们的健康数据云中的关键作用。

分离信号与噪声

现在,无论您身处何地,正在做什么,只要您带着手机或戴着智能手表,或者您处于智能音箱的范围内,或摄像头的视野内,您都在主动地产生个人数据。您不断变化的生物系统也在产生数据,这些数据体现在血液分析物和微生物组种类的不断变化中。其中很多数据是噪声。至少目前来说,很多数据对于理解您的健康和幸福并不是很有帮助,但在未来,其中的很多数据可能会变得非常有价值。然而,我们正在任由所有这些数据消失在数字以太中——无论如何,当我们寻求优化我们的健康之旅时,这些数据并不是我们可以轻易获取的。

那么,我们如何从噪声中分离出信号呢?让我们从显而易见有用的数据开始。智能手表和手机应用现在可以记录一个人的心率、压力水平、睡眠质量、血压、心率变异性、爬升高度和每日步数等越来越多的数字健康测量指标。[35] 这些测量的准确性正在迅速提高,以至于顶级的健康监测设备和应用往往在几个月内就被更新或被更好的产品所取代。使用相同的监测技术,"数字表型测量"可以从短信、打字、运动、姿势和语音中检测出模式,并将其作为诊断工具,为心理困扰、神经问题或即将发生的中风、心脏病发作或疾病提供早期预警。这都是潜在有用的数据。

我们正在进入生物医学监测的全新世界。然而,尽管我们可以轻松地追踪人们的活动量、睡眠、脉搏和血压,几乎精确到每一步和每一分钟,但大多数医生获取这些信息的方式却是让患者自我报告。许多医生甚至不这么做,他们限制自己的信息收集,只提问如"您多久锻炼一次?"和"您睡得怎么样?"。研究显示,由于人们不擅长估计他们的睡眠时间,更不能准确地报告他们的锻炼量,所以这些问题几乎毫无价值。[36] 然而,除了遗传因素和饮食外,这两个因素是决定治疗和疗法有效性的最重要的因素。例如,医生为治疗患者的胸痛而开处方药雷诺嗪,理应关心患者锻炼的频率,因为体温升高和心率加快这两种锻炼的生理特征可能会降低该药的效力。[37] 同样,为了治疗炎症而开激素药物处方的医生可能首先想知道患者的睡眠情况，因为这些药物可能导致失眠，这可能比炎症产生更大的健康问题，医生可能要考虑不影响睡眠的替代治疗方法。

医生不必完全依赖患者的说法来了解心率和血压。当患者走进诊室时，这些都是首先被测量的。但这些数据点只提供了患者生活中某一瞬间的快照。一个人在医生办公室的静息心率不能反映他们的心脏如何应对像匆忙穿越机场赶转机航班、工作中的紧张互动或与配偶的激烈交谈等情景下的活动情况。在医生办公室测得的血压可能无法真实反映我们的正常血压，也不能反映当我们遭遇危险驾驶者拦截、被我们的孩子忽视或被老板侮辱时，我们的动脉内的情况。

许多被诊断出心房颤动的人都对在心跳失控时匆忙前往医生办公室，但在等候室中心跳恢复正常的经历感到沮丧。这是很常见的。然而，许多医生在亲眼看到问题之前，都不愿意治疗这种心律失常时有时无的阵发性心房颤动患者。这极具挑战，因为对于患有心房颤动的人来说，早期干预可能会挽救生命。如今，带有心电图监测功能的智能手表正在改变这一格局，为患者提供了向医生展示在诊室之外心脏情况的工具。[38]

像这样的测量对医生和患者都是非常宝贵的，不仅仅是在决定初步治疗方案时。回想一下，Arivale 的数据表明，基因和血液分析物可以帮助可能只会在标准参考区间下被开立普妥的人了解哪些干预方式的效果更好。现在我们知道有些人对药物反应更好，而另一些人对生活方式的改变反应更好，而且现在我们通过基因组和表型分析的方法正在更加准确地确定哪个人属于哪种情况，因此我们可以相应地提供干预措施。单单这种做法就能改善许多患者的生活，这些患者之前可能只是服用药物，而这些药物除了带来很多消极副作用外，几乎没有或者完全没有任何积极影响。但是，一个考虑使用患者的数据云做出治疗建议的医生在决策时也应该注意数字健康指标,因为即使改变生活方式效果更好,一个不按照指示执行锻炼的人可能最终发现服用他汀类药物效果更好。

这就是为什么数据云如此重要。数据云使我们能够分析并整合碎片信息,以获得我们以前无法达到的洞察力,并以十年前无法实现的方式进行个性化护理。这就是数据驱动的健康具有革命性的本质所在。

数据收集的下一步

我们仍处于了解数据云将如何揭示我们的健康状况及预测、预防疾病的极早阶段。世界各地正在迅速涌现新的发现,努力也在不断加大。中国正在发挥领导作用,成立了人类表型组联盟(译者注:国际人类表型组研究协作组,IHPC),并投入数亿美元进行深度表型分析,使得对人体进行更加精确的测量成为可能,创建了对各种生理系统进行精细解构的方法,并识别出精确和个性化的健康和疾病干预措施。对于那些相信这一愿景的人来说,将该联盟的范围和潜力与其他改变世界的进步相比较并不过分。

"有了船舶和导航技术,人类可以探索这个世界;有了天文望远镜,人类可以探索宇宙。"中国科学院院士、该联盟的共同主席金力在我们2018年参加的第二届国际人类表型组研讨会上解释说:"有了人类表型组学研究,我们可以探索人体的小宇宙。"[39]

在离我们更近的地方,我们正在通过由李领导的非营利性组织表型组健康(Phenome Health)制定和实施一个百万人基因组学和纵向表型组学项目。该项目的目标是以一种承认和尊重向整个人群提供见解的方式,为患者提供上千个可操作的结果。(该计划将在第十一章讨论。)该努力补充了 NIH 的 All of Us 研究计划,该计划的重点是为一百万患者进行基因组测序,并为以此为基础建立的研究项目提供样本。

　　这些努力将改变我们对健康和疾病的理解,但每项工作的好坏只能取决于提供给它的信息的准确性和范围。那么我们如何提供正确的信息呢?

翻译:徐志鹏　丁国徽

审校:刘　晗　田　强

第四章 测量和跟踪健康

深度监测为何对医疗保健革命至关重要——以及它如何可能事与愿违

沃伦·巴菲特(Warren Buffett)想要为您买下您梦寐以求的汽车。"您可以挑选任何您想要的车。"这位亿万富翁投资者在《到达:导师之书》(*Getting There: A Book of Mentors*)中写道。现在就想象一下您想要的那辆车吧。下次您回家时,它会扎着一个大大的红色蝴蝶结等在外面。但那时您才会发现一个隐情:这将是您余生唯一可以拥有的汽车。面对这个情况,巴菲特问道:"您准备如何对待那辆车?"您可能会在驾驶之前认真阅读用户手册,并及时进行换油和其他保养。您会竭尽全力保证它经久耐用。

然而,巴菲特感叹,许多人对自己的身体并没同样的关注。"您的余生只有一个头脑和一个身体,"巴菲特写道,"如果您年轻时不注意保护它们,这就像把那辆车停在户外冰雹下,任由铁锈将它腐蚀。"[1] 在巴菲特的寓言中,只有在选择汽车后您才能发现那个隐情。但是,如果您事先知道会发生什么呢? 它会影响您选择汽车或您想要的功能吗?

近年来,美国消费者对汽车的持有时间更长了。根据联邦交通部的一项调查,2019 年时平均车龄为 12 年,在短短 5 年内就增长了4%。[2] 一个重要的原因是:现在的汽车配置了成百上千的传感器。这包括监控设备,可以告诉您发动机是否过热,轮胎压力是否过低,或者剩余多少燃油,根据当前的驾驶情况估算还可以再开多少英里。较新款车型还配置了摄像头和雷达,可以在汽车行驶时随时感知到周围的车辆。

这些传感器是逐渐出现的,以至于我们大多数人都没有意识到车辆维护的经验发生了多大的变化,或者我们现在有多么依赖它们。现代发动机非常复杂,维修人员通常必须将汽车的传感器系统连到一台诊断计算机上才能知道出了什么问题。而另一方面,只要我们留意,我们就能在车辆上路发生故障之前及时收到警告。

如果您善待它并避免重大碰撞,您今天购买的汽车可能会陪伴您几十年。这仍然只是您与自己身体相处时间的一小部分,您的身体从出生到死亡一直陪伴您。然而,出于无法充分解释的原因,我们还没有像要求照顾我们的汽车一样来对待我们的身体。平心而论,保持身体健康比维持汽车正常运行要困难得多。但现在难道不是我们至少该尝试一下的时候了吗?

近年来,预防医学讲得虽然不少,但除了"体检"、泛泛的饮食和锻炼建议,以及疫苗等针对关键人群的健康措施之外,仍然没有更广泛的应用。不过,这种情况正在开始改变。现在很多人使用他们的智能手表来记录他们的日常步数,监测心率或睡眠。Apple Watch、Oura Ring 和 Fitbit 等大量涌现的数字设备使个人健康测量变得更加容易。但是我们对于身体分子水平上的了解可能仅仅是冰山一角。

干预的机会

让我们简要地回顾一下在引言中讨论的健康和疾病的简单模型(图 4.1)。

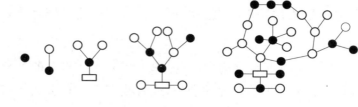

疾病扰动网络

健康

演变　　　　　疾病进展　　　　　首个临床体征　　　　终结

图 4.1　随着疾病的进展,疾病扰动网络的复杂性呈指数级增长,因此通过早期干预更容易实现逆转

　　为了简单起见,让我们假设大多数人起初均处于健康状态。在某个时刻,一个可能导致疾病的过程开始了,通常是由于生活方式选择、激素波动或环境暴露带来的外部扰动,有时会触发遗传易感性。这就是疾病的开始,或健康到疾病的演变。此后,我们可以看到一系列级联的变化——由疾病扰动网络的出现触发。这种疾病进展的早期状态,或疾病前期,最终导致临床症状和明显的(可诊断的)疾病。

　　让我们讨论一些真实世界的例子。

　　2 型糖尿病是一种慢性疾病,影响着全球数亿人。除了那些胰腺几乎不产生胰岛素(这是非常不同的挑战)的 1 型糖尿病患者,大多数人的身体通过胰腺合成胰岛素来控制血糖水平。胰岛素控制血液中的葡萄糖水平。这就是健康状态。

　　在 2 型糖尿病可以被临床诊断出来之前很久,一些人的身体系统就开始失去有效控制血糖水平的能力了。变化已经开始,现在这些人就处于演变状态。由于糖尿病非常普遍且具有明显的血液特征,因此它是医生可以识别出疾病前状态的少数几种疾病之一。在这个阶段,患者开始表现出胰岛素不敏感,这意味着血液中升高的胰岛素水平无法有效降低他们的血糖水平。

糖尿病前期很容易通过临床测量来识别,例如胰岛素抵抗、空腹血糖水平和糖化血红蛋白(HbA1c,通常缩写为 A1c)。不幸的是,我们对这些测量采取的行动远低于我们应有的频率。早期干预比治疗晚期糖尿病的更复杂且通常无效的疗法要容易得多,也有效得多。在大多数情况下,逆转糖尿病前期只需要一些简单的生活方式选择,包括减少糖的摄入和增加运动量。这些改变需要自律,但通常很简单,甚至令人愉悦。许多由于健康原因选择步行上班和在家做饭的人越来越喜欢这些选择,即使不是为了健康也会继续下去。虽然有些人可能不喜欢吃更健康的食物和多做运动,但很难证明这些比终生患糖尿病的命运更糟糕。

在没有干预的情况下,糖尿病的进程将继续,直到身体无法控制血糖水平,出现临床症状。在晚期,严重的症状包括四肢对疼痛的敏感性丧失,通常导致伤口溃烂和溃疡。在美国,近 15% 的糖尿病患者会在他们生命中的某个阶段患上足部溃疡,其中超过 20% 的人将需要截肢。[3] 尽管这种风险在 1 型糖尿病中更高,但 2 型糖尿病也值得关注。糖尿病的第二个并发症是慢性肾衰竭,因此人们不得不采用透析来清除通常由肾脏清除的血液中的毒素。一旦需要透析,通常就不可逆了,因此预防至关重要。

肾衰竭是慢性糖尿病的常见后果,影响全球超过 4 亿人,包括美国的 3700 万人。[4] 糖尿病带来的人间悲剧和经济成本是惊人的——仅在美国,每年用于治疗糖尿病的花费就高达 3 270 亿美元。这种疾病几乎完全可以预防,我们却已经积极地(尽管不是故意的)建立了一个生产和大力推广不健康食品以及助长久坐不动的生活方式的社会,确保了糖尿病的流行,这是发人深省的。据估计,仅有 10% 糖尿病前期的美国成年人实际上知道自己患有该病。[5]

这不是糖尿病独有的问题。事实上,医生将糖尿病前期视为一种可诊断的状态(它甚至在疾病和有关健康问题的国际统计分类中有专门编码,被世界各地的医疗保健系统使用),意味着我们在预防性治疗方面比大多数其他疾病更进一步。这很好,因为当一种疾病有明显临床表现时,它通常已经发展到了复杂程度,治疗经常失败。但是,为什么我们不能对其他疾病发出这样的预警信号呢?

实际上,我们是可以的。

自身免疫性疾病影响着 5 000 万美国人。在某些情况下,就像大多数季节性过敏一样,这些健康问题令人讨厌但并不危及生命。但某些自身免疫性疾病,例如类风湿关节炎、乳糜泻或狼疮,却会使人极度衰弱。其他如自身免疫性心肌炎,可导致功能障碍,而目前唯一的治疗方法是心脏移植,这可能会危及生命。[6]

由于尚不完全清楚的原因,自身免疫性疾病发病率在上升。尽管治疗方法正在改善,但我们诊断这些疾病的方式几十年来并没有太大变化。我们等待症状出现后才采取行动。这意味着我们错过了很多早期干预的机会,而在这个阶段我们本可以发挥重大作用的。

一位名叫林恩(Lynn)的 Arivale 客户就是一个很好的例子,证明了早期干预具有改变自身免疫性疾病的潜力。林恩长期以来一直保持着健康的体重,经常锻炼,并只吃几乎任何人都认为是健康的饮食:全谷物、大量蔬菜和水果、瘦肉和低脂。毫不奇怪,Arivale 为林恩收集的大多数生物标志物都显示她很健康。然而,有一些偏离正常范围的负面指标,包括如果考虑到林恩健康的生活方式,她的胆固醇水平似乎有点高,而旨在降低其数值的干预措施并未成功。单独来看,顽固的高胆固醇水平可能有很多原因,但还有一个线索:促甲状腺激素水平升高。

"我咨询了我的初级保健医生,她真的接受了我一直在跟踪自己的健康指标这一事实,"林恩说。"她倾听了我的担忧,并认同进一步检查是个好主意。"

她做了一件好事,因为事实证明林恩患有早期桥本甲状腺炎,在这种情况下,免疫系统将她的甲状腺视为她身体的入侵物并破坏其功能细胞。值得注意的是,林恩没有出现会导致大多数人去看医生的症状。像许多步入中年的人一样,她的体重增加了一点,感到有些疲倦,但这些都足以促使医生去检查她是否患有桥本甲状腺炎,这种病通常要等到改变生活的症状出现才被发现。然而,因为她早有所知,就可以早采取措施。

林恩的故事让我们从对掌握主动力量的庆祝转变到对当前令人沮丧的医疗保健状况的反思。在预约了内分泌学家后,林恩开始整理她的历史实验室报告,组织成图表,并写下一些她希望他能解决的具体问题。

"在给了我30秒的时间来详述我的实验室结果之后,他并没有让我讲述我的实际担忧或提问,他打断了我,然后教育了我5分钟,说实验室检查结果只有在确诊和调整用药时有用,"林恩回忆道,这位内分泌学家似乎只对他可以开出处方的诊断感兴趣。他告诫她在出现衰弱症状后再复诊,那些症状将足以让医生开具有副作用的处方药。"他居高临下地对我说话,就好像我是一个不懂成人世界如何运作的10岁孩子。他反复强调'外边有些人喜欢做很多检查只是为了从您身上赚钱'……我觉得非常讽刺的是,同一个人浪费了我的时间来反复教导我别人通过进行'不必要的检查'从我身上赚钱,而他自己则从我的就诊中赚取了数百美元,却提供了零帮助的评估、信息或反馈。"这位医生对林恩的彻底忽视更加令人震惊,因为林恩拥有相关生物学领域的博士学位,并且在专业上非常了解数据分析的问题,但这位医生却不愿意听。

　　尽管被打击了,但林恩没有气馁。她阅读了所有她能找到的关于桥本甲状腺炎的资料,包括一些提倡非常规方法的书籍,例如针对所谓的"肠漏综合征"的饮食,这是一个有争议的观点,它认为不健康的肠道内壁可能会变得多孔,使食物、毒素和细菌渗入周围组织,引发全身炎症。这是尚未得到证实的自身免疫性疾病病因的假设,但最常见的解决方案——一种富含已知的可以减少炎症的食物的营养丰富、未经加工的饮食——几乎从来都不是一个坏主意。"我决定试一试,"林恩说,"特别是到目前为止,传统医学只为我提供了'当您的头发脱落时再来,到时我们会给您开药'的方法。"

　　林恩戒掉了麸质、乳制品、大豆和糖。她添加了初级保健医生建议的补充剂,包括R-硫辛酸和姜黄素,并增加了鳄梨和亚麻籽等健康脂肪的摄入量。在坚持这种新的饮食方案几个月后,她的血液检查显示桥本甲状腺炎相关的抗体大大减少,而且最初表明身体可能有问题的胆固醇水平恢复正常了。"不仅我的甲状腺指标得到了显著改善,我的整体健康也得到了改善,"林恩说。"通过采取更全面、更积极主动的方法,而不是等待治疗功能完全失调的甲状腺,我不仅改善了甲状腺功能,还改善了我健康的许多其他方面。"

　　每一种自身免疫性疾病都能以这种方式早发现和早治疗吗? 现在还不能。但科学驱动的全面健康提供了希望,最终我们将能够在更多情况下做到这一点。

让看不见的东西变得可见

　　几乎在每一种疾病中,我们越早发现出问题的迹象,干预措施就越安全简单,这并不是什么革命性的观点。我们看待 21 世纪医学的方式的差异,实际上归结为"更早"的含义。我们认为,与等待最早的体征或症状出现不同,科学驱动的全面健康和 P4 医学应该定义为通过不断寻找尽可能接近发病起始点来预防或逆转向疾病的演变。在这一点上,干预甚至更加容易,并且可以在疾病真正开始出现并扰乱其他网络之前逆转演变。

然而,除非我们建立如第三章所述的必要的系统来生成个人的、密集的、动态的数据云,并对每个人进行纵向跟踪,否则这些都是不可能实现的。一旦建立了这些系统,每位患者使用它们并成为该过程的积极参与者就符合他们自身的利益。

我们如何才能做到呢?

我们首先要让看不见的东西变得可见。许多对我们健康至关重要的过程对我们来说是看不见的,因为传统医学认为人们不能或不想了解自己的健康状况,或者不会做出必要的生活方式改变来提高逆转疾病的概率。但是,就像您不需要了解汽油燃烧原理来看油量表并满足汽车的需求一样,您也不必了解导致糖尿病的细胞过程来读取血糖水平测量值并理解它对您的个人健康意味着什么。(事实上,甚至医生们对于细胞水平上导致胰岛素敏感性的真正原因还没有达成一致的意见;关于一个人的身体是否停止了对胰岛素的敏感性,还是细胞已经充满了糖分以至于胰岛素信号无法再将更多胰岛素注入其中的问题仍存在争议。)

通过与患者分享更多信息,我们可以将这些重要指标转变成有意识的关注对象。仅这一点就代表了我们照顾自己和思考我们的健康和福祉方式的巨大转变。

接下来,我们需要将未来带入现在。在行为科学领域众所周知,人类在作决定时,倾向于将当前的快乐显著置于未来的利益之上。对于我们大多数人来说,今天吃冰淇淋、薯片或巧克力蛋糕的快感超越了未来可能出现的疾病风险的增加。我们告诉自己,我们今天可以吃一块超大的派,并承诺明天会通过锻炼来弥补,但我们经常无法兑现这些承诺——现在我们对肠道微生物组的作用有了更好的理解,我们知道这并不是事情的真正运作方式。人生成功的秘诀之一就是扭转这种冲动,就是说今天先做"好事",告诉自己明天可以做那件"坏事"。

个人数据可以将我们对自己所做的事情的影响的认识和理解转移到当下,这可以成为一种强大的激励工具。例如,我们知道经常称体重的人更有可能减肥。[7] 同样,研究一致表明,佩戴步数跟踪设备的人会走更多的步数。[8] 当然,并不是每个人都会选择对自己健康有益的行为改变。出于各种原因,我们都在不同程度上这样做。然而,总的来说,我们对健康的理解正在经历转变。通过参与这些改变,您可以在重塑医疗保健和社会环境方面发挥作用,以支持更好的选择,包括推动更健康的饮食、办公室中的站立式办公桌、在白天腾出时间运动,以及帮助制定和支持早期干预疾病过程的有效的医疗保健系统。我们需要携手共进。

最后,我们必须使用我们和其他人收集的密集数据云来开发出个性化的方案。仅仅知道某件事对一定比例的人口是好是坏是一回事。而因为您选择的直接结果,能够在自己身上看到明确的动态变化,并获得及时和个性化的反馈,是完全不同的体验。并且也要认识到您的朋友或家人通常需要非常不同的选择。如果数十亿人被要求改变他们对医疗保健的期望,他们必须立即在自己的生活中看到改善。

最近广泛使用的,能达到所有这 3 个标准的一种技术是连续血糖监测(continuous glucose monitoring, CGM)。该技术简单无痛:您只需在手臂上佩戴一个小型 CGM 设备,每次最多可佩戴两周。在此期间,您可以在手机上查看实时血糖水平。尽管它是作为需要密切监测葡萄糖和注射胰岛素的糖尿病患者急需的工具而开发的,但 CGM 是一种有价值且越来越实惠的工具，它可以在不同餐食（和零食）后提供有关身体反应和葡萄糖水平的即时反馈。研究人员证明，这种反馈可以帮助人们坚持遵守避免使用糖尿病药物的生活方式改变。[9]

虽然 CGM 现在广泛用于 1 型糖尿病患者，但在健康方面的应用仍处于起步阶段。科学界已经开始尝试使用 CGM 来回答有关人类新陈代谢的问题，而我们以前甚至都没有想到过这些问题。在一项特别创新和有影响力的研究中，以色列的研究人员使用 CGM 在一周内每 5 分钟对 800 名研究对象进行测量，即每天对每个人进行近 300 次测量，创造了一个令人难以置信的数据宝库，这是传统的葡萄糖测试技术根本无法实现的。他们发现，不同人的身体对完全相同的饮食的反应截然不同。有些人吃寿司或香蕉后血糖上升得比吃冰淇淋还多。这种差异性是由个人基因、生活方式和肠道微生物组的不同而产生的。[10] 由于这些巨大的差异，旨在稳定血糖水平的饮食可能对某些人有效，但在其他情况下可能是无效甚至是有害的。

该研究表明，可以根据不同人的基因、运动水平和微生物组定制饮食，同时还可以考虑个人口味或文化饮食习惯。这项研究的资深作者埃兰·西格尔（Eran Segal）和埃兰·埃利纳夫（Eran Elinav）在他们的《个性化饮食》（*The Personalized Diet*）一书中解释了这一过程。

想想这些信息可能有多强大。如果您知道出于任何原因，您的身体对香蕉特别敏感，这会影响您在杂货店的购买决定吗？如果您可以通过看一下手表来查看您的血糖水平，您会在点甜点之前这样做吗？CGM 只是众多技术之一，可以提供即时的个人生物反馈，在当下可见，帮助我们作出适合自己身体的决策。将这些数据整合到纵向数据云中，每个人都能深入了解我们身体对食物的数千种独特反应。这是可以使每个人都受益的事情。

虽然目前还没有长期的临床研究显示这种方法减少了糖尿病的

负面结果,但临床试验已经显示了其对餐后血糖反应的影响,这促使了旨在为消费者提供基于其个人微生物组的饮食建议的 DayTwo 和 Zoe 等公司的发展。然而,对于大多数人来说,获得 CGM 和越来越多的测量其他生理功能的类似技术是一种"自费"的特权。常用的 CGM 设备包括 Abbott FreeStyle Libre 和 Dexcom 公司的产品;包括 Levels 和 January AI 等公司提供将这些设备与应用程序和健康指导相结合的个性化健康计划。

为什么只有那些负担得起的人才能够得到这类知识?为什么医疗保健提供者不能向所有患者提供它?谁不会选择确保他们患上疾病的可能性要小得多的医疗保健,而去选择在疾病开始摧毁他们的生活后才花费巨资来对付疾病的医疗保健?

常识性的健康方法与当前医疗保健体系局限性之间的脱节,是我们相信类似于健康革命的事情即将来临的原因。但要获得它,我们需要开始过渡到一个这样的世界:数据云(反映我们的基因、表型组、日常活动、不断变化的口腔和肠道微生物组,以及环境暴露等)为科学驱动的全面健康提供个人健康数据。

引起担忧的合理原因

说到这里,让我们暂停下来,分析一下对这种数据驱动的科学健康之路的反对意见。医生、科学家、伦理学家、公民和政治家对成本、数据隐私、缺乏种族包容、政府对监控技术的控制、企业对个人健康数据的侵犯、基因歧视以及大数据分析的复杂性提出了合理的担忧。关于数据驱动的健康何时以及在何种规模上是可行且具有成本效益的,确实存在合理的疑问。如果认为不会产生意想不到的后果,那就太愚蠢了,因为我们迟早会发现有些后果我们应该预料到。我们有理由怀疑,为实现这一数据驱动的梦想而需要的人工智能战略是否总是能促进我们的最佳利益。

唯一比忽视这些批评更糟糕的事情就是置之不理。因此,虽然在推动以数据为驱动、以健康为核心的未来医疗目标方面几乎没有什么争议,但对于如何实现这一愿景却存在激烈的争论。我们如何回答这些问题将为未来的健康设定框架。

2020年初,当公共卫生官员试图应对新冠大流行时,世界各国政府权衡了跟踪公民行动的好处。以色列议会迅速批准并部署了一种工具,允许该国的安全机构跟踪已知的新冠患者、疑似携带者以及与感染者或暴露者有过接触的任何人的电话。[11] 同时,在俄罗斯,当局部署了莫斯科的170 000个监控摄像头和大规模的面部识别项目,以发现违反疫情隔离规定的人。[12] 在法国,疫苗一经推出,就开始签发"健康通行证",人们必须出示通行证才能进入餐馆、博物馆、商店或其他公共场所。[13]

在美国,特朗普政府召集了科技行业领袖,就如何使用手机定位数据来追踪这种快速传播的疾病制定战略。[14] 几家公司使用了前往佛罗里达州度春假的大学生的手机定位数据,详细展示了这些学生由于忽视社交距离和不戴口罩,加剧了疾病在全国的传播。

一些人担心的关键问题是,政府是否会在非疫情时期利用与疾病相关的监测技术来获得更大的控制权,可能会限制基本的公民权利。

并不需要一场全球大流行病来让政府和公司意识到,在引起人们反弹之前,他们可以在多大程度上深入人们生活。我们许多人用来记录我们的步行和跑步的简单健身追踪器,正在创建可用于确定您的生活方式的数据。尽管公司通常承诺在共享之前会对这些数据"去标识化",但一个人的特征通常可以用来识别他们。您是否佩戴了健身追踪器,或者是否下载了需要共享位置信息的应用程序?您最近是否在任何社交媒体网站上发布了自己度假的照片？您目前的工作是否在网站上公布了您的姓名？仅凭这些信息，就可以很容易地从为保护用户隐私而碎片化的数据中提取您的身份。[15]当被确定后，您佩戴该追踪器时去过的每个地方都可以被分享。我们应该信任谁可以拥有这些信息带来的权力？

作为一个社会，我们一再选择便利和经济利益而不是隐私，无论是我们手腕上还是口袋里的技术，我们允许监控驾驶的汽车保险公司，我们用于约会的应用程序，我们信任掌握我们数字流媒体记录的电子商务公司，可以通过越来越普遍的安全摄像头跟踪我们的政府和非政府实体，或者监控我们付款历史的金融公司。我们交出的大部分信息都是为了便利。在互联网商务出现之前，借记卡和信用卡已经存在了几十年。现金几乎适用于所有场景，但很多人只是不想携带现金。对使用卡代替现金的便利性的渴望使银行和信用卡公司能够详细记录我们的消费习惯。我们已经逐渐放弃了我们的隐私。数字革命大大加速了这一进程，超过 60％的美国成年人表示，他们相信在日常生活中被跟踪和监控不可避免。超过 80％的人认为我们对所收集数据几乎失去控制了。[16]

将已经释放出来的"妖怪"重新放回瓶中似乎不是一个可行的选择，尤其是当它涉及一个可以给我们带来最大好处（譬如延长健康寿命）的行业时，我们可能无法阻止收集个人数据。我们可能希望达到的最好方式是有效限制对个人数据的使用，通过法律，不完全阻止收集和共享去标识化健康数据，但明确界定适当的使用和限制。

个人数据云的基因组部分对我们每个人来说都是独特的。因此，它有巨大的潜力成为多种歧视的源头。谁可能会不恰当地使用一个人的基因组的知识呢？好吧，可以肯定是保险公司。雇主也会如此。这两个实体在保险或就业机会方面都有可能通过拒绝那些具有可能导致高昂治疗费用的疾病基因的人,从而节省大量资金。他们可能会试图向任何有更大健康风险的人收取更高的保险费用。甚至家庭成员也可能以不正当的方式使用这些数据;不难想象,关于精神健康问题的遗传易感性可能成为儿童监护权诉讼的一个影响因素。

来自世界各地的研究人员在 2003 年完成了第一个人类基因组序列后,美国立法者就有了这些担忧。作为回应,国会以 509 票对 1 票通过了 2008 年的《遗传信息非歧视法案》(GINA)。[唯一的反对者、自由论者参议员罗恩·保罗(Ron Paul)解释说,他同意该法案的总体目标,只是他不认为联邦政府在保护个人信息方面有良好的记录。][17] 当乔治·W·布什总统签署这项法案使之成为法律时,它成为被泰德·肯尼迪(Ted Kennedy)称为"新世纪第一项重大民权法案"的立法成果。

指责侵犯隐私的假设行为很容易,但在很多情况下可能会挑战任何人的道德标准,尤其是在权衡个人隐私与社区安全时。如果您是一所小学的校长、一家老年护理中心的经理,或者是一家医院的院长,正处于快速蔓延且致命的流行病期间,您是否想知道您的一名员工是否具有使他们更有可能感染、携带或传播这种疾病的基因变异? 即使您可以确定自己能够抵制诱惑,不会轻易查看数据,您认为大多数其他人在同样的情况下会怎么做呢?

在我们这个紧密相连的世界中,负责任的人必须为这种可能性制定对策。如果撤销 GINA 的一些规定可能在新冠病毒感染大流行期间挽救数百万人的生命,立法者会这样做吗? 去标识化是否应该有例外,例如追踪感染者或暴露者? 另一方面,对这些去标识化的数据的分析可能为更有效的诊断和治疗提供关键线索。这些是我们需要在下一次全球危机到来之前就提出并寻求答案的问题。

即使 GINA 在未来很长一段时间内仍将继续生效,甚至经过了多次旨在加强禁止基因歧视的修订,许多批评者仍认为它还不够完善。

它不包括残疾或长期护理保险。它不适用于军队或员工人数少于 15 人的雇主(约占美国所有企业的 80%)。而且这只是一项美国法律。在基因歧视和隐私方面,欧洲通常有更严格的法律,但澳大利亚、亚洲及南美洲的大多数国家提供的保护极少,中东和非洲的大多数国家几乎没有任何保护。[18]

过不了多久,作为科学驱动的全面健康核心的海量个人数据云将不仅包括来自个人测量的数据,还包括来自我们周围人的数据。很明显,家族病史对于医生应该从患者那儿获取哪些信息非常有帮助。随着我们向 P4 医学发展,将更是如此。可能不太直观的是,来自同事、室友和朋友的数据也将有价值。完全可以想象,该患者是否曾在一种新冠变异株在同事间传播的办公室里工作过,这可能对他的医生是有价值的。

这些扩展的数据云将在分子、社会和历史层面上为我们每个人创造比人类历史上任何时候都要深入的视角。如果只担心歧视,只要请世界上最优秀的法律人才来领导对现有法律每年进行重新评估,并由适当类别的医疗保健领域专家组成委员会提供咨询指导就足够了。但地球上没有一个国家这样做,歧视肯定不是唯一的担忧。

我们不要自欺欺人地认为,所有针对任何潜在问题的法律都将保护我们的隐私免受社会上最机会主义的个人和公司的最严重侵犯。一些新的隐私问题会不可避免地产生,但我们不仅仅是为了我们自己的生活而做出这种取舍。数据驱动的医疗保健有望革命性地改变 21 世纪的医学,造福我们的子孙后代,以及全球数亿人。这是我们分享实现科学驱动的全面健康所需数据的最令人信服的论据——为了帮助改善全人类的生活。

像我们这样支持这一愿景的人不应忽视合理的顾虑。我们彼此要求的是愿意允许我们的个人数据云进行分析,以开创未来医学,承认一些风险和陷阱,同时不断努力解决这些问题,为了更大的利益服务。

过滤出重要内容

在任何需要大量测量的领域中,您都不可避免地会面临一个关键问题,如何将可执行的信息或知识与可以或应该忽略的其他数据分离,这是将信号从噪声中分离出来的古老挑战。我们的大脑在过滤信息方面非常有效。意识本身就是这个过程的结果。如果您读这本书时有意识地关注您的大脑正在跟踪和处理的所有信息,即使只是其中的微小部分,您现在就不可能读得下去了。这种从海量可用信息中挑选重要内容的能力是使我们成为人类的内在原因。

当涉及来自基因、血液分析物、微生物组和数字健康测量的数据时,我们却没有同样的直觉。任何大数据集都存在显著的噪声,我们必须识别这些噪声并将其与有意义的信号区分开来。要做到这一点,即实现"数据维度"的大幅降低,需要的不仅仅是直觉。这将需要机器学习、人工智能和从精心设计的科学实验中收集到的深度数据库的知识。

即使我们运用了这些工具,并汇集了最优秀的头脑来应对从分子数据中提取预测模式的挑战,识别有意义和可操作信号的过程仍然是缓慢而艰苦的工作。毕竟,模式可能具有欺骗性。与因果解释无关的相关性无处不在。什么才是真正的因果关系和预测性呢?多年来,我们实验室的大部分努力,以及该领域许多其他人的努力,都致力于回答这些问题,但仍然还有很长的路要走。随着我们继续建立解释大型生物数据集的机制框架,这些努力将得到实质性改善,但这首先需要创建大型数据集。

这是一个很大的障碍,因为资助任何科学方法通常都是以"先小规模证明,再大规模证实"的模式开始的,即如果持续成功再增加投资,最终达到"在国家范围内证明,再在全球范围内推广证明"的运行规模。

当涉及科学驱动的全面健康时,这种模式更具有挑战性,因为创建这些数据集是一项庞大的任务。想象一下,如果您是掌握资金的人,在"小规模证明"的阶段,有人对您说,"我们仍然不确定所有的信号和噪声在哪里,但我们相信,一旦将来产生更多的数据,我们将做得更好。"您可能忍不住会说,"听起来您要盲目行事了!"

您是对的。在某种程度上,我们确实陷入了这种盲目状态:如果我们要想象科学驱动的全面健康在未来可能为我们提供什么,我们不能简单地依靠我们今天的能力——我们必须运用想象力、一些常识、大量的计算能力和技术创新,以及信任我们拥有建立理想未来的能力。我们还需要推断如何利用建立在数万亿个数据点和数千万亿个模式基础上的全球数据集。

一个引人注目的例子是一个易于观察的遗传关联,让临床医生能够区分两种在临床体征和病理形态上看起来非常相似的癌症。研究人员只需要观察个体肿瘤中两个基因的相对表达,就可以高度准确地知道该癌症是胃肠道间质瘤还是平滑肌肉瘤。[19] 这是一个重要的区别,因为这两种疾病的治疗方法非常不同。您很少会发现如此清晰的诊断关联:如果基因 A 的表达高于基因 B,那么几乎可以肯定是胃肠道间质瘤;如果 B 高于 A,则很可能是平滑肌肉瘤。

然而,为了找到这种非常简单的关联,我们必须输入 300 万个数据点,并对大约 10 亿个模式进行排序。[20] 这是相当多的数据,但与我们讨论的科学驱动的全面健康的数据规模相比,它微不足道。大多数模式不会那么简单,并且在数据可重复性和环境特异性方面存在需要处理的重大问题,因为信号在不同的医院或研究环境中或不同的个体之间通常会发生显著的变化。这种测试显然也只适用于非常有限的条件,因为其他信息已清楚地表明诊断只会是这两种癌症之一。

当我们寻找越来越复杂的关联时(例如,当存在微生物 C 时,如果基因 A 高于基因 B,那么仅在分析物 D 低于分析物 E,且对于数字健康测量指标 F 超出种族 G 个体正常范围的人来说,这个结论才成立),我们根本无法从小规模的研究人群开始。"从小处着手证明"是行不通的。我们必须从更大规模的人群和海量数据集开始。换句话说,我们必须收集大量关于人的数据,然后才能获得足够的信息来确定我们要寻找的东西。诚然,这是一个大胆的提议。但我们确信,它将促进医疗保健从疾病导向到健康导向的深刻转变。从 108 人的"先锋 100"计划和 5 000 人的 Arivale 计划所得出结论的差异充分证明了这一观点的正确性。

确保测试不是烟雾弹

科学驱动的全面健康基于如下理念:我们应该通过优化健康、收集疾病的早期预警信号并采取行动来延长我们的健康寿命。优化健康将延长您的健康生活年限。如果您认识一个死于本可以治疗但没有及早发现疾病的人,您就会明白这有多么重要,因为您将痛苦地熟悉一种感觉——"要是我们早点发现就好了",结果本可以不同。由于显而易见的原因,人们对癌症的早期检测非常感兴趣,早发现可能是生存的关键。较晚的干预措施,尤其是癌症转移后的干预措施,其有效性要小得多。因此,科学驱动的全面健康的医疗保健方法的一些最坚定的批评者来自肿瘤学领域也就不足为奇了。

2013 年,在先锋 100 研究尚未完成,且其还未发表任何结果之前,一位不知道该研究内容或其早期结果的癌症研究人员,在一份科学期刊上发表了对我们最近启动的健康研究的严厉批评。对这样的攻击感到恼火甚至愤怒是很自然的,但针对肿瘤学领域的批评者,唯一体面的回应是同情心。这些人为抗击癌症事业奉献了毕生精力,但他们一次次地被"早期检测是万能药"的承诺欺骗——以至于就在 2019 年，一组国际研究人员写道，现在"是时候放弃以早期发现为目的的癌症筛查了"。[21]

自 1923 年推行宫颈癌巴氏试验（译者注：宫颈脱落细胞涂片检查）以来，筛查长期以来一直是全国和世界各地癌症控制工作的标志。从那时起的几十年里，总体癌症死亡率已经下降。"然而，这种改善的最大原因似乎是由于治疗的进步而不是筛查"那些研究人员写道。

"筛查是一项大生意：更多的筛查意味着更多的患者，更多的诊断和临床科室的收入，以及更多需要护理和随访的幸存者，"研究人员继续说道。"然而，我们相信，在经历了 40 多年的巨额投资和未达预期之后，我们迫切需要进行重大的、彻底的改变。"

即使筛查确实收效甚微，考虑到相对成本和后果，这难道不是一项好的投资吗？当癌症没有被及早发现时，剩下的选择是通过手术、放疗或有毒性的化疗来去除或破坏癌细胞——所有这些都会造成重大的长期和短期伤害，并且比常规筛查昂贵得多。但我们必须承认，筛查存在重大问题。

假阳性癌症筛查测试结果非常普遍，以至于许多医生得出结论，其中一些测试毫无价值。在连续 10 年进行年度乳腺 X 线检查的女性中，超过一半会出现假阳性的乳腺癌筛查结果，其中许多人会认为这种经历是她们一生中最可怕的时刻。大约 10％接受定期前列腺特异性抗原（PSA）检测的男性会有前列腺癌的假阳性经历。大约 1/4 定期进行粪便隐血检查的人，将得到阳性结果，可能提示他们患有结肠癌。[22]

人群筛查的挑战是非常艰巨的，基本数学可以很容易解释其原因。考虑一项假设的血液测试，该测试显示出优异的性能，在临床试验中具有 98％的灵敏度和 99％的特异度，病例和对照的比例是典型的

50/50。这是一个很好的测试结果，但是当应用于预期发病率低的几百万人口时（也就是说，不患病的人比患病的人数多得多），可能会有数以万计的假阳性或更多。

收到假阳性检查结果的人去接受完全不必要的治疗则更令人担忧。[23] 大多数癌症治疗方法（包括化疗、手术和放疗）都是有毒性、侵入性且昂贵的。这给许多癌症研究人员留下了负面印象，以至于对一些人来说，通过生物标志物筛查进行早期检测的概念已经成为他们深恶痛绝的想法。我们理解甚至在某些情况下认同这种观点，因为假阳性率高和所采取的干预措施的严重负面作用。

并非所有疾病都需要像癌症治疗那样极端的干预，当然，延长我们的健康寿命更是不需要。当权衡由假阳性导致的成本和收益比，在科学驱动的全面健康领域首选的是那些比我们在肿瘤学等领域看到的要有利得多的干预措施。例如，对糖尿病前期患者最有效的生活方式干预措施是绝对安全的，包括一些合理的改变如降低糖摄入量、多运动和增加膳食纤维摄入量。初步的多中心、随机、对照试验显示，补充使用一种益生菌（人体肠道菌群中的有益菌）嗜黏蛋白阿克曼菌可以改善血糖控制。[24] 这些干预措施几乎总体上对整体健康有益，尽管程度不同。即使人们不能或不愿意接受这些类型的干预措施，他们通常仍然可以，通过使用天然产物（如小檗碱）或小剂量特别安全的药物（如二甲双胍）来改善代谢健康标志物，预防或延缓晚期疾病的发生。[25]

同样重要的是，大量的测量数据能够让我们采用不同的纠错策略。在足够大的数据集中，可以通过观察其他测量数据中是否出现其他辅助确证的变化来判断生物标志物中的单个异常值。这不能用单一或少量的生物标志物来完成，但是当进行大量测量并且有不止一个健康或疾病转变的指标时，这相对容易做到。如果一系列测试仅发现一种与偏离健康相关的血液分析物的检验值变化，这只是一方面。然而，如果测试同时发现了与同一疾病独立相关的其他分析物的变化，那就完全不同了。如果该个体对这种疾病具有遗传易感性，则更是如此。如果通常与这种转变或疾病相关的微生物组也发生了变化，情况就更是不同了。每增加一条信息，假阳性的可能性就会降低。正因为如此，我们相信，通过对大量个体进行深度表型测量（并生成大量数据点），将能够最有效地提高监测各种疾病的灵敏度和特异度。

140

患者希望获得更多数据

在癌症领域之外，一些医生担心过多的数据会增加焦虑，使人们变成焦虑的疑病症患者。网上信息的爆炸式增长（其中一些可信，大部分则不可信）加剧了这一潜在问题，这些信息鼓励人们进行自我诊断（偶尔准确，大多数时候不准确），将他们的症状与各种罕见和致命的疾病联系起来，并使用来源不明、有潜在毒性的补充剂进行自我治疗，有时会导致可怕的后果。

在传统的癌症筛查和"可怕的信息过载"的情况下，观察到的问题是相同的：当您在大量普通人群中应用简单的诊断标准时，肯定会得到大量的假阳性结果，从而引发恐惧、过度治疗、不必要的费用和对诊断的怀疑。解决方案也是一样的：收集更多的数据。这就是为什么，尽管筛查面临的阻力依然根深蒂固，但随着我们越来越多地确证深度数据驱动的医疗保健方法的力量，我们正在开始看到这种观念的动摇。

以我们在ISB开发的用于识别胃肠道间质瘤与平滑肌肉瘤的简单测试为例。该测试对整个人群是无益的。世界上每个人都有一种基因表达比另一种多；这并不意味着世界上每个人都患有这种或那种癌症。在大规模人群中，这种测试的假阳性率将是巨大的。直到我们确信某人患有这两种癌症中的一种时，这个简单的诊断工具才变得有用。

任何一个测试的价值都来源于其他测试,因为额外的分析工具为解释提供了更丰富的背景。背景标准(数据)越多越好。具有某种疾病遗传易感性的人最有可能从预示疾病转变的血液分析物测试中受益,因为疾病逆转可以立即开始。他们也将是筛查测试中受益最多的一群人,这些测试有助于确定最有可能帮助他们的预防和干预的方案。最后,他们是有理由关注特殊的筛查测试的可能含义的一群人。在这种情况下,人们没有被疑病症折磨;他们正在保持警惕,最终可能会改善他们的健康状况,甚至挽救他们的生命。

对于大多数人来说,鉴定高遗传风险、早期诊断和频繁、广泛的检测并不像医学界的一些人长期以来认为的那样可怕。[26] 甚至在人类基因组计划完成之前,生物伦理学家就担心,那些知道自己有疾病遗传倾向的人会被焦虑压倒。这是一个持续存在的担忧,尽管事实是并没有研究支持这一点。[27] 研究表明,选择了解自己患阿尔茨海默病的遗传风险的人收到这一消息后并没有更多的负面心理影响。[28] 正如我们将在第七章和第八章中看到的那样,有具体的方法可以用于防止向阿尔茨海默病的演化。

关键在于数据密度和情景。与任何单个测试相比,更密集的测量提供了更多的信息来纠正假阳性。任何在新冠大流行期间难以认出戴口罩朋友的人都知道这是真的:很难仅通过眼睛来识别一个人,但当您结合他们的身高、头发、体型和声音时,就容易得多了。

我们在 Arivale 看到了这一点。参与者拥有的个体特定的数据越多,他们的感觉就越好——即使其中一个信息可能是"坏消息"。如果他们易患某种疾病,他们就可以安心,因为知道万一疾病演变开始,有关信号很可能会出现在他们的数据中,并可以及早得到处理。直到 Arivale 在经济上失败,许多人都表示焦虑,因为他们不再拥有一个能够持续关注优化健康和识别疾病演变的哨兵健康系统了。

我们不必对每个人进行所有测试。我们需要廉价和广泛的测试来识别风险最高的个体，然后我们可以对这些个体采取更精准的措施，以找到向疾病演变的早期的解决方案。除非我们能够有效地做到这一点，否则我们将无法阻止不必要的恐惧或治疗，也无法完全解决许多人对假阳性的合理担忧。但是，随着每一项新的数据丰富的研究不断开展，数据驱动健康的准确性和有效性都会提高。至关重要的是，从长远来看，同时解读多层级的不同数据类型的信息对于显著提高诊断准确性是必须的。

降低成本

Arivale 公司的倒闭部分原因在于提供基因组和表型组数据所需的检测成本。虽然在 Arivale 短暂而富有成效的运营期间这些成本已经下降，但此后成本将继续下降。许多人已经注意到，虽然第一个人类基因组花费了近 10 亿美元，但今天更详细的人类基因组测序的价格仅为几百美元，而且它最终变得如此便宜且有价值，以至于保险公司将不得不把基因组测序作为个人医疗保健计划的一项标准功能。在撰写本书时，人们已经可以通过 Nebula Genomics 和 Dante Labs 等公司以几百美元的价格得到全基因组序列。动态血液分析物的测量费用也将下降。评估我们的微生物组和保持对数字健康的频繁测量相关的成本也将继续下降；我们已经在利用 Thorne 公司的"微生物组拭子"新技术中看到了这一点。[29] 最后，李提出的百万人基因组/表型组分析项目（我们将在第十一章中更详细地描述）如果成功获得资助，将有助于将表型组分析的成本降低几个数量级，在未来 10 年左右的时间里从数千美元降低到数十美元。

终于胜利了吗？几乎没有。检测只是我们必须应对的成本之一。

此外,还需要开发和部署计算算法来标识每个人的健康状况,执行推荐方案,并继续开发所需的健康智能(此类研究成本高昂),以及通过治疗和指导患者的医生、教练和其他专家提供护理的成本。

还有其他成本在起作用,它们可能是反对数据驱动的健康革命的最强大的经济力量。例如,当前的医疗保健组织、保险公司、研究机构、制药公司和无数其他利益集团所产生的基础设施、组织和人员开销,这些利益集团为现状投资了数万亿美元。这些费用每年占美国国内生产总值的 17％。这相当可观。因此,有大量的既得利益者坚持维持现状也就不足为奇了。

面临风险的包括医院建筑物、手术室和昂贵技术设备的抵押贷款,这类贷款可能会因向居家科学健康的转变而被淘汰,以及如果疾病转变被及早发现并逆转,长达数十年的药物研究的投资的利润可能会大大降低。在基础设施和疾病战略方面已经花费了数万亿美元,并且期望最终得到回报。这些投资是在某种特定的医疗环境中进行的。如果这种情况发生变化,就会重新洗牌。这对很多人来说是一个可怕的命题。

任何合格的扑克牌游戏玩家都会告诉您,您不能根据沉没成本(译者注:已经发生且无法收回的成本)作出决定。大多数玩家还会告诉您,很难放弃他们已经投入巨资的赌注。当然,这是假设玩家是为自己的最大利益考虑——而且他们正在用自己的钱玩,但对于许多投资于医疗保健现状的实体来说,情况并非如此。您的钱和生命是他们的筹码。这并不意味着那些投资于当前系统的人不关心什么对依赖该系统的患者最好。有许多不同的方式来权衡健康,虽然在短期内维持现状并不总是错误的举动,但从长远来看,这往往是错误的选择。

在美国,医疗保健部门雇用了超过 1/10 的工人,占所有政府支出的 1/4,而健康保险占劳工保险的很大一部分,所有这些都导致经济学家称医疗保健行业为"美国经济中最重要的部分"。[30] 在支持这一行业的基础上的突然转变将在整个系统中引发冲击波,自从弗莱克斯纳报告发布后,这种冲击波从未出现过,这个报告当时导致了超过一半的医学院关闭。[31] 这将会产生附带损害,其中一些我们可以预测,有些我们无法预测。

只有当我们珍视这些成本的总和时,我们才能留意到最终因改善健康和减少疾病而节省的费用。即便如此,我们必须记住,"省钱"不是目标:优化和挽救生命才是。让这个目标成为我们的北极星,让那些玩弄"成本和支出削减"概念来维持现状并保护渔利者的人手中的权力不复存在。

最终,科学驱动的全面健康和健康老龄化将大量节省费用,而这些节省将主要让支付人获益。正因为如此,医疗保健系统应该成为支付方和提供者的整合:创新的成本可以分担,节省的费用也可以分享。但是,只有当至少部分节省下来的钱重新投资于对延长健康寿命有益的倡议时,医疗服务提供者省下的费用对我们其他人来说才是值得的。

它已经在发生了。削减成本是公司董事会决定如何奖励医疗保健首席执行官的关键考核标准之一。毫无疑问,美国的高层管理人员得到了丰厚的回报。2018年,排名前100家的医疗保健公司的首席执行官总共赚了26亿美元。[32] 这比美国国立卫生研究院当年用于研究阿尔茨海默病的费用还高出约5亿美元。[33] 这就是"基于价值的医疗保健"的用武之地——在这种范式中,医疗保健系统通过让人们保持健康来获得报酬,而不是像当前医疗保健系统原则下的按照看诊次数。基于价值的医疗保健势在必行将推动该系统采用科学驱动的全面健康和健康老龄化的方法,以确保患者群体的健康,并因此节省费用。

那么我们如何实现这个目标呢?

从长远来看,延长一个人的健康寿命可能不会节省很多钱,因为至少在当前的医疗保健范式下,一个人每年需要较少的健康干预所节省的费用会被他们在更长年限中所需的干预措施减少带来的成本抵消。即使是健康的人最终也会生病。科学驱动的全面健康和健康老龄化的愿景是,我们大多数人将神清体健地活到 90 多岁,在我们一生中的大部分时间里,几乎不需要任何医疗干预。一旦活到 100 岁,大多数人会因身体系统功能衰竭而迅速死亡,而不需要长期和昂贵的医疗费用。如果这种乐观的观点成为现实,那么在亲人生命的最后几年中,医疗保健系统和家庭将节省这笔往往会造成沉重经济负担的费用。

　　撇开所有这些复杂性不谈,我们能否在一定程度上肯定地说,以健康为导向的医疗保健模式的最终结果将"以更少的钱购买更多的健康"? 毕竟,健康生活的每一年在省钱和提高生产力方面都具有重要价值,更不用说幸福感了,虽然幸福更重要,但更难量化。研究表明,预防比治疗便宜得多,这是一种更具成本效益的"购买健康"方法,特别是如果它真的实现了预防那些持续时间长并且治疗和护理成本高昂的疾病的目标,例如阿尔茨海默病、糖尿病、癌症和心血管疾病。

　　那么,我们如何简化方法,通过广谱的指标来监测健康状况,并量化个体的改善或衰退呢? 一个好的起点是了解生物年龄的原理。

翻译:罗竞春

审校:刘　晗　王子妤　田　强

第五章　思考我们年龄的新方式

为什么生物衰老是终生健康的关键概念

　　对许多孩子来说,生日是一个特别美妙的时刻。在这不平凡的一天里,他们感觉自己成为了宇宙的中心。他们感到自己在成长,变得更强壮、更聪明、更成熟。随着年龄的增长,过生日时的兴奋逐渐转变为忧虑。我们的健康状况开始下降。我们不再希望变老,而是怀念青春。但我们是渴望年轻,还是渴望减少随着年龄增长而来的疾病呢?

　　这个重要的区别就是年龄(age)和衰老(aging)之间的不同。前者是通过环绕太阳的旅程来标记的。而后者是一个生物学过程,标志着随时间推移不断积累的损伤,导致功能受损和脆弱性增加。在人类历史的大部分时间里,年龄和衰老几乎完全联系在一起。我们对衰老司空见惯,以至于我们几乎没有采取行动来对抗它。但是,虽然变老是不可避免的,衰老却不是。在我们和越来越多研究者的观点中,衰老是一种可以且应该被对抗的状况。

　　衰老是几乎所有主要慢性疾病及许多传染病的头号风险因素,正如我们在新冠案例中看到的,这种疾病对老年人的危险性比对年轻人更大。事实上,年龄是如此重要的风险因素,以至于哈佛医学院的瓦迪姆·格拉季舍夫(Vadim Gladyshev)写了一篇论文,认为我们应该将新冠视为一种衰老病。[1] 但冠状病毒并不是唯一的例子。几乎在对所有疾病的反应中,年轻人比老年人有更强的恢复力。不难想象,衰老过程本身是许多疾病(无论是慢性的还是急性的)开始和风险增加的关键。因此,如果我们能通过健康衰老来优化我们的健康,减缓甚至降低我们的生物年龄,我们也许就能像年轻时那样有效地对抗这些疾病。想象一下,这将产生多大的不同!

虽然这一观点颇具争议,但我们已经开始将衰老看作一种"缓慢进行的疾病"。假设一种疾病在几个月或几年内对您造成了如衰老一样的终生影响——骨骼变脆,肌肉萎缩,认知模糊——我们一定会认为它是一个可怕的灾难。但是,这种普遍缓慢的衰退速度是具有欺骗性的,因为随着年龄的增长,人们逐渐习惯于不断的妥协。让我们明确一点:逆转衰老的影响是一个艰巨的任务。然而,仅在过去几年中,令人兴奋的进展为这个曾经不可能的梦想注入了希望,包括对 Altos Labs 和 Calico 等再生和长寿公司的数十亿美元投资。我们的身体具有巨大的再生能力,但随着时间的推移,许多损伤源(DNA、代谢酶、蛋白质、骨骼、肌肉等)开始积累。最终,我们基因携带的信息及其物理表现开始衰退。没有再生,熵就会占上风。我们就会衰老并死亡。

但我们应该如何控制这一过程的发生速度呢?这是我们这个时代最重要的问题之一。生物学没有基本定律表明衰老必须以任何特定的速率发生。事实上,有充分的证据表明,并没有普遍的衰老速率:不同种类的哺乳动物衰老速度截然不同——有些能活 200 年甚至更久。[2] 最近发现一种鲨鱼的寿命几乎长达 400 年。[3]

我们几乎都认识一些 50 岁的人,由于生活方式选择或遗传因素,看起来比实际年龄老。我们大多数人也认识那些因为有良好的生活习惯或中了基因彩票的人,他们成为日益增长的"年轻老人"行列的一员,即使到了 80 多岁,仍然拥有几十年前的活力、精神敏锐度和健康。年轻老人是否会推动人类寿命超越我们目前认为可能的极限? 达到

120 岁甚至更高？我们认为这是可能的。但对这个星球上几乎每个人来说，有一个更迫切的关注点。没有长久的健康寿命，长寿几乎是不可能的，而且肯定难以接受。我们的寿命（life spans）是我们活的时间长短，不论我们如何生活；我们的健康寿命（health spans）是我们在良好的精神和身体健康状态下度过的生命时间。如果您向世界上任何地方的任何一群人解释这种区别，您会发现很难找到一个概念，能够在社会、文化、宗教、政治和经济障碍之间获得更广泛的一致认同。不是每个人都想活得更久，但几乎每个人都想更健康地活得更久。对我们大多数人来说，健康寿命比寿命更重要。

　　这是个好消息，尽管将寿命延长到已知极限（约 120 年）的挑战是巨大的，但减缓衰老以延长健康寿命则更容易实现。尽管在这一领域的研究不足，科学家们已经发现了许多减缓生物衰老的方法，这可能会比任何其他方法都更有潜力增加我们的健康寿命。这不仅仅意味着治愈癌症、心脏病、呼吸系统疾病或中风。传统的估计往往过于高估了如果我们能够消除这些疾病中的任何一种所带来的寿命年数增加。[4] 为什么？因为这些估计通常忽略了一个事实：随着年龄的增长，大多数人会患上越来越多的慢性疾病，消除其中任何一种都不会显著减少其他疾病的可能性。[5] 即使我们消除了所有癌症——每一种癌症——研究人员计算出我们的寿命只会增加 3 年，而且它可能对平均健康寿命的影响甚至都没有这么大，因为其他慢性疾病仍在伺机而动。[6] 这并不是说抗击癌症不重要，但它确实表明，逐病消除策略带来的回报是递减的。相比之下，延缓衰老，哪怕只是一点点，也会通过延迟所有慢性疾病带来更大的益处。

　　认为衰老是一种疾病的想法并不新鲜。这一概念在古典哲学家中很流行，早在公元 2 世纪佩加蒙的伽伦（Galen）出现之前就已存在了。大多数人认为衰老是不可避免的，但伽伦，一位医师、外科医生和多产的医学著作家,并不相信衰老是一种无药可治的状况。在他关于健康的论著《卫生学》(*Hygiene*)中,他提出衰老可以被缓解和延迟,任何无愧于希波克拉底(译者注:西方医学奠基人)的医生不仅要关注老年人的需求,还应该承担起尽可能帮助预防衰老的道德使命。[7]据说伽伦自己活到了 80 多岁,大部分时间身心健康。

多年来,关于衰老原因的理论已经有很多了。衰老是否只是一个特定物种的特定成员的可用的有限内外部资源耗尽的结果?DNA 损伤和累积的突变是否会导致遗传信息的丧失?也许它与 DNA 被未成对电子氧化有关。所有这些假设以及更多的假设都已被探讨。有些假设已经积累了相当多的支持证据。但没有任何一种假设能够大幅转变人们关于衰老不可避免的传统观点。

最近,研究人员提出,衰老可能是多种因素综合作用的结果,包括基因表达方式随时间推移的变化、通过自噬(由一种白细胞——巨噬细胞吞噬蛋白质)清除功能失调蛋白质的能力下降、干细胞耗尽,或僵尸般的衰老细胞的积累,它们会使健康细胞发炎。[8]这些因素被称为"衰老的标志"。[9]在这种思维方式下,每个因素都有能力干扰其他因素。

这是否开始看起来像一个系统挑战?的确如此,这正是我们无法抗拒的挑战。随着时间的推移,我们逐渐意识到,改变我们治疗和健康方式的一种范式就是找到一个或多个控制这些衰老标志的上游生物系统。即使我们找到了这样的系统,我们还必须找到一种方法来操纵它,以打破下游的后果。

早在 1993 年,生物学家辛西娅·肯尼恩(Cynthia Kenyon)就提供了令人信服的证据,表明这种方式可能是可行的。当时她发表了一项惊人的研究,显示单个基因的突变可以使秀丽隐杆线虫(caenorhabditis elegans)的寿命翻倍,而第二种不同的突变可以逆转这种寿命的延长。关于衰老可能有"开关"的想法激发了衰老研究领域的"军备竞赛",导致在其他生物体包括像我们这样的哺乳动物中也发现了类似的触发器。

为什么会存在这样的触发器?哈佛医学院遗传学家大卫·辛克莱(David Sinclair)提出了一个有趣的可能性。[10] 辛克莱首次引起国际关注是当他发表了一项研究,表明某些化学物质可以延长酵母和其他简单生物体的寿命。他的工作后来又揭示了如何使小鼠的寿命和健康寿命得到显著改善。他推测所有生命形式都存在一个共同的祖先,这个祖先发展出了"生存基因",这些基因的功能是在困难时期关闭DNA复制,并在有利的时期促进繁殖。[11] 关闭DNA复制可以通过关闭一个或多个衰老标志来减缓衰老。在人类中已发现20多个这样的生存或"长寿"基因,其中一些已被深入研究。有越来越多的证据表明,这些基因是一个系统的核心——可以说是一个监视网络——它会根据睡眠、饮食、锻炼,甚至一天中的时间,向血液中释放蛋白质和化学物质。经过数十亿年的进化历史,这些基因已经具备了在困难时期"蜷缩起来"的能力。相反,在相对缺乏压力的情况——食物丰富、缺乏运动、温度可控的环境中——它们就会促进细胞复制,以及随之而来的衰老。辛克莱认为,让我们的身体暴露在间歇性禁食、严格的锻炼和低温等形式的健康压力下,可能会迫使这些基因节省能量,减缓细胞的复制,并阻止许多(如果不是全部的话)衰老的标志。随着我们将注意力转向衰老的上游原因,而不是下游后果,这一见解可能成为人类健康重大创新的起点。

尽管衰老是一个棘手的问题,尽管它似乎与人类的正常生活密切相关,我们现在已经拥有一些工具来减缓、停止甚至逆转衰老。未来几年,随着这些工具的改进,其结果将完全改变世界,因为我们拥抱的健康理念不仅仅意味着优雅地老去,而是要更慢地、甚至根本不老去。但

150

正如人们常说的，您无法对您无法测量的东西产生影响。因此，这就是我们需要开始的地方——我们需要找到一种评估衰老的指标。

找到测量衰老的正确方法

衰老是一个渐进的过程。您无法日复一日、周复一周或月复一月看到它的进展。有时候，甚至年复一年也很难看到。大多数情况下，它的影响是慢慢积累的；这里多了一根灰发，那里发现了更深的皱纹，变得不那么灵活了。这些影响时好时坏：如果开始经历衰老影响的大脑稍稍进行了自我重构，我们可能会感到思维重新变得清晰，也许会持续多年。这使得衰老难以被测量。但即使我们无法像测量肿瘤大小那样精确地测量衰老，新兴的研究也为我们提供了可以量化它的工具。

一个可量化的指标最好被视为对生命过程的全面评估，包括整个生物体以及在特定系统或器官中的过程。健康不仅意味着没有疾病，还意味着对未来疾病的抵抗力，以及有精力从事丰富我们生活的活动。衰老则恰恰相反。测量健康时间跨度看起来似乎是一个好的开始，但只有在一个人达到持续的疾病状态时，健康时间跨度才能真正测量出来。即使这是一个容易计算的数字，它也不是一个特别具有可操作性的指标，因为健康到疾病的演变过程可能在疾病症状发生多年之前就已经开始了。

也许与直觉相反，我们真正需要的测量标准更类似于实际年龄——一个能让我们了解一个人在衰老过程中所处位置的数字。我们知道，在绝大多数情况下，一个 60 岁的人比 40 岁的人在衰老过程中走得更远，所以年龄当然可以作为衰老的概括代名词。问题是，对于 60 岁和 62 岁的人，用年龄来作为代表变得更加困难。谁更有可能不那么健康？面对这两个完全随机的个体，您会愿意下更大赌注说 60 岁的人比 62 岁的人更健康吗？这可不是一个好的赌注。这就涉及将年龄作为衰老指标的 3 个核心问题。首先，它不是非常精确。其次，它没有捕捉到您生活得好或不好的信息。最后，它是不可改变的——也就是说，它不能带来可操作的改变。从某种意义上说，它就像是使用里程表来确定二手车的价值一样。如果您对一辆行驶了 15 万英里的车辆一无所知，您会为它支付 5 000 美元吗？很可能不会。5 000 美元买一辆车可能是便宜的，也可能是宰客，而里程只是您需要考虑的众多因素之一。至少，您还会想知道车的品牌、型号和年份，以及所有权记录、事故和维修历史，还有其他使用类似车辆的车主的经验。对于任何希望了解人体健康状况的人来说也是如此。

这就是挑战所在。纪年是实际生物衰老的模糊反映，但如果将生物衰老与纪年逐年对照，则可以直观地掌握生物衰老的概念。那么我们该如何弥合这一差距呢？我们使用了一种算法，迫使其生物衰老估计值的斜率接近 1，使得一个生物衰老单位与一个年龄单位可比。[12] 这种计算方法对于生物衰老最重要的用途至关重要——在您自己的生活中反复跟踪它，以了解您的衰老速率，并提供一个行动计划，让您以最佳方式优化努力并过上最健康的生活。

为简单起见，我们可以将某人的实际年龄（chronological age）表示为"a"，生物年龄（biological age）表示为"b"。一个非常普通的 60a 的人也差不多是 60b。一个 45a 的人也可能是 60b，表明他的衰老速度更快。一个 75a 的人也可能是 60b，表明他的衰老速度更慢。

当您随着时间的推移跟踪这些变化时，每年的变化率就是有意义的。如果今天您是 50b，明年您是 52b，那就是个坏消息；您的生物衰老速度明显加快了。如果今天您是 50b，明年您是 51b，这或许是意料之中的，但也不是好消息；您仍然经历了典型的衰老。但如果今天您是 50b，明年您仍然是 50b，那就相当不错了，因为您在一年中没有增加您的生物年龄。如果今天您是 50b，明年您是 48b，那就太棒了；您将您的生物年龄减少了 2 岁！

这种指标的另一个好处是能够看到减少生物年龄的努力在多年中的累积效果。它允许一个人计算出"增减年龄"（delta age）——实际年龄与生物衰老之间的差异。如果您过了 50 个生日，但您的生物衰老标记为 55，您的增减年龄就是＋5。另一方面，如果您活了 50 年，但生物衰老标记为 45，您的增减年龄是－5。显然，负数才是好事。

许多用于衡量生物衰老的指标正在被发现，您可以使用其中任何一个来计算增减年龄。我们相信，最准确的指标将是那些基于更多测量和庞大队列的指标。从 5 000 名 Arivale 客户的数据云中得出的一个激动人心的发现是，一种新的多组学方法可以确定个人的生物年龄。我们实验室的计算机科学研究生兼软件工程师约翰·厄尔斯（John Earls）率先开发了这一指标。这种算法对许多生物系统的衰老进行了最全面的评估，因为它是从 20 多岁到 90 多岁的大型人群中得出的，整合了全基因组测序以及超过 850 种蛋白质和代谢物的纵向血液测量。这种方法使我们能够评估非常多不同生物系统的生物衰老。[13]

其结果不仅是评估每个人的生物年龄和增减年龄的新方法，它还显示了不同疾病对生物衰老的相对影响。在我们调查的慢性疾病中，糖尿病对增加生物年龄有最大的一致性影响，平均超过 6 年。在这项分析中，吸烟导致生物年龄大约增加了 2 年。生物年龄的主要驱动因素是代谢健康、炎症和生物毒素的积累。约翰的算法为每个人独特地解决这些问题提供了大量可操作的可能性，从而改善了生物衰老。

了解整体健康并优化健康的最佳方法可能就是掌握您的生物年龄并随时间跟踪它。幸运的是，全球的研究人员正在不断开发越来越准确的指标。就像 Arivale 公司开发的那样，这些指标提供了一个窗口,可以窥见整个身体的生物衰老以及单个系统的衰老,因为研究显示不同器官的衰老速率是不同的。

无论最终被最多人采用的评估生物衰老的方法是什么,重要的是我们要尽快找到一种方法,让我们可以轻松使用这些指标来跟踪我们的健康状况并加以改善。有了一个普遍接受的指标,我们就可以开始设想一个降低人群生物年龄的计划,及其在延长健康寿命和降低医疗成本方面的巨大影响。

"衰老是不可避免的"这句话可以概括很多对健康的阻力。当人们看到衰老的速率不是一成不变的——当他们可以跟踪一个可以因他们吃什么、他们锻炼多少以及他们的压力、毒素和睡眠而上下波动的数字时——这将有助于促进健康衰老。人们是自由行动者,不是每个人都会选择根据这些信息采取行动,就像今天许多吸烟者没有意愿或毅力戒烟一样。但至少,选择权将掌握在他们手中。我们还必须采取集体行动,通过提供以健康为中心的医疗保健服务、广泛供应健康美味的食物,以及影响社会规范,尽可能使个人的健康选择变得简单易行,例如减少在办公室坐的时间、少吃垃圾食品等。

衰老测量提供了什么

一个人的增减年龄真的会影响他们的整体健康吗?它是否能比实际年龄更好地衡量健康状况?它是否有助于创造改善健康的可行机会?这 3 个问题的答案都是肯定的。

使用 Arivale 的数据,我们测量了一个人的增减年龄是正数还是负数,然后比较了这些组的疾病史。在对大约 40 种不同的疾病进行分析后,结果显示了更高增减值和疾病史之间的普遍相关性。正如前面提到的,其中最显著的相关性出现在 2 型糖尿病患者中,他们的平均增减年龄为＋6年。这与美国疾病控制与预防中心等机构的研究结果一致,他们指出:"糖尿病患者的正常衰老过程中特有的解剖和生理变化会加速。"[14]

那么,是衰老导致疾病,还是疾病导致衰老? 我们认为两者都有。但无论如何,这一点很清楚:尽可能保持您的增减年龄为负数是减少您患病机会和增加您健康寿命的关键因素。好消息是,这是大多数人可以在很大程度上控制的事情。

按照我们对衰老的传统看法,我们会认为一个人的增减年龄或多或少会随着时间推移保持恒定。因此,每当我们增加一年的寿命,我们就增加一年的生物衰老。按照这种观点,自然平均状态是增减年龄为0——这已经被考虑进了我们用来推导生物年龄的算法中。但是,参加 Arivale 科学健康项目的人完全打破了这一观点。我们看到的不是生物年龄的逐年增加,而是增减年龄每年大约减少 1.16 岁。这看似不多,但考虑一下它真正意味着什么:随着时间的推移,这些人正在扩大他们的负增减年龄。他们正在保持甚至略微减少他们的生物年龄!

对于参加 Arivale 项目的女性来说,这种效果尤其显著,每年在该项目中增减年龄的改善为 1.5 岁。男性每年生物年龄的增长为 0.2 岁,远低于预期的 1 岁。因此,他们的增减年龄每年改善 0.8 岁。根据这一指标,他们的步调是生活 5 年,但只经历 1 年的生物衰老。

内森在参加 Arivale 项目的 4 年里取得了惊人的成果。在这段时间里,他的增减年龄平均每年改善了 2.7 岁,最终导致他的生物年龄比他的实际年龄低了 10 年。他尽力遵循他的 Arivale 健康教练杰西卡·罗伯茨(Jessica Roberts)的建议,后者在整个过程中每月与他联系,以纠正方向并提出建议。他所做的改变包括:他的汽车坏了后不再换新的,并坚持每天步行上下班[来回近 5 英里(约 8 公里),他开始喜欢上了步行]。在可能的情况下,他还会戴着耳机在室外接电话,并以"边走边说"的方式开会,而不是坐着。他使用 Fitbit 来查看每日进展和追踪步数。他更加关注饮食并监测血液,以解决诸如维生素 D 和 ω-3 之类的营养缺乏问题,它们原本降到了非常低的水平,最终通过更多补充提升至正常水平。他所做的一件事在 Arivale 人群中并不常见,那就是服用烟酰胺核糖(nicotinamide riboside, NR),它可以提高人体的 NAD^+ 水平,并与一些动物模型的寿命延长有关(下文会详细介绍)。我们还无法确定这对内森在减少生物年龄方面成为一个例外可能产生了多大影响(我们将在更大的人群中更密切地评估 NR 与人类生物衰老之间的关系)。

增减年龄指标为我们提供了一种直观的方式来可视化和传达各种生活方式的影响。一个人的生物年龄能减少多少呢?当然,随着人们的生物年龄低于实际年龄,进一步减龄会变得更加困难。但就目前而言,我们能在多大程度上逆转时钟仍是一个未解之谜。就在几年前,我们甚至不会想到要问这个问题,更不用说寻求答案了。这是否意味着衰老不仅可以减缓,而且可以逆转?我们还不能确定,但在动物模型中已对这种能力进行了具有吸引力的研究。[15]

根据我们的数据和其他研究,我们现在可以非常确定地说,生物年龄随疾病增加而增加,随健康行为减少而减少。[16] 实际上,使用来自超过 11 000 人的国家健康和营养调查(NHANES IV)的数据,耶鲁大学教授摩根·莱文(Morgan Levine)和同事们表明,生物年龄比实际年龄更能预测寿命(全因死亡率)和健康结果。[17] 这一发现在不同年龄、种族、教育水平、健康行为和死亡原因中均非常稳健。这是一个重要的结果。生物年龄并不固定于实际年龄——至少不是我们所相信的——对应。这是一个改变命运的想法——它提出了许多引人入胜的问题。

代表理想健康状态的生物年龄是多少?可以假设,这个数字在 20 多岁——在这个年龄段,大多数成年人维持生存的生物系统还没有受到太多损害，他们的身体功能完整，能够抵抗各种疾病，并且精力充沛。（生活满意度是另一个健康指标，但至少目前我们还是把 20 岁的人是否对他们的生活更满意这个问题留给心理学家。）[18]

　　我们能在几十年内保持远低于实际年龄的生物年龄吗？一个人的增减年龄有极限吗？李是一个运动狂，他的生物年龄比实际年龄低 15 年，所以我们确实知道这两个年龄可以非常不同。显然，在成年后的任何时期，我们都不能指望将自己"逆转衰老"回到童年，就像 F. 斯科特·菲茨杰拉德（F. Scott Fitzgerald）小说中的本杰明·巴顿（Benjamin Button）那样返老还童。但一个 40 岁的人能有－20 的增减年龄吗？20 年后，这个人能否仍然是 20b，以至于他的增减年龄达到－40？我们能想象一个 60 岁的人，他的生物系统看起来和行动起来就像一个 20 岁的年轻人吗？这是可以的。

　　在考虑这些问题时，我们应该记住，与成年人衰老相关的生理变化并不都是坏事。仅仅因为某些东西随着年龄变化，并不一定意味着我们应该努力"修复"它。实际上，我们经历的一些变化，特别是在生化层面上，可能是对其他问题的保护性补偿机制，而这些问题仅仅是在地球上生活了几十年的结果。我们所有人都会遇到磕碰、擦伤、骨折以及大量细菌的侵袭。太阳将辐射地球及上面的一切。事实上，我们的身体会对这些个别因素的联合伤害作出反应，这对我们是有益的和保护性的。

　　不言而喻，整容——如拉皮、抽脂、植发等——对您的增减年龄没有任何作用。但有很多方面肯定会受到影响，因为广泛的测量基础可以为您采取行动提供广泛的启示。如果您的胆固醇使您的增减年龄升高，您可以采取措施来降低它。如果您的白细胞计数导致您的"a"和"b"年龄变得越来越接近，您也可以采取措施来解决这个问题。

　　最关键的一点是，仅仅知道自己可以采取行动来减缓衰老——并且可以看到结果——是大多数人开始全面改善健康状况所需的根本性转变。那么,我们应该采取哪些行动来健康地衰老呢?

采取行动应对衰老

有时,衰老的讨论具有未来主义的色彩。的确,我们距离了解导致人类衰老的所有因素,或能够减缓、阻止或逆转这种看似不可避免的状态的干预措施,还有很长的路要走。但您现在就可以利用已知的知识来采取很多措施。市场上已经有几种生物年龄测试方法,其中一个是我们基于临床实验室开发的"Thorne 生物年龄",我们旨在围绕最基本的测量方法最大限度地提高健康相关性和可操作性。其他生物年龄测试可通过 AgelessRx 和 Elysium 等公司获得。科学仍在发展中,还需要一段时间的严格研究才能让我们更好地了解,根据这些测试采取的具体行动如何——或能否——延长个人寿命和健康寿命。目前,由声誉良好的公司提供的商业测试是一个很好的起点,这些公司专注于已知有益于健康的行为和生物标志物的变化。

加州大学洛杉矶分校的遗传学家史蒂夫·霍瓦斯(Steve Horvath)率先提出了一种基于表观遗传学的生物年龄量度方法。表观遗传学测量了 DNA 甲基化的程度,从而确定基因表达被阻断的程度(从而减缓衰老)。虽然表观遗传学是一个复杂且发展迅速的领域,但"霍瓦斯时钟"是一个简单的工具——通过分析个体 DNA 上积累的数百个表观遗传化学标记(具体来说,就是在胞嘧啶核苷酸后跟着鸟嘌呤核苷酸时,在胞嘧啶核苷酸上增加或减少一个甲基),在不改变序列的情况下改变基因组的活性(如表达基因的能力)。这些标记在年轻时相对不常见,但随着时间的推移,会在生物压力下以可预测的速度积累。霍瓦斯表观遗传时钟已被证明是几年内很好的预测实际年龄的工具。[19]

能够通过观察 DNA 上的化学标记来预测某人的生日是一个巧妙的技巧，但其真正价值在于增减年龄能在多大程度上为我们提供有意义的健康启示。那些量化上更健康的人——比如那些饮食更健康、保持身体活动、避免慢性压力、毒素和肥胖的人——有较少的负面标记。[20] 他们的时钟似乎走得更慢，或者他们衰老得更慢。一些研究表明，这种表观遗传时钟与疾病和死亡率之间存在关联，尽管这仍是一个新兴的研究领域，需要更多的研究。[21] 事实上，表观遗传学的新颖性使得其实际应用更加困难，因为人们对表观遗传标记如何引导个性化健康建议以改善健康衰老的了解相对较少。这可能是医疗系统尚未将甲基化时钟作为一种取代年龄的方法来量化衰老——构成生物衰老的损伤、功能、恢复力和可用能量的复杂总和——的原因之一。这些指标和相关的指标都在不断发展，与健康的关系也越来越密切，因此我们相信它们的普及只是时间问题。

记者艾恩斯利·哈里斯（Ainsley Harris）的经历代表了表观遗传衰老尚未被大众接受的另一个原因。当这位 36 岁的《快公司》（Fast Company）记者为一篇报道做测试时，她得知她的生物年龄是 34 岁。"和我预想的差不多，"她写道，"我一直坚持锻炼，而且我平时饮食健康。但是家里有一个 1 岁的儿子，我没有时间充分关注其中所有的因素，或者我的睡眠。"

如果哈里斯支付了 500 美元来了解她的"a"和"b"数字相差无几，正如她所预期的那样，她会有什么感想？"我可能会感到失望，"她写道，"我没有了解到很多关于我自己的信息，或者我的身体表现。"[22]

对一个 30 多岁的人来说，这并不是一个不合理的反应。我们认为，关键在于不仅要提供一个分数，还要提供一个针对健康衰老的个人行动计划。了解您的生物年龄当然很有趣，但如果这些知识还附带

第五章 思考我们年龄的新方式

159

一个可操作的计划,以优化您一生中的个人衰老和健康寿命呢? 那就令人兴奋了。

通过临床实验室测试得出的生物年龄评估,可以为我们提供清晰且经过良好验证的行动,以改善健康衰老状况。为此,我们开发了我们的首个消费者产品:Thorne 生物年龄。我们首次结识 Thorne 公司是因为内森与乔尔·达德利(Joel Dudley)是老朋友的关系。达德利是纽约西奈山医院精准医学的执行副总裁,也是 Onegevity 的联合创始人,这是一个 Thorne 拥有一半股份的初创公司。与 Thorne 合作开发这个生物年龄测试是我们的首次合作。在合作过程中,内森收到了Onegevity 的邀请,并最终加入 Onegevity 担任首席执行官。在Thorne 和 Onegevity 合并后,他又担任 Thorne HealthTech 的首席科学官。生物年龄评估既包括整体的增减年龄,也包括基于以下信息的不同器官系统和生物过程的增减年龄:

- 血液和免疫系统测量
- 白细胞和红细胞计数及其相对水平
- 一种激素前体(DHEA)
- 脂质,包括典型的胆固醇测试和甘油三酯
- 使用白蛋白、球蛋白、碱性磷酸酶和其他蛋白质和酶的血液测量来评估肝功能
- 使用空腹血糖、糖化血红蛋白 A1c、二氧化碳、血红蛋白和甘油三酯测量来评估代谢健康

我们将所有这些测量值综合起来,并使用前面介绍的机器学习方法来估计一个人的整体生物年龄,以及他们每个主要器官或系统的生物年龄。我们选择使用临床实验室测试是因为它们经过了良好的验证,它们对健康的意义是已知的。这既能最大限度地提高可操作性,又能最大限度地降低成本。它还传达了每个器官或系统特定的增减年

龄,这些增减年龄共同解释了不同的健康结果,在一定程度上解释了为什么您在生物学上更年轻或年老。[23]

这种测试的成本只是今天表观遗传衰老测试的一小部分。更好的是,我们用于生物年龄计算的大多数临床实验室测试都可以作为年度体检的一部分由保险支付。随着生物衰老科学的不断进步和测试成本的持续下降,我们将有可能进行更全面的生物衰老评估——提供更个性化的计划和更大的能力来评估和改善各系统的生物衰老。我们相信,这种健康衰老的机会是个人健康领域的重大进步。

161

衰老药物和补充剂

一个人的心率是最基本的人类健康信息之一。它的变化也很大。在成年人中,健康的静息心率可以从每分钟 40～100 次不等。这是一个巨大的范围,而这个范围内的任何数据本身都不是特别有用。

生物衰老的测量也是如此。任何单一的测量都不应被过度解读,其中存在大量的自然变化。然而,随着时间的推移,这些指标可以帮助您了解您的身体全局发生了什么,以及您如何影响它。就像心率一样,纵向跟踪——并与您的健康行动计划保持一致——才是真正重要的。

这对于那些决定加入越来越多的服用所谓抗衰老化合物的人群尤其重要——这些补充剂或低剂量药物已在许多细胞和动物模型中展示出延长寿命和健康寿命的效果。研究衰老令人兴奋的是,从单细胞生物如酵母到多细胞生物如线虫、鱼、小鼠、狗和人类,衰老的基本控制机制和标志似乎在所有生物中都高度保守。这种保守性意味着我们可以在相对短寿命的动物如线虫、果蝇、小鼠甚至狗中研究抗衰老化合物,而且因为这些分子的生物机制作用于贯穿生命进化树的广泛分支,我们有理由怀疑它们也可能对人类有效。随着越来越多这类化合物通过安全测试,越来越多的人开始服用它们,希望促进健康衰老。尽管如此,并非所有补充剂都对您有益。清楚地了解各类补充剂或药物的真正效用,并寻求医疗保健专业人员的指导,是极其重要的。

一类有前景的补充剂,也是迄今为止最广泛使用和研究的,是 NAD 增强剂——尤其是被称为 NR 的烟酰胺核糖。NR 是维生素 B_3 的另一种形式,作为产生烟酰胺腺嘌呤二核苷酸(NAD^+)的前体。NAD^+ 是一个将食物转化为能量、修复受损 DNA 和维持昼夜节律的至关重要的化合物。目前,人们也对一种类似分子——烟酰胺单核苷酸(或称为 NMN)——很感兴趣。[24] NMN 通过类似的机制增加 NAD^+ 的产生能力,并且其倡导者指出它距离 NAD 更近。这在细胞内是正确的,如果它能穿过细胞膜也没有问题。然而,当口服 NMN 时,人体会将 NMN 转化为 NR 以穿过细胞膜,NR 再转化为 NAM,然后转化为 NAD^+。[25] 与 NMN 相比,NR 在人体中经过了更广泛的测试。NR 已被证明能提升 NAD 水平并且是安全的;NMN 尚未显示出相同的效果。[26](因此,Thorne 将 NR 作为其首选的 NAD^+ 增强剂。)由于人体中 NAD^+ 的水平会随着年龄的增长而下降,并且低 NAD^+ 与心脏病、阿尔茨海默病和糖尿病等慢性疾病有关,人们认为提高这种化合物的水平可以改善这些疾病的某些方面,并减缓衰老过程。[27] 事实上,这种 NAD^+ 增强剂已被证明可以延长包括酵母、线虫和小鼠在内的模式生物的健康寿命。[28]

雷帕霉素是另一种有趣的候选分子,最初作为一种免疫抑制剂用于治疗肾脏移植患者,以削弱免疫系统。[29] 当然,我们需要适当活跃的免疫系统,所以可以将雷帕霉素视为一种化合物,在非常低剂量下服用时,仅仅消除了过度免疫——防止我们的身体对每一种外来侵害都进行全面的免疫攻击。就像 NAD^+ 增强剂一样,雷帕霉素似乎调节了一个主要控制机制,以阻断许多衰老标志。这种机制在许多物种中是保守的,因此它可能是开发"雷帕霉素类似物"的有希望的起点。雷帕霉素类似物可以模仿其有益效果,同时减少其潜在危险。雷帕霉素已被证明能在模式生物中减缓衰老并延长寿命。[30] 它现在也被纽约的艾伦·格林(Alan Green)博士领导的医生小组在患者中使用,并显示出有潜力的结果,但由于尚未进行适当的临床试验,因此尚未被广泛接受。有人担忧雷帕霉素的免疫抑制效果,这就是格林博士仔细监测患者皮肤和皮下细菌感染的原因,这些感染应该用抗生素治疗。[31]

一个有趣的发现是,雷帕霉素的短期治疗已被证明可以使老年小鼠的口腔恢复活力,包括牙周骨的再生、减少骨骼炎症,甚至使口腔中的微生物群落组成更趋于年轻化。[32] 华盛顿大学的马特·凯伯莱因(Matt Kaeberlein)的另一项具有吸引力的研究表明,仅给狗服用雷帕霉素10周,就导致了心脏功能的舒张和收缩测量上的改善,包括提高心脏射血分数。[33] 尽管仍需进一步研究,但大量研究表明雷帕霉素是促进健康衰老的非常有前景的化合物。目前正在进行人体临床试验。此外,人们还在努力发现雷帕霉素类似物,包括来自天然产物的,这些类似物可能长期安全地带来这些已被观察到的益处。

从长远来看,可能是多种化合物的组合——也许对不同遗传特征的人有不同的组合——将最有效地促进健康衰老。为此,2019年发表的一项小型但引人入胜的研究可能具有启发性。在这项研究中,9名参与者服用了生长激素和2种糖尿病药物的组合,为期1年。在这段时间里,他们的生物年龄平均减少了2.5岁,这是通过几种版本的表观遗传学生物衰老测试测量的。[34] 这些药物中的任何一种单独可能都有一些益处。事实上,正是因为有证据表明它们每一种都提供了一些必要的功能来减缓生物衰老,这些化学药物才被选为研究对象。但整体看似要大于部分的总和。这项研究在科学界引起了相当多的争议,因为生长激素此前因其抗衰老潜力而受到推崇,但后来与增加糖尿病和癌症的风险联系在一起。[35] 二甲双胍是一种治疗糖尿病的药物,被用作鸡尾酒疗法的一部分,目的是降低这些风险。这项研究中使用的药物组合能否长期保持这些效果尚待观察。谨慎是必要的,但结果是耐人寻味的。

这样的短期结果是我们的新兴能力带来的一个有趣结果,我们可以越来越准确地在更短的时间内测量生物衰老。以前,要了解药物组合对衰老的影响,我们不得不观察多年,甚至几十年。现在我们可以通过前后测试两个步骤,在短时间内看到效果。然而,长期效果的总体情况,无论是有利还是不利,在未来数年内都还是未知数。尽管这些化合物已经通过了人体短期安全性的临床试验,但我们还不知道它们对人类寿命和健康寿命的长期影响,因为有意义的验证将需要对服用这些药物的人群进行长达数十年的跟踪。不过,我们可以看出,在寿命短暂的动物如线虫、果蝇和小鼠中,这些药物可以显著延长寿命,而没有其他明显的副作用。同样,由于衰老机制的保守性,这些结果对人类结果的预期是令人安心的。

当然,几十年的等待是漫长的。可以理解的是,许多人在权衡了有限的证据后,认为值得为这些药物和补充剂承担风险。但是,那些在接受这些干预措施之前决定等待的人,或者那些从未接受它们的人当然也不会倒霉。请记住,Arivale 的参与者在其基因组和表型组的指导下,主要通过生活方式干预,改善了他们的负增减年龄。当我们将这种科学健康与对长期大脑健康的关注结合起来时,相信普通人能够达到100 年的健康寿命是可能的,这与抗衰老化合物无关。但两者结合可能会产生叠加效应。

这将改变一切。一本名为《百岁人生》(*The 100-Year Life*)的书,就这些可能对我们个人和社会意味着什么进行了精彩的探讨。在这本书中,作者琳达·格拉顿(Lynda Gratton)和安德鲁·斯科特

（Andrew Scott）描述了这样一个世界：许多人可以预期多活几十年健康的人生。我们将如何度过这些额外的岁月？我们将如何在经济上、社会上、政治上和创造性上维持自己？我们会工作得更多吗？社会保障计划需要改变吗？我们如何确保每个人都有公平的机会从不断延长的寿命和健康寿命中获益？社会可能得面对所有这些问题——尤其是最后一个问题。

必须重申的是，衰老是糖尿病和阿尔茨海默病等几乎所有慢性疾病的最大风险。如果我们能显著延缓衰老，那么我们就会延缓慢性疾病的发生。因此，健康衰老成为预防慢性疾病的一个主要因素，而且是一次性针对所有慢性疾病！

我们是否能够应对这一挑战？我们很快就会知道。年龄和衰老的脱钩不仅为我们提供了更多健康生命的岁月，还提供了一个对人类意义截然不同的理解。

翻译：王　振　丁国徽

审校：刘　晗　夏　鑫　田　强

第六章　终生保持我们的头脑健康

为什么神经功能重塑和认知训练能为终生大脑健康带来
希望

　　世界上 100 岁以上的人口超过 50 万,预计到 2050 年,这个数字将
增加约 8 倍。[1]（即使在今天,80 岁高龄且没有临床疾病症状的人比同
龄人更有可能再多活 20 年）[2]。但是,如果我们要积极地和有创造性地
度过这些额外的寿命年限,那么到老年时,我们不仅要保持身体功能
正常,而且要保持头脑清醒,这至关重要。没有人愿意在生命的最后几
十年里身体是健康的,但感知觉衰退,智力下降,然而,我们当前的医疗
系统实际上忽视了大脑的健康。即使对于那些没有患任何可以诊断
的痴呆的人来说,人们也普遍认为精神衰退是年龄增长不可避免的
后果。

　　最终,我们会将其视为医学和人类想象力的可耻失败——这是现
代社会最缺乏人性的假设之一。毕竟,我们的大脑是编码我们的人性、
控制我们的身体、让我们发挥创造力、协调我们与他人的互动并将我
们连接到外部世界的器官。在某种程度上,我们的大脑创造了我们生
活的世界。然而,除了那些表现出痴呆迹象或者基因上有患这些疾病
的风险的人之外,很少有人听到过医生说:"好,现在让我们来谈谈您的
大脑健康。"

　　但肾脏和肝脏呢? 是的,医生会关注。肺呢? 当然会。心脏呢?

绝对会。好的医生会采取许多预防措施来评估心脏健康，如测量血压、低密度脂蛋白和高密度脂蛋白胆固醇，做心电图等。一项弗雷明汉心脏研究的先驱成果表明，我们可以在整个成年期监测心脏健康状况，并提供必要的药物、饮食、补充剂或锻炼来帮助缓解缺陷。但所有可能对这些器官产生不利影响的因素——从不良饮食、缺乏锻炼或睡眠到吸烟和压力——也会对我们的大脑产生负面影响，有时甚至会产生更具破坏性的后果。

科学驱动的全面健康必须包括身体和大脑的健康。50多年前，我们就能够进行心脏移植了，但我们无法更换大脑。那么，为什么我们的保健系统在促进健康和避免大脑疾病方面花费的时间如此少呢？

首先，与任何器官一样，大脑也是一种物理组织，它在不同水平上表现出与健康相关的过程，但这些过程很难测量。研究人员以前使用的许多工具，如微电极分析，需要打开颅骨，用电子探针手动测量大脑的运行情况。尽管近几十年来非侵入性成像工具如双光子显微镜等已经投入应用，但这些图像的精确度还不足以让我们了解大脑中到底发生了什么以及发生在何处，因为神经元之间仅相隔几分之一毫米，就可能执行截然不同的功能。

您可能听说过这句话"有测量才有结果"。当然，这个推论也是正确的。无法精确测量的事物无法得到有效的处理。在我们能够精确测量大脑活动之前（需要说明的是，我们仍在为此努力），我们甚至无法开始理解如何保持大脑健康。如今，我们拥有强大的成像技术——正电子发射断层扫描（positron emission tomography, PET）和磁共振成像（magnetic resonance imaging, MRI），可视化大脑中的代谢或结构变化，这对于大脑健康来说是重要的一步。但这些技术应该多久使用一次？以及在何时使用？

我们的大脑是极具弹性的器官，但这并不意味着它们不需要护理。其他器官在我们五六十岁时开始出现疾病迹象。大多数人在那之后的至少 10 年或 20 年中仍然保持心智清醒,之后他们的大脑开始出现明显的退化症状,但在这个过程中可能有更细微的损失。这些损失之前并未受到重视,因为相对于其他疾病来说是罕见的。

今天,痴呆的平均发病年龄是 80 岁。我们绝大多数的祖先从未活到这个年龄。直到大约 50 年前,全球人类的平均寿命才达到 60 岁。每个人都知道,高龄老人往往会遭受认知能力下降的折磨,但很少有人将处理这种认知能力下降作为首要任务。在我们历史上的大部分时间里,大脑的健康根本不是我们需要担心的事情,因为我们的身体活不到大脑出问题的年龄。

现在情况不一样了。全球平均寿命预期接近 80 岁,活到 100 岁也不再是幻想。但可以明确的是:如果我们的大脑不能保持健康,长寿与其说是福不如说是祸。任何想要健康长寿的人都应该坚决地关注他们的认知健康。它现在比以往任何时候都更重要。

可塑性在大脑终生健康中的作用

无须疾病就可能毁掉一个好的头脑。要想理解其中的原因,我们需要理解可塑性和负可塑性的概念。可塑性是指大脑根据不断变化的条件改变其连接的能力,根据不同的需求将相同的神经元用于不同的目的,或激活脑干细胞以产生替代的脑细胞。婴儿在出生时就有先天的吮吸反射,这有助于确保他们得到营养。这种需求最终消失了,反射也随之消失——大多数成年人不会因为有东西碰到嘴唇而做出吮吸动作。但是控制这种行为的神经细胞是持久存在的,其中一些细胞可以在人的一生中存活。当我们获取新信息、学习新技能时,这些细胞不会成为"多余的负担",而是与其他细胞形成新的连接。此外,大脑中的神经元干细胞可以补偿失去的神经细胞[3]。因此大脑是可塑的、灵活的。

在儿童时期，大脑为了理解这个世界加班工作，大脑的可塑性全天候参与其中。科学家们将这种神经构建环境称为"胚性扩展"，新的刺激源源不断地被处理以产生许多新的有用的神经元连接。这种情况通常持续到青春期，直到 20 岁晚期或 30 岁早期。

随着年龄的增长，我们日常生活中的习惯变得更加根深蒂固。当我们习惯了自己的日常后，周围环境稳定性增加，大脑的可塑性也就不那么活跃了。虽然我们周围的世界似乎在迅速变化，但我们生活中的大多数的事件都是可以预测的。我们摆开双腿行走，地面就像往常一样与我们相遇。在炎热的天气里，我们躲到树影中，会感到比阳光直射时要凉爽一些。

这些都是我们在很小的时候就学会的东西，不需要多加思考就能将它们融入我们的期望之中。在未来的几年里，我们生活中的更多方面变得千篇一律。我们的大脑逐渐习惯于使用门把手、系鞋带、阅读地图或图表，或者在电脑上找到 shift 键。随着年龄的增长，生活中的很多事情都变得越来越常规，大脑所面临的挑战就会减少。由于生活中的很多事情都是可以预测的，细节变得不那么重要。这个过程始于我们 20 岁晚期或 30 岁早期，并随着时间的推移而增长，随着我们年龄的增长变得越来越明显。

这就是所谓的负面可塑性的开始，是一个胚性环境结束和生活的可预测性的增强，导致大脑网络活动减少，以及神经破坏力的时期。[4]在这个阶段，可塑性的逐渐丧失意味着我们将越来越难以用年轻人的速度和注意力来处理新信息，这导致我们无法将重要或相关的信息从每时每刻都可以获得的信息中分离出来。（是的，这与我们面临的"信号与噪声"挑战非常相似，我们正在将大量数据集整合到个人数据云中。)由于这个原因,科学家们有时称这段时间为"噪声处理"时期。在这段时间里,人类开始失去关键的突触连接,陷入螺旋式下降,其特征是越来越不注意细节,感知范围缩小,反应时间明显减慢,认知能力和大脑健康的大部分指标都下降。[5]

其结果是,人们越来越僵化地固守现实,几乎所有的认知功能都在逐渐衰退。任何丢了钥匙后变得恼火的人——专注于"我总是把钥匙留在这里"这一事实,而不是立即开始重新追溯路线寻找钥匙——都会在工作中感觉到一丝负面的可塑性。虽然丢失钥匙很烦人,但失去认知功能——可以测量和观察的大脑活动——则可能是毁灭性的。这就是负面可塑性随着时间对我们的影响。

两个最重要的认知功能是:当感官输入到来时注意到它的能力(神经心理学家通常称之为"注意力"),以及在快速获得信息时跟上信息的能力(研究人员称之为"处理速度")。这些是所有高级认知能力的基础。如果您不注意,您就不会记得这些信息。如果信息输入的速度快于您准确处理它的速度,当您试图回忆它时,您会发现一片混乱。

当注意力和处理速度受到负面可塑性的阻碍时,会发生什么? 我们会成为"老司机"。

这就是为什么司机的保险费率会随着年龄的增长而提高。在开车的最初几年,经验逐渐积累,事故率开始下降。但年龄和驾驶技术并不保持线性关系。处理速度的下降意味着 70 多岁的司机在瞬间接收的信息要比 30 多岁的司机少得多,这缩小了所谓的"有用视野",所以有人说,老司机基本上是通过苏打水吸管看世界的。[6] 这就解释了为什么老司机最常在十字路口发生交通事故,他们最常见的目标——路缘、停放的汽车和相邻车道上的车辆——都在十字路口旁边。[7]

所有这些都是不可避免的吗? 科学家们早就认为是这样。重现年轻时那种充满活力、充满感官刺激的冲击体验似乎不可能,更别说保持了。事实证明,人类的大脑急切地想帮助我们找到解决方案。我们所要做的就是倾听。

锻炼大脑

第一台人工耳蜗植入装置于 1957 年被研制出来。这是仿生技术的最早尝试之一,甚至比"仿生"这个词出现还早一年。这一需求是巨大的。即使在今天,听力损失仍是退伍军人要求伤残赔偿的头号原因。[8] 在二战后的十年里,它几乎是一种流行病。到了 20 世纪 60 年代中期,外科医生开始将人工耳蜗植入到患有严重感音神经听力丧失的个体,但委婉地说,这些产品的效果并不好。

在 20 世纪 80 年代中期,加州大学旧金山分校的神经学家迈克尔·梅策尼希(Michael Merzenich)决定专注于利用"感觉地图"构建更有效的人工耳蜗这一挑战上,以更好地理解将声音振动转化为神经脉冲的自然耳蜗与大脑之间的联系。问题在于,这样的连接成千上万。当时,没有哪种生物技术发明能有如此多的连接装置,因此听力辅助领域的许多专家都认为人工耳蜗是不可能的。

梅策尼希没有被劝服。十多年来,他一直在研究大脑对新信息的灵活响应方式。他被这样一个想法吸引:只要外科医生在正确的位置建立少量的连接,大脑将努力理解新的电信号,重构自己以使新的脉冲可被解读。他认为这些先进的植入物可以在几周、几个月甚至几年的时间内恢复成年人的听力。他从未预料到,自己能在患者接受植入假体后的几天内就与他们交谈。这一经历深深地影响了梅策尼希对神经可塑性的思考。

每当一个人学习一项新技能——从用勺子吃饭到进行一项运动,再到发展自己的职业技能——他们的大脑就会发生改变。起初,这些变化是化学性的。之后,它们会变成结构性的。最终,它们成为功能性的。长期以来,科学家们认为大脑只有在童年和青少年时期才是可塑的,因为个体学习了技能,并"连接"了与生俱来的相对空白的大脑。这些科学家认为,成年后大脑已经完全发育,"硬连线"已经形成。当然,您可以通过更多信息来推动大脑——每个人都可以通过努力和练习来学会新技能——但您无法改进它的操作。按照传统观点,成年人的大脑就像一台机器——注定在某个时间达到极限然后慢慢老化。这种过程从 30 多岁开始。在我们 35 岁以上的人当中,谁没有注意到暂时性的精神失误或在常见的情况下不能正确推理的失败在逐渐增加呢?谁没有因知道某事而不知道如何表达它而变得更加困扰——现象科学家称之为"词性遗忘"(与无法回忆人名、地名或物名的现象紧密相关,这称为"失词症")?谁没有丢失过钥匙,错放眼镜,或忘记重要的日期?梅策尼希的革命性想法并不是说这一切都不会发生——当然是有的。但到了 21 世纪第 2 个十年中期,他开始相信这不必发生。"至少大多数(或许全部)由可塑性引起的变化,本质上是可逆的"。2014 年,他和他的合作者在《人类神经科学前沿》(*Frontiers in Human Neuroscience*)上发表了一篇文章,当时距离他获得神经科学的最高荣誉——卡夫利奖(Kavli Prize)的时间还有两年。[9]

自 1949 年,颇有影响力的神经心理学家唐纳德·赫布(Donald Hebb)提出神经元随着时间的推移是有适应性的——这一规律通常被总结为"同时激活的神经元会相互连接"——大脑研究人员发现了支持这一观点的证据:反复同时活动的神经元会倾向于"关联"。因为这个现象,梅策尼希写道:"降低大脑的处理能力和加强或完善它们一样容易。在设计治疗性训练方案时,必须考虑到赫布'规则',以确保训练驱动的变化总是朝着积极的、增强的、康复的、恢复正常的方向。"

即使是对一个曾经大言不惭的人来说,这也是一个大胆的断言。

当然,在复杂的侵入性技术的帮助下,人类大脑能够理解如何解读一组有限的信号,从而重新获得人类的主要感官——听觉,但梅策尼希对可塑性的力量提出了更广泛的断言。更重要的是,这一断言主要是基于啮齿动物实验的结果,这些动物的大脑与我们的大脑非常不同。(可以说,人类物种已远超老鼠。)但是这些啮齿动物研究的结果令人信服。

"大鼠听到一系列的频率,每次听到目标频率,就能得到食物奖励。"梅策尼希和合作者卡琳·鲍尔(Karlene Ball)在 2017 年解释道,"随着老鼠越来越善于在干扰声中注意到目标声音,我们加快了声音速度,并减少了差异,以提高听觉的准确性和速度。"[10] 研究人员使用这种持续的"强化""恢复"和"重归正常"的模型,使年长的大鼠大脑恢复了年轻的活力——这在先前的哺乳动物大脑非可塑性假设下是不可能实现的。

持续不断地、渐进地挑战大脑处理速度和准确性的训练不仅提高了啮齿动物完成任务的能力。大脑成像技术的进步让研究人员能够看到神经连接、神经协调和神经精度的变化。事实上,研究人员能够测量的啮齿动物大脑健康的每个方面,共有大约 20 种不同的认知,都被大脑训练所改变。

研究结果支持了梅策尼希长期以来的观点,即通过数十种易于量化的认知功能来衡量与年龄相关的人脑可塑性丧失,可以通过密集、重复和不断挑战性的训练使大脑恢复到更年轻的功能状态。[11] 虽然触发声音和食物奖励对人类来说可能还不够,但梅策尼希假设,基于精心设计的电脑游戏的"适应性认知训练"程序可以做到这一点,而且效果会优于其他类型的休闲大脑游戏。

梅策尼希和他的合作者描述了一项研究的结果,以调查这一假设。[12] 在实验中,平均年龄为 70 岁的成年人被随机分配每天玩 42 分钟电脑游戏。其中一组玩的是很多人在手机上下载的用来消磨时光的休闲游戏。另一组则参与了专门为提供适应性认知训练而设计的游戏,类似于增长肌肉的渐进式超负荷训练。重要的是,两组人都是"认知正常"的成年人。10周后,研究参与者完成了衡量他们的处理速度、工作记忆和执行控制能力的测试。被分配到认知训练组的参与者的表现远远超过那些只玩"有趣"游戏的参与者。简而言之,这种治疗显著改善了神经功能。[13]

想想看,对我们认为"就其年龄而言"非常健康的 80 多岁的人来说,认知功能的显著改善意味着什么?如果能将 80 年积累的智慧与一个年轻得多的头脑的清醒、思考能力和反应能力结合起来意味着什么?

这将改变游戏规则。

"大脑游戏"的好处

传统的认知维持方法一直局限于一些旨在帮助人们弥补大脑功能逐渐衰退和似乎不可避免的大脑功能灵活性丧失的建议和策略。一个医生可能会说:"做填字游戏。""改变每天上下班的路线。"而另一个医生建议:"用您的非惯用手刷牙。"这像是"每日一苹果"的建议。它没有错,甚至可能在某种程度上有所帮助。但这是无法替代真正的胚性环境的。

肌肉的锻炼和维持是一个恰当的类比。我们中的许多人都怀念着我们十几岁和二十几岁的时候,那时,保持健康的体格很简单。我们的生活结构——步行上学、参加运动队、骑自行车探索世界——自然地帮助我们保持健康。年轻时的新陈代谢也是优势。然而,随着岁月的流逝,我们中很少有人能在没有一定程度(通常是相当大的)刻意锻炼的情况下保持健康。我们跑步。我们去健身房。我们上瑜伽课。我们节食、然后放纵、再节食。要保持健康的习惯可能需要付出很多努力。

　　有关"大脑游戏"的新兴研究令人兴奋的是，尽管适应性认知训练比偶尔玩填字游戏更费力，但两者并不是完全不同的体验。如果设计得当，它将既有益又让人乐在其中。这就像找到一种您真正喜欢的饮食和锻炼方案一样——保持健康变得容易多了。

　　一个例子是大脑训练订阅服务 BrainHQ 的一个练习，它属于梅策尼希于 2005 年帮助创办的 Posit Science Corporation 公司。在这款名为"鹰眼"的游戏中，一群鸟在蓝天背景的屏幕上闪过。有一种鸟是不同的，那是目标。其他都是一样的，是干扰因素。在图像闪烁之后，玩家必须确定目标鸟的位置。在连续的观察中，鸟会改变位置。随着玩家准确率的提高，视窗也会缩短，测量将以毫秒为单位。在较高的游戏水平下，鸟的形状、颜色、色调和反射率都会发生变化，并且变得越来越相似，背景变得更加复杂，对比度降低，以及光线变化，看起来越来越像真实世界。

　　这听起来是不是有点像 80 年代任天堂猎鸭游戏的升级版？当然，这里并没有会笑的狗，但这种体验并没有太大不同。不同的是结果。虽然不是所有的电脑游戏都能同样很好地对抗负面的可塑性，但专门针对这个目的设计的游戏可能非常有效。研究表明，训练这种视觉处理能力被证明可以减少老年人发生交通事故的概率，并降低患痴呆的风险。[14]

　　生活本身就不能刺激神经连接的重建吗？我们不能简单地让生活变得更丰富多彩吗？当然，在某种程度上是可以的。如果您可以早上在附近街区里悠闲地散步，每天吃沙拉。但这些东西本身还不够让您保持精神健康。同样地，仅在计算机上玩使命召唤、塞尔达传说或者俄罗斯方块可能不足以让您的大脑保持健康。商业视频游戏可能有一些好处，但它们并不是为满足健康需求而设计的。而像鹰眼这样的大脑训练类游戏正是为此设计的。这些游戏的创建目的是解决可塑性——训练感官知觉,并重点关注处理速度和准确性。它们帮助玩家确定自己的能力极限,并利用渐进超负荷的训练方法一点点地提高能力。也就是说,它们能找到您在某项任务上的能力极限,并将您推向极限——就像负重训练能挑战您的极限以实现肌肉增长一样。这将对各种日常功能产生巨大影响。

的确,我们仍处于了解如何最有效地改善大脑的化学和结构的早期阶段。我们注意到,关于这些游戏的用户是否在特定任务上变得更好还是整体提高了认知表现,存在很大争议。[15]这是这场革命令人激动的另一个部分:可以看到早期尝试建立适应性认知的计算机游戏形式训练计划已经取得了相当大的成功。[16]迄今为止,梅策尼希的方法已经过测试,并已有超过100篇文章被发表。[17]接下来的事情可能会更加有益。

梅策尼希最初构想出这样的练习,并以此为基础开发出BrainHQ,希望能帮助逆转80岁人群的典型认知衰退。不久之后,研究人员就意识到,这些练习对60~70岁的人也有同样程度的改善。考虑到我们现在知道认知衰退对大多数人来说早在几十年前就开始了,因此,这项服务的许多订阅者都是30~40岁的人也就不足为奇了。

您可能至少听说过其中一个。

在第36届超级碗比赛的时间只剩下1分30秒时,当时24岁的汤姆·布雷迪(Tom Brady)带球开始了一场进攻,为新英格兰爱国者队在最后一秒打入一球,最终以20比17战胜了圣路易斯公羊队。这是布雷迪第一次在超级碗中获胜。两年后,他又赢了一次,次年又赢了一次。爱国者队在2008年和2012年再次打进超级碗,但两次都失利。到了2014年,许多橄榄球评论员开始相信布雷迪的辉煌岁月已经过去。

布雷迪不这么认为。他相信,只要有适当的体能训练、恢复和营养,他不仅能继续打球,还能持续进步。在他进入30多岁的时候,他意识到仅保持身体健康是不够的,他需要做些事情来磨炼自己的头脑。

Posit Science 的董事长杰夫·齐曼(Jeff Zimman)永远不会忘记,在 2014 年超级碗结束后不久,他接到长期担任布雷迪健康教练的亚历克斯·格雷罗(Alex Guerrero)的电话。许多专家都认为,那是布雷迪的"低谷年",在赛季初的比赛中他表现不佳。齐曼得知布雷迪开始使用 BrainHQ 来提高他的思维能力,并相信这有助于提高他的场上表现。[18] 不久,齐曼和首席执行官、神经学家亨利·曼克(Henry Mahncke)乘坐飞机前往波士顿,在 TB12 运动治疗中心与格雷罗和布雷迪会面。在接下来的一年里,齐曼大约每 6 周拜访一次爱国者队,并与布雷迪就他的综合健康计划进行了多次交谈。布雷迪告诉他,他 36 岁时的身体状况比 10 年前要好。齐曼想知道,认知方面的情况如何。

"我正处于一生中认知能力最好的时期。"齐曼回忆他被告知的内容,"我可以看到更多。我可以更快地看到。我可以更迅速地作出决策。"

空谈是廉价的。在球场上,比赛结果才是最重要的。果然,不到一年后,布雷迪又回到了超级碗,率领爱国者队以 28 比 24 战胜了海鹰队(这让我们西雅图人非常懊恼)。两年后,他再次回归,带领球队以 34 比 28 的比分在加时赛中战胜亚特兰大猎鹰队,完成了许多人认为他最伟大的赛季。他于次年再次参加了超级碗比赛,当时他的球队输给了费城老鹰队。他又在下一年参加了超级碗,爱国者队以 13 比 3 击败了洛杉矶公羊队。布雷迪现在已经赢得了 7 次超级碗冠军——远远超过了其他职业橄榄球四分卫。

研究证明,BrainHQ 练习可以提高众多员工的绩效。[19] 一项研究表明,警务人员区分应该开枪和应该停火的情况的能力有所提高。[20] 另一项研究则关注如何提高电力线路工人的注意力。[21] 研究人员注意到,他们在工作效率、准确性、抑制控制、安全性和整体认知效率方面都有提高。

BrainHQ 并不是唯一一个商用训练计划。2017 年,澳大利亚研究团队确定了 18 个这样的计划,其中 7 个在研究环境中进行了评估,显示至少在改善认知适应度方面具有一定的效果。基于设计合理的随机对照试验,BrainHQ 是符合"一级"证据的两个项目之一。另一个是由心理学家施洛莫・布雷兹尼茨(Shlomo Breznitz)创建的 Cognifit。"Cogmed""Brain Age2"和"My Brain Trainer"达到了"二级"的标准,但这并不意味着这些程序效果不好,这只是表明需要进行更多系统性的测试。[22]

我们可以充满信心地说,您不必是一个看似超人的足球运动员,也能拥有一个随年龄增长保持健康的大脑。您也不需要使用计算机程序来享有可塑性的好处。研究显示,开始进行新的运动或跳舞锻炼的人被发现有可塑性的增强。[23]对于那些晚年学习外语的人来说,情况也是如此。[24]研究还表明,终生都接受音乐训练的人,在年老时神经可塑性更强,目前正在进行一些研究,以确定晚年开始的音乐训练是否也有类似的效果。[25]

我们的大脑需要什么

脑力锻炼和体育锻炼一样,在人生的任何阶段,对每个人都有好处。就像我们现在可以根据不同的基因组、表型和特定的生活方式来确定不同个体需要哪种运动一样,我们很快就能确定每个人需要的特定大脑训练方案,以保持认知适应能力或在其丧失后重新获得。未来几年内,个体数据云和人工智能的联合力量将引导我们走向一个认知评估、全基因组测序、血液分析物成分分析和肠道微生物组以及各种数字健康测量制定个性化的神经(以及身体)健康路线图的世界。[26]特别是肠道—大脑轴正在成为一个引人注目的大脑健康调控因素,肠道中的微生物群落实际上可以影响神经化学、认知和行为。[27] 我们将在未来几年学习如何利用这一强大的工具。就像司机们期望智能手机地图应用程序在我们拐错弯时能重新调整一样，实时数据分析将根据日常认知评估来调整我们的大脑训练干预。

我们知道，即使是最基本的工具，也可以用于解决各种情况下范围广泛的个体认知问题。其中最重要的是营养。荷兰研究人员对近4 500人的饮食和大脑生理健康进行了评估，发现了一种惊人的相关性：那些吃大量蔬菜、水果、全谷类、坚果和鱼并且不喝含糖饮料的人大脑体积更大，灰质和白质体积更大，海马区（大脑中参与形成、储存和处理记忆的部分）更健康。[28] 还有一些营养素可以显著减少脑震荡患者的认知能力下降，其中一些营养素是索恩公司与梅奥诊所的神经学家大卫·多迪克（David Dodick）合作开发的，名为 SynaQuell，在梅奥诊所领导的临床试验中被证实，与对照组相比，它们可以改善脑震荡运动员的认知能力。[29]

"食物中有些被忽视的成分，正是我们的营养饮食对大脑工作的影响，"《大脑食物：为增强认知能力而进食的惊人科学》(*Brain Food: The Surprising Science of Eating for Cognitive Power*)一书的作者丽莎·莫斯科尼（Lisa Mosconi）博士在 2017 年的一次采访中指出，"食物不仅是营养和乐趣的来源，而且与化学紧密相关。"[30]

一个广为流传的例子是 ω-3 脂肪酸，原因很充分。ω-3 对大脑发育和大脑功能的延续至关重要，而且某些形式的 ω-3 在大脑中的浓度比身体其他组织更高。长期缺乏 ω-3 会导致认知能力下降和情绪紊乱，包括严重抑郁。在许多健康的食物中都能找到 ω-3，包括富含脂肪的鱼类（它们实际上是通过食用海藻获得 ω-3）。

另一个例子是被称为胆碱的 B 族维生素，它存在于许多食物中，包括鸡肉、鱼、豆类、花椰菜和豌豆。胆碱是乙酰胆碱的前体，乙酰胆碱是参与生理节奏、记忆力和其他大脑功能的重要神经递质。另一种形式的磷脂酰胆碱可能有助于延缓痴呆的发生（稍后会详细介绍），只要您的肠道中没有某些已知的细菌最终会将磷脂酰胆碱转化为一种有害物质，即 TMAO。[31] 但胆碱并不是唯一的——我们吃的几乎每种食物都会影响我们身体的化学反应，有些反过来又会影响我们的大脑。

饮食之后就是运动——我们早就知道运动对大脑健康的重要性。加州大学尔湾分校大脑老化和痴呆研究所的一项研究回顾让人毫无疑问地认识到积极的生活方式对大脑健康的重要性。"运动启动了一系列生长因子信号的交互级联反应，最终促进了可塑性的刺激效果，"研究人员写道。运动还能增强认知功能，减少许多抑郁的原因，刺激新神经元的产生，并改善大脑健康的血流。[32]（在第八章中，我们将更深入地探讨对阿尔茨海默病发病机制的新认识，从而更清楚地解释为什么运动能如此好地保护大脑健康。）

我们的大脑也需要睡眠，这项研究非常清楚当我们缺乏睡眠时会发生什么。不管是慢性问题还是偶发问题，睡眠不足都会损害注意力，影响短期和长期记忆，影响决策，降低警觉性，影响大脑健康。[33]

最后，我们的大脑需要与他人互动。诺贝尔和平奖获得者德斯蒙德·图图（Desmond Tutu）经常用班图语中的"ubuntu"来解释社区对个人性格的重要性。这个词大致表明"一个人只有通过他人才能成为一个人"。图图于 2021 年去世，享年 90 岁。他指出，具有 ubuntu 的人知道"他或她属于一个更大的整体"。由于我们的大脑是我们用来认识自己的器官，因此可以说我们的大脑依赖于更大的整体。这一观点得到了大量研究的支持，包括一个国际研究团队的研究表明，认知正常的中国老年人，在参与社会交往和锻炼的情况下，其大脑总容量显著增加，并且几项神经心理学指标也有所改善。[34]

营养、锻炼和社会参与也会影响大脑健康与认知密切相关的另一个关键领域：心理健康，尤其是抑郁和焦虑。这些疾病在当今极为常见，会影响认知功能，并增加晚年认知衰退的风险。情绪是神经可塑性的主要因素。与强烈情感相关的事件被大脑视为重要的事件，更可能被编码为记忆。抑郁会显著抑制"胚性"环境，增加认知衰退的速度。焦虑对大脑的可塑性也有类似的影响，它通过释放如皮质醇等压力激素来影响大脑的可塑性，尤其是在海马体中。[35] 若要深入了解这个有趣的话题，我们推荐斯坦福大学教授罗伯特·萨波尔斯基（Robert Sapolsky）所著的《斑马为什么不会得溃疡》（*Why Zebras Don't Get Ulcers*）。

　　保持大脑终生健康的一个关键要素是密切关注心理健康并在必要时寻求治疗。有很多方法可以帮助人们保持情绪健康，从对重度抑郁症的正式医疗评估，到几十种手机应用用来追踪焦虑和其他较轻微的失调症症状。以上所有健康行为之所以有助于情绪健康，很大程度上是因为有助于认知健康，因为这两个大脑功能领域在很大程度上是密不可分的。

　　如果您渴望一百年的健康生活，那么大部分的力量就掌握在您手中。认知能力下降和心理健康障碍并非不可避免，我们未来的医疗保健必须接受这一事实。但是，要想获得如此长寿的认知活力，我们必须做更多的工作来阻止随着年龄增长而摧残我们大脑的退行性疾病。如果克服阿尔茨海默病的想法看似不可能，那是可以理解的。人类投入了数十亿美元用于研究治疗方法和阻止这种可怕的疾病，但到目前为止几乎没什么效果。

　　但这种情况可能即将改变。

翻译：吴荣庆　丁国徽　邓仁丽
审校：刘　晗　夏　鑫　田　强

第七章　漫长的告别

一个人的悲剧如何为终结阿尔茨海默病提供助力

内森和我都对"健康的未来"有着共同的愿景，这也是本书花费大部分篇幅在分享的观点。但这一章我想单独阐述，因为这是一个非常个人的故事，关于一次漫长的告别——我向我的孩子们反复讲述了超过 17 年。

我的妻子瓦莱丽·洛根（Valerie Logan）身材娇小，性格活泼，善良而大方。她和我分享了一辈子的登山和攀岩的经历，非常坚强。她是一位尽职尽责的母亲，拥有巨大的活力和动力。我们俩都热爱带着孩子们去世界各地旅行。1992 年我们搬到西雅图后，瓦莱丽负责华盛顿大学新成立的分子生物技术系的 K - 12 教育项目。当我离开华盛顿大学创建系统生物学研究所时，她在 ISB 担任了同样的职位。她帮助获得了一系列地方性的国家科学基金会资助，为我们未来的发展提供了帮助。她的工作促进了科学教育领域的根本变革，首先在西雅图，然后在整个华盛顿州。ISB 的教育中心后来因她的领导和成就的荣誉被命名为洛根教育中心。

瓦莱丽是一个强大的人，仿佛世界上没有任何事情可以难倒她。我们相守的日子，是我此生最宝贵的财富之一。

2004 年左右，我注意到瓦莱丽开始忘记事情。那年她 67 岁，当时我以为只是因为年纪大了。毕竟我们都在变老,这是无法否认的事实。很少有什么会让您觉得比看着自己孩子结婚更容易感到时光流逝,自己老去,我们的儿子和女儿那时陆续结婚。瓦莱丽一直想从我们的湖畔别墅搬走,这里太大了,管理起来力不从心。她有很多事情要做,所以时不时忘记一些事情似乎是可以理解的。我想我可能也一样,只是没有意识到而已。

对于接下来发生的事情,您可能已经猜到了,即使您没有阅读本章的标题,现在应该也知道:阿尔茨海默病并不是一种奇怪而罕见的疾病,而是世界各地的数千万阿尔茨海默病患者及其家人都在经历的现实生活,您以前可能听说过,甚至您可能正在经历着。

瓦莱丽确诊是在 2005 年 3 月份。这个消息像是晴天霹雳。实际上没有其他词语可以形容,“晴天霹雳”这个词也无法完全描述那种经历。我喜欢我们在华盛顿湖畔的家,一直拖延着没有搬家。但在瓦莱丽确诊后,决定显而易见:我们搬到了西雅图市中心的一套公寓里,这样只需要做最少的家务。这时我才真正意识到瓦莱丽已经受到多大程度的疾病影响。过去她可以毫不费力地处理好一次这样的搬家。而现在,她挣扎,困惑,展现出我们结婚 40 年来我从未见过的脆弱。大多数日子里,她完全意识到她的思维能力开始下滑,我为她感到痛心。

在接下来的几年里,她设法向外人隐瞒自己的疾病。这令人印象深刻。但终究,她的天赋智慧无法与这种潜伏的、破坏神经元的疾病相抗衡。她再也不能像以前那样快速阅读了,所以选择退出读书俱乐部。她也不再和老朋友玩游戏。我们婚姻中最大的危机也许是 2009 年那次,她发生了一连串的擦碰事故,我只好收走她的车钥匙。这个选择无疑是正确的,但这意味着她失去了巨大的自由。她依然出去散步,但不久后就开始迷路。很快,她独自离开家这件事变得不再安全。我们的公寓管理员看到她试图离开大楼时,会拦下并送她回家。我们的家正在变成她的监狱。

正如经常发生在阿尔茨海默病或其他形式痴呆患者身上的一样，她的性格开始变得让周围的人难以接受。面对我时，她变得暴躁、易怒，有时爆发的情绪还会波及孩子们和孙辈。在她清醒的时候，她依然是我从高中就认识的那个人，但是这样珍贵的清醒时刻越来越少。

照顾者的挣扎

有一次，我去参加阿尔茨海默病护理人员的互助会，我和其他 11 个人坐成一圈，听他们讲述自己的故事。"除了照料，我没有别的生活。"一个人说。另一位补充道："我退休后将没有任何资源可用。"然后一个又一个，其中最让人心酸的话是："我只想让这一切结束。"

我一直知道我很幸运，有足够的资源尽可能从容地照管瓦莱丽的阿尔茨海默病旅程。然而，那一天，我开始感受到一种幸存者的负罪感，这种感觉从未消失。阿尔茨海默病患者的伴侣，尤其是那些早发性阿尔茨海默病患者的伴侣，往往被迫在工作和留在家里照顾亲人之间二选一。无论哪种选择，经济压力都可能是毁灭性的。

我能够继续工作，是我这个位置上许多人所没有的特权，很大程度上是因为我们有能力雇人来照顾瓦莱丽。其中一位了不起的看护乔安妮·菲奥里托（Joanne Fiorito，乔）从 2010 年来到我们家后，就成了我们家庭的一员。她会和瓦莱丽去长途步行，一起唱歌、跳舞、聊天、吃饭和读书。尽管瓦莱丽的变化给我们的关系带来了压力，但乔总是能看到她最美好的一面。"瓦莱丽有一个美丽的灵魂，"乔曾告诉过我，"她善良、聪明、热情，我很高兴能成为她生活的一部分。"看着乔如此喜欢瓦莱丽，让我想起了我深爱着妻子的所有理由。

到 2015 年，很明显瓦莱丽开始需要全天候照顾。在仔细考查后，我们把她搬进了离我们公寓大约 20 分钟路程的康复中心。乔继续每天探望瓦莱丽，带她吃午饭和散步。瓦莱丽还在康复中心交了两位好朋友，那里有丰富的音乐和教育环境。但她的神经健康状况持续下降，很快不能说话。最后，除了乔，她已经认不出任何看望她的人，看着这个与我共度一生的女人慢慢远去，我感到难以置信，却无能为力。

2019 年 1 月，瓦莱丽摔倒导致腰椎骨折，之后我们把她转移到一个较小的失智症之家，在那里她可以得到更集中的护理。她再未完全康复，自那时起再也没有走过路。在我写下这些文字时，瓦莱丽仍在，正处于临终关怀中。乔和我仍然定期去看望她。但我能知道接下来会发生什么，也预料到她离开后我会多么想念，因为这些年来我一直在思念她。

失败的馈赠

在得知瓦莱丽的诊断后，我脑海中浮现的，也是我向医学同事们询问的第一个问题，是"什么疗法最好？"他们给出的答案令人非常失望。我被告知，有一些常规药物可能会在最初有一些帮助，但没有什么能阻止疾病恶化。没有任何方法。

我不仅作为阿尔茨海默病患者的伴侣感到失望。作为一名科学家，我感到沮丧；而作为一名纳税人，这让我愤怒——也许没有什么比无法帮助阿尔茨海默病患者康复更能清楚显示 20 世纪医学投入巨大却失败的例子了。

从 21 世纪初至今，已有 500 多种阿尔茨海默病药物投入临床试验，这些试验大多数集中在疾病病理学最明显的方面——淀粉样蛋白斑块和神经纤维缠结，它们分别主要由 β-淀粉样蛋白和 tau 蛋白组成。从逻辑上来说，解决了这些问题就能减缓或停止阿尔茨海默病，然而这 400 项试验（译者注：针对以上两种蛋白的试验）的每一项都失败了。

2020 年，美国国会批准了近 30 亿美元的资金，用于国家卫生研究院进行阿尔茨海默病研究。因为我们每年为照顾阿尔茨海默病患者和其他痴呆患者花费超过了 3 000 亿美元，而他们的照顾者每年又损失了 2 500 亿美元的收入，所以这是笔划算的投资。但是，如果这些钱投资在那种旧的失败的老方法上，能起到什么作用呢？

找到对疾病有效的治疗方法的确非常困难。但只要我们做更多的试验，是否有可能扭转局面？目前有更多的试验正在进行，我们会看到结果。如果一家制药公司发现一种真正有效的药物，那将改变世界。为了避免自欺欺人，我们应该承认，制药公司研发药物的动机不仅仅是为了拯救生命：它们是企业，开发有效的阿尔茨海默病治疗方法的经济回报将是巨大的。如果真的有一种治愈方法，那将价值连城。但越来越令人绝望的是，那些经常孤注一掷希望获得巨大回报的制药公司正在退出阿尔茨海默病的研究。世界上最大的制药公司之一辉瑞（也是创纪录时间内开发出最有效的 COVID－19 疫苗的研发者），在 2018 年宣布完全退出开发抗神经退行性疾病药物的竞争市场，并以其研发成本的一小部分价格出售候选阿尔茨海默病药物。[1] 许多其他公司随后也纷纷效仿。

难道阿尔茨海默病是一种不治之症吗？我不这么认为。绝不是这样。但一直以来我们都在错误地看待这个问题。总的来说，我们一直在寻找能治疗这种病症的一种药物或者一组药物。

现在您应该可以更好地理解支持医疗保健系统的研究企业要这么做的原因。您将理解研究人员为什么一直在寻找"神奇子弹"？您也会理解为什么在 20 世纪，几乎所有的阿尔茨海默病研究都集中在那些已经有严重症状的人身上？当您观察那些处于疾病晚期的患者，或者那些已经死于这种疾病的患者组织时,除了疾病的众多表现之外,很难看到任何其他东西。因为这些都只是症状而不是原因。β-淀粉样蛋白和 tau 蛋白看起来像是病因,而事实上,它们可能只是疾病发展的一长串事件中的一部分,与疾病起源无关。

也许我们不应当完全放弃希望,可以期待某天会有一种药物可能阻止或减缓阿尔茨海默病,但当谈到"淀粉样蛋白假说"时,希望越来越渺茫。[2] 一些科学家认为,靶向 tau 蛋白的免疫疗法是有希望的,tau 蛋白与突触功能障碍的相关性更明显,但在这条道路上也有相当一部分人感到失望。虽然有任何进展都算是好消息,但阿尔茨海默病似乎极不可能通过单一药物靶点的治疗来解决。

寻找药物之外

那么,治疗阿尔茨海默病的探索途中,下一步该何去何从? 挑战是艰巨的。阿尔茨海默病非常复杂,源于多种受疾病干扰的过程和原因。不同的患者,症状表现和病情进展都有区别。目前,许多重要的研究正在进行,产生了大量的分子、生理和临床数据,规模比以往大得多。其中包括由美国国家老龄化研究所资助的大规模投入,如内森曾担任首席研究员的阿尔茨海默病加速药物合作计划。这些项目正在产生和分析大量的高维数据集。因此,研究人员不再关注如 β-淀粉样蛋白和tau 蛋白等一个或两个潜在的致病因素(它们甚至可能不是致病原因),而是越来越多地关注受到干扰的复杂生物网络。这些研究人员追踪每一个干扰的上游,凭着决心和运气,我们总会发现早期干预措施,防止阿尔茨海默病状况恶化。

戴尔·布雷德森(Dale Bredesen)是神经科学领域的资深领袖,我在加州理工学院读本科时,他已经在那里的一个实验室工作了。在获得医学博士学位后，他决定专注于阿尔茨海默病研究，并成为巴克老龄化研究所的创始总裁兼首席执行官。2014年，就在瓦莱丽搬到记忆之家前不久，我和他相遇在一次会议上，我告诉他，我个人对阿尔茨海默病有着浓厚的兴趣，并表达了我对目前该病的治疗选择有限的无力感。但通过和他交流，改变了我对这种疾病的看法。

布雷德森专注于开发一种系统方法来逆转神经细胞之间突触通讯的丧失，这对阿尔茨海默病相关脑功能退化至关重要。据此分析，他分类了36种有助于改善突触沟通的神经因子，并提出在阿尔茨海默病患者中将这些因素恢复到正常水平可能是有效治疗的开始。这些因素包括适当的饮食，合理的运动，充足的睡眠，必要的营养补充，减轻压力，使血液中的临床生化物质保持正常水平，以及清除黑霉等环境毒素。值得注意的是，这些解决方案不是"药物"，它们包括改变生活方式特征，使血液分析物正常化和消除环境毒素，这是一种与科学驱动的全面健康非常相似的方法。布雷德森还描述了阿尔茨海默病的不同亚型，针对每种亚型使用不同的治疗搭配。这个观点让我大开眼界，因为许多人告诉我，瓦莱丽有许多不同的症状和治疗选择，但这些治疗选择没有哪个更有希望。此前没有人告诉我她可能只是这种疾病的众多亚型之一，而且要纠正患上的疾病，将需要许多不同的方法。

正如布雷德森所描述的，每个阿尔茨海默病患者就像一个屋顶上有许多潜在漏洞（缺陷）的谷仓。不同的患者会有不同的漏洞组合，若只修补其中一个或几个，或者对每个患者采取相同的治疗方法，都没有太大用处。只有当我们能够找出如何识别出每个患者的漏洞，然后正确地堵住漏洞，才有治愈的可能。

布雷德森相信，生化和生理分析可以帮助每个患者识别特定的问题，从而为适当的组合疗法提供信息，即多模式方法。他称他的方案为RECODE，因患者而异，但都包括饮食、运动、纠正血液生化缺陷，改善睡眠习惯,减轻压力,刺激大脑和口腔护理(因为研究表明,健康的口腔微生物组有助于最大限度地减少病原体进入大脑)等。[3] 他声称数百名接受该方案治疗的早期阿尔茨海默病患者得到了明显改善,他的经验被写进他 2017 年的著作《阿尔茨海默病的终结:预防和逆转认知衰退的第一个计划》(*The End of Alzheimer's: The First Program to Prevent and Reverse Cognitive Decline*)。

布雷德森的说法是有争议的。加州大学旧金山分校的神经学家乔安娜·赫尔姆斯(Joanna Hellmuth)是众多对他的研究方法和书中大胆主张提出异议的研究人员之一。"面对不治之症,'希望'是至关重要的,但有时凭直觉也没错,"赫尔姆斯在她发表于《柳叶刀-神经病学》的书评中写道。这本书是《纽约时报》的畅销书,在首次出版多年后仍然很受欢迎。然而"不经证实的干预在医学、道德或经济上都没有好处,尤其是可能有相关方从中受益时。"[4]

这是一个严厉但可以理解的批评。布雷德森最初发表的报告是基于非连续的十名患者,其中报告了阳性结果,但没有报告阴性结果,这意味着没有办法评估该计划的有效性。[5] 大多数阿尔茨海默病专家对该报告持怀疑态度。布雷德森曾写道,一开始,这种反对给他获得临床试验资助的道路带来了困难。最终,他获得了一项研究的支持,该试验利用每位患者的基因组和表型组来指导个性化方案的选择。研究人员在 2022 年报告中提到,在早期阿尔茨海默病或轻度认知障碍的 25 名患者中,有 21 名患者在研究初期出现改善,其中 14 名患者改善显著。[6]

这项研究仅仅是一个开始,它并不一定证明布雷德森的方案是正确的。要验证他的方案,仍然需要进行大规模的、客观的临床试验,还有很多工作要做。2021 年,他接着发表了一篇使用 RECODE 方案的 255 人较大规模试验的同行评议报告。[7] 其效果并不像 25 人概念验证研究那样好,但研究人员能够看到,那些处于早期疾病患者的认知能力有一定程度的改善。这样的结果比目前任何阿尔茨海默病的特定药物治疗都有效。

布雷德森由于未披露初步研究中未改善患者的结果而降低了可信度,但我仍然觉得他的工作具有影响力,并指明了我们需要进一步追求的方向。他提供的是一种通向新疗法的路径:个性化、系统驱动、生活方式信息化的多模式方法应对早期的阿尔茨海默病。这与我认为的慢性疾病需要通过个性化的多模式治疗来管理、在疾病发展过程的早期进行干预的观点不谋而合。我认为整个医学领域都应该逐渐采用这种方法,特别是慢性疾病的治疗。正如我们将在下一章中说明的那样,这种多模式方法正在通过对阿尔茨海默病患者更详细的系统和计算分析得到进一步验证。

我相信我们能在预防和早期阶段治疗阿尔茨海默病方面取得重大进展的关键因素在于这是唯一一项真正取得显著差异结果的大规模随机试验。至今为止,支持多模式方法治疗阿尔茨海默病和其他痴呆最有力的证据来自芬兰和瑞典的一个研究团队,他们启动了芬兰老年干预研究以预防认知障碍,即 FINGER 试验。[8] 这项为期两年的双盲随机对照试验包括 1 260 名正在经历认知衰退症状但未被诊断为认知障碍的患者。他们被纳入一个多模式治疗方案,包括饮食指导、锻炼、认知训练和社会活动,并对代谢和血管健康密集监测和管理。实质上,接受干预的参与者经历了类似于我们在"先锋 100"项目中推动的科学驱动的全面健康方法,这项研究几乎是在同一时间进行的(虽然没有大数据部分)。

当 FINGER 研究在 2015 年宣布时,有些人持怀疑态度,因为许多具体的干预措施以前曾在痴呆患者身上尝试过,结果总令人失望。但是研究协调员蒂亚·恩甘杜(Tiia Ngandu)和她的团队并不认为这些方法都行不通,仅靠锻炼可能还不足以产生影响。认知训练本身可能有轻微的影响。社交可能对阻止阿尔茨海默病的发展没有太大作用。但恩甘杜推断,整合这些措施的效果可能大于各部分的简单相加。事实证明的确如此。到试验结束时,接受多模式干预的患者更有可能保持甚至改善他们的认知功能,他们的记忆力更强,注意力和专注力更好,思维和身体动作之间的联系更加清晰。这些人已经在通往痴呆的道路上了——在健康状态向疾病状态的演变中多年——却一直没有确诊。

FINGER 试验不仅为多模式方法降低痴呆的有效性提供了证据,而且还是有史以来最成功的阿尔茨海默病试验,远远超过了以往所有的药物试验。恩甘杜在研究结束一年后表示:"现在我们有来自FINGER 研究的证据,表明在处于风险之中的老年人群中,多模式干预对认知功能有益。""当然,这是针对老年人群。但这种方法对记忆诊所(译者注:更年期的)患者有效吗? 我们必须继续前进以观察。我们需要对这些人群进行更多的研究。"[9] 从这些研究中出现的最吸引人的想法是,我们可以在阿尔茨海默病的高风险人群(但仍能正常工作)中使用多模式疗法预防疾病的演变。

您可能已经从恩甘杜的话中推断出,在多模式疗法中有一个重要的问题:多晚才算晚? 随着更多研究的进行,我们很快可能会知道这个问题的答案。我们也可能会知道这个问题衍生的答案:这些干预应该何时开始?

了解我们的风险

作为一个看到我曾深爱的女人只剩下空壳的伴侣,我非常理解并渴望能帮助那些正在遭受痛苦的人。如果我们突然发现了一种可以逆转晚期阿尔茨海默病的药物,我将极为欣喜。然而,我坚信我们在疾病进程的另一端也应做出努力——尽可能识别出有阿尔茨海默病风险,或者处于从健康到疾病演变的早期阶段的人,远早于临床症状开始出现之前。我们需要弄清楚如何遏制大脑退化,或者帮助恢复健康。

事实上,减缓和阻止任何疾病的最大潜力是在处于健康状态或处于演变早期阶段逆转疾病,在更明显的临床症状出现之前几年,也可能是几十年。这就是用综合方法治疗阿尔茨海默病,我和内森将在下一章描述。现在用代谢正电子发射断层扫描(或 PET 扫描)的技术可以在潜在阿尔茨海默病患者大脑中检测到在临床疾病症状出现前 10～15 年的变化。但 PET 扫描费用昂贵,并伴随潜在的放射性暴露危险,我们希望能够找到最简单的血液蛋白来标记早期的演变。当我们发现这些血液蛋白生物标志物时,就能够识别已经开始发生演变的阿尔茨海默病早期的患者,并使用多模式治疗来逆转疾病最初的演变阶段。

这些努力将成为治疗许多其他慢性疾病的范式,包括肥胖、癌症、心脏病、肺病、自身免疫性疾病和糖尿病。但是,就像其他疾病一样,在我们等待医学上的"早期预防"理念生根发芽的同时,我们现在可以做很多事。

考虑到瓦莱丽的遭遇和我们两个家庭都有的痴呆病史,您可以理解为什么我们的孩子伊兰和马基想知道他们是否携带阿尔茨海默病的风险基因了。马基特别担心,这是很正常的,因为阿尔茨海默病风险基因对女性的影响比男性更频繁,她的祖母和母亲都受到了影响。

我们所有的家族成员都接受了 APOE4 变异的检测,这是阿尔茨海默病最强的遗传性风险因素(译者注:APOE4 是载脂蛋白 E 危险型基因 4 表达蛋白,15% 的人类携带该基因,这类个体易患阿尔茨海默病、冠心病、脑梗死、视网膜色素变性等疾病)。瓦莱丽和我都携带了一份"坏基因"拷贝,这增加了我们的子女继承一个或两个疾病基因拷贝的概率,尽管这并不是一定会发生的。让马基松了口气的是,她没有继承一份坏基因拷贝,这一消息让她如释重负,但这并不意味着她永远不会患阿尔茨海默病,只是风险并没有像她的母亲那样因 APOE4 变异而升高。

然而,伊兰有两个该病的基因片段。这使他处于极高风险人群中。毫无疑问,这是一个非常沉重的负担,但这也给了他极大的动力,让他在自己还相对年轻(53 岁)的时候,尽一切可能去阻止这种演变的发生。现在人们已经深刻理解,基因并不是命运的全部,我们的生活方式对遗传性疾病的易感性是否会成为现实也有着巨大的影响。

幸运的是,伊兰的身体状况一直保持极好的状态。在他得知运动可以显著预防阿尔茨海默病之前,他就在西部地区参加超级马拉松跑步、猎鹿和麋鹿、攀岩。在接受检测后,他开始与布雷德森的合作者之一,西雅图大脑健康与研究协会的玛丽·凯·罗斯合作,制定了一个旨在预防的个人多模式计划。但是所有这些都不能保证他最终不会患上阿尔茨海默病,就像系上安全带并不能保证免于致命的车祸一样。但我们每次上车都可以作选择。与之类似,伊兰每天在日常生活中作出关于饮食、睡眠、运动以及最大限度减少压力的决策。

因为我只携带单个的 APOE4 等位基因,理论上患病的风险比我儿子要小,但由于我的年龄,我更有可能在未来几年成为受害者。如今在 80 岁的时候,我每天通常锻炼 1～2 个小时,每天早上做 200 个俯卧撑和 100 个仰卧起坐。我做很多伸展和平衡运动,大多数日子里我会跑步、骑自行车,或快走数英里。我也遵循保持整体健康的饮食,食用大量的全麦、豆类和坚果、大量的绿叶蔬菜、丰富的水果和浆果,以及每天饮用大量的水。我进行间歇性禁食,大多数日子坚持做 BrainHQ。我享受与朋友和同事的健康社交生活,尽可能参加体育比赛、音乐会和讲座。我阅读大量小说和非小说类书籍，收藏艺术品。作为一个人类生物学家，我长时间的工作。我对阿尔茨海默病免疫吗？当然不是，但考虑到我不断增加的风险，以及看着我的孩子们慢慢失去他们母亲的心碎经历，对我来说，不采取我能做的一切来保护自己似乎是愚蠢的。

阿尔茨海默病风险增加的人应该多早开始这样的干预？这是我的家人现在正在问的一个问题。因为伊兰有两个 *APOE4* 基因拷贝，他的两个女儿西德尼和玛雅每一个肯定都有至少一个坏的拷贝。她们应该在何时被告知？应该在何时进行测试？应该在何时鼓励她们采用调整后的多模式治疗，包括运动、适当饮食、少喝酒、不吸烟，并监测相关的血液化学指标？我坚信"宜早不宜迟"。涉及养成终身习惯时，越早开始，就越容易成功地建立习惯。

一个痛苦的选择和一个美丽的希望

几年前，我决定停用瓦莱丽自患病以来一直服用的所有无效的药物。很显然这些药没有作用，但医生们建议她继续使用，理由是如果停止用药，她可能会经历痛苦的戒断反应。有一段时间，我同意了。而现在，我希望我当时没有同意，因为就在结束治疗方案后不久，瓦莱丽就变了，至少在那段时间内，她从一个整天闭着眼睛、昏昏欲睡和反应迟钝的患者，变成了一个警觉和反应更敏锐的人。

这确实没有治愈她的疾病。这只是一场小小的胜利，但感觉上像是一场非常大的胜利。长远来看现在与以前没有什么不同。显然，有时不服用药物比服用所谓有效的药物更好，我确实想知道如果我们早点停止服药，瓦莱丽的心智或个性是否可能会被保留或恢复。我也常想，如果我在 2005 年就知道现在我所知道的知识，对瓦莱丽、对我和我们的孩子会是怎样不同。如果我们早几年就知道瓦莱丽有风险，我们会作出什么选择？如果能够密切关注警告我们正在从健康到疾病演变的化学信号，我们又会有哪些选择呢？如果可以让她接受预防性或响应性的多模式治疗，我们的生活现在又会是什么样子？我深爱了多年的她还会在我身边吗？当然，没有办法知道，也许这样的沉思是徒劳的。但是，多模式治疗可以成为高危阿尔茨海默病患者的预防性治疗是令人信服的。

　　我无法逆转时间，但也许我可以帮助避免其他人像瓦莱丽、我们的孩子们和我一样经历痛苦，超过 17 年的痛苦。因此，我把我职业生涯的重要部分转向阿尔茨海默病的新见解和方法，我坚信这项工作将在未来帮助很多人。

　　如果这项工作能成为瓦莱丽对科学和医学已经做出的杰出贡献的一部分，我相信她会非常高兴。我只希望能亲口告诉她，并且知道她能够理解。

翻译：郑禄雄　丁国徽　胡潘根
审校：刘　晗　夏　鑫　田　强

第八章　破译痴呆

对阿尔茨海默病的全新认识如何带来新的希望

在新冠疫情之前，我们最后一次在餐厅共进晚餐是与托马斯（汤姆）·帕特森（Thomas Paterson）一起，他是一位出色的计算建模师，我们对他敬重多年。汤姆将两套专业知识相结合：他在麻省理工学院读本科时学习的动力系统理论，以及在斯坦福大学读研究生时学习的决策理论。在我们共进晚餐前的一个月，内森和汤姆用好几个小时讨论了科学驱动的全面健康的前提——要了解疾病，首先要了解健康。

汤姆创立的 EmbodyBio 公司致力于创造"数字孪生"，这是一种基于大量个人数据的数字模拟，旨在显示不同的健康决策和干预措施如何对个体产生不同的影响。想知道在一种新的药物在您特定的基因、表型、微生物群和生活习惯下，如何与您正在使用的药物相互影响吗？汤姆和其他从事这项激动人心的科学前沿研究的人们相信，数字孪生能够提供重要的答案。但是数字孪生还不能完全涵盖人类健康的方方面面，因此汤姆向我们提出了一个重要问题：什么难题最值得去解决？

您是否注意过，舞台剧、电视节目和电影中的演员往往会异口同声地回答问题？这是一种被滥用的套路，因为在现实生活中这并不经常发生。但在那天，它确实发生了。

"阿尔茨海默病，"我们同时脱口而出。

几天后，这家餐厅关门了，西雅图也因新冠疫情而长期封闭。在接下来的几年里，当世界将注意力转向 COVID - 19 时，汤姆专注于另一个全球性灾害。他利用 EmbodyBio 平台，与我们合作建立了稳态的动态模型，即身体（包括大脑）维持健康状态的过程。该模型特别关注"反馈回路"的重建，这对于调节我们的正常生物过程及使我们对外界影响保持弹性至关重要。一个常见的例子是，即使外部温度寒冷或闷热，我们的身体如何保持 98.6 华氏度（译者注：37 摄氏度）的核心温度。在一种情况下，您可能会发现自己在发抖；在另一种情况下，您会出汗。但在表面之下发生了许多事情，产生了那些身体调整的明显表现。这种维持体内平衡一致性的反馈机制存在于身体各处，对维持我们的健康和生存至关重要。因此，了解它们何时以及为什么会失效，对于理解疾病至关重要。

在我们的会面之后，汤姆和他的同事詹·罗斯（Jen Rohrs）及唐·布雷乌纳（Don Breuner）致力于将汤姆的生理反馈回路世界与我们的基因和分子世界联系起来。这个整合模型能否帮助我们将阿尔茨海默病难题中经过深入研究的片段（如 tau 蛋白和 β-淀粉样蛋白）整合成一个连贯的整体？更甚至是，我们是否能够使用该模型来解释那些仍然知之甚少的积压的阿尔茨海默病数据？

事实证明，我们可以。

对于阿尔茨海默病机制的全新理解

在我们合作的最初几个月，我们定期与汤姆和詹，以及 ISB 实验室的高级科学家科里·范克（Cory Funk）和普丽扬卡·巴洛尼（Priyanka Baloni）会面，讨论该模型在当前研究的各个领域中的应用。后来，随着内森于 2020 年转到 Onegevity/Thorne 公司，随后 Thorne HealthTech 公司和 EmbodyBio 公司建立了合作伙伴关系，神经退行性疾病研究员本·雷德黑德（Ben Readhead）、生物化学家希娜·史密斯（Sheena Smith）、分子生物化学专家史蒂芬·菲普斯（Stephen Phipps）和迈克尔·施密特（Michael Schmidt）以及脑健康临床专家玛丽·凯·罗斯（Mary Kay Ross）成为关键贡献者。模型的组装、测试和完善出现了意想不到的转折。

出乎意料的是，指导这项工作的许多先前的研究最初并非针对阿尔茨海默病。在模拟发育的 700 多篇科学论文中，近一半论文与阿尔茨海默病无关，甚至没有交叉引用。他们描述了对健康大脑的稳态反馈回路至关重要的生物要素，而这对于理解阿尔茨海默病风险因素如何破坏老化大脑的稳态也至关重要。

使用这种综合方法的好处之一是，模型需要解释所有这些研究的观察结果。您不能在一项研究中用一种方式来解释数据，而在另一项研究中又用另一种方式。因此，虽然各个部分来自离散的数据集和临床观察，但使用系统方法将所有数据整合并定量建模可以揭示整体的意义。

研究疾病最具挑战性的一个方面是将信号与噪声分离。当您进行实验并生成大量数据时，疾病样本和健康对照之间的差异会突然出现。例如，如果您测量"转录组"，您将同时获得数千个基因的表达水平的测量结果。蛋白质组学和代谢组学也是如此。这些观察到的差异背后隐藏着因果因素，但在一个复杂的动态系统中，正确识别它们是一个难题，这个系统要求我们确定哪些变化反映了疾病产生的负面后果，哪些是身体为了对抗疾病并恢复平衡而做出的适当反应。这个区别非常重要。否则处理患病和健康样本之间的差异可能会无意中使问题变得更糟，因为有可能将身体为对抗疾病而进行的某种活动作为目标而消除。系统模型可以作为强有力的透镜,来帮助辨别这些不同的变化。

那么,我们最初关注的大脑如何维持健康的模型揭示了阿尔茨海默病的驱动因素是什么?关于原因、后果和补偿机制,我们了解到了什么?

从本质上讲,我们现在认为阿尔茨海默病的核心疾病机制是大脑代谢能量不足。似乎神经元丧失了稳态补偿(如负能量平衡),增加了剩余神经元对这些能量缺陷的敏感性。这在阿尔茨海默病的核心形成了正反馈循环,因为最易受损的神经元的丧失给次易受损的神经元增加了压力,导致它们死亡,进而形成退行性级联。一旦我们接受了这个基本前提,我们就开始意识到,表面看起来明显不同的许多阿尔茨海默病潜在病因实际上都可以追溯到这个根本原因(以一种有趣且出乎意料的方式)。

在某种层面上,这是完全有道理的:大脑代谢高度活跃,有巨大的能量需求。它约占体重的 2%,但消耗的能量却高达 20%。[1] 大脑的神经元和其他支持细胞需要维持能量(通常通过高能量的三磷酸腺苷,也称 ATP,进行量化)以保持活力并实现认知功能。因此,它对能量的需求很高,必须通过足够的能量生产来满足。这是一个相当直接的命题——质能平衡在科学中是最基本的——但许多复杂的因素在其中发挥作用。

让我们从大脑细胞可获得的氧气量,即所谓的氧灌注率开始。这并不是均匀分布的。整个大脑消耗了输送到身体氧气的 20%,但这些氧气并不是均匀地分布到各处。[2] 大脑的某些区域很难到达,因此,这些区域的神经元产生生存所需能量的效率较低。在我们大部分人的生活中,这并不是一个问题,因为我们的整个大脑都有足够的过剩容量。但是,随着年龄的增长,我们输送氧气的能力——将氧气高效地扩散到身体最偏远的区域的能力——会下降,我们现在知道这种能力的损失会导致老年痴呆。[3] 此外,肥胖和吸烟等可改变的生活方式因素会加剧这种下降的速度。[4] 根据柳叶刀委员会 2020 年的一份报告,目前吸烟者患阿尔茨海默病的风险增加了 40%。[5] 该委员会将著名的《柳叶刀》杂志的编辑与学术合作伙伴进行匹配,确定全球健康中最紧迫的问题并制定解决建议。这种联系的原因尚不完全清楚,但该报告的作者认为,最有可能的原因是氧化应激。这是合理的。吸烟会对肺部供养和氧气扩散到包括大脑在内的身体其他部位有深远的负面影响,这一点显而易见,而且经过了充分研究。如果阿尔茨海默病的根本原因是我们无法产生维持神经元存活和突触放电所需的能量,那么这将代表一个清晰的、因果的、机制的途径,并有助于解释为什么阿尔茨海默病通常在晚年出现,那时输送氧气的能力自然地降低。

减缓或改善氧灌注能力下降的最大影响因素之一是运动。这也能解释,因为剧烈运动能增加呼吸。因此,运动一再被证明是改善阿尔茨海默病许多神经精神症状的最有效的方法。[6] 大多数研究都集中在运动对已被诊断出患有痴呆的人群的影响。但正如我们现在所知,临床诊断通常是在疾病演变多年之后,此时疾病已经在多个系统中根深蒂固。

为了研究更主动的干预措施,我们从之前章节讨论的成功的 FINGER 试验中得到启发。这项为期两年的双盲随机对照试验包括 1 260 名老年人,他们有患阿尔茨海默病和相关痴呆疾病的风险,但尚未出现这些疾病的临床症状。试验的参与者被鼓励参加一个多模式的治疗计划,该计划以锻炼、营养、认知训练和社交活动为重点,同时密集监测和管理代谢及血管健康。这种方法类似于我们所说的科学驱动的全面健康,只是没有人工智能的数据分析功能,这是迄今为止最成功的试验,在维持甚至改善认知功能方面超过了以往所有的药物试验。[7]

需要重申的是,运动只是 FINGER 疗法的一个组成部分,但它是一个重要组成部分这一事实是非常振奋人心的,因为它与我们对阿尔茨海默病中有效向大脑输送氧气作用的新认识相一致。更重要的是,虽然关于淀粉样斑块和神经原纤维缠结积累的主流理论并没有提供一个明确的解释来说明为什么运动有帮助,但氧气灌注假说阐明了其作用。因此,尽管它无法描绘阿尔茨海默病的完整图谱,但它是我们实际上可以采取行动的核心部分,并且相当简单。

另一个支持氧气灌注在预防阿尔茨海默病中的核心作用的有趣观察由克利夫兰诊所的一个研究团队通过电子医疗记录分析得出。这项研究于 2021 年发表在《自然·衰老》(*Nature Aging*)期刊上,该研究表明,使用万艾可(可以增加大脑和其他部位的血液流动)与较低的阿尔茨海默病发病率有关。[8] 这种影响是否具有因果关系还需要在随机临床试验中进行验证,在新的范式下也可能存在其他治疗干预措施。

应用数字孪生

我们如何知道谁最会通过更剧烈的运动或其他简单的早期干预措施来增加氧气流量,这些干预措施可能会延迟或防止向阿尔茨海默病和其他形式认知能力下降的演变?这个问题的答案很可能来自遗传学,而这个话题的一个绝佳起点就是 *APOE* 基因。李的儿子伊兰有两个 *APOE4* 基因突变体,它是阿尔茨海默病的主要遗传风险因素。据估计,携带该基因一个错误拷贝的人一生中患阿尔茨海默病的风险可能会增加 3 倍。拥有两个错误拷贝不仅会使风险在上述基础上加倍,甚至增至 3 倍。[9] 相比之下,与最常见的基因型(即 *APOE3/3*)相比,该基因的 *APOE2* 突变体可将患阿尔茨海默病的风险降低 87%。[10]

　　为了解释为什么 *APOE* 突变体对阿尔茨海默病有如此显著的影响,了解该基因的一个主要作用会很有帮助:它编码一种促进胆固醇代谢的蛋白质。就像能量代谢的情况一样,大部分胆固醇代谢发生在约占我们体内 20% 胆固醇的大脑中。[11] 有趣的是,实验研究显示 *APOE* 基因的不同突变体引起胆固醇运输能力表现出不同的速率。*APOE4* 携带者容易在大脑中获得高胆固醇,而研究表明 *APOE2* 携带者可能在一定程度上避免了胆固醇积累。[12]

　　当我们在大脑健康动态模型中模拟这些差异的影响时,结果展现了一个令人着迷和富有启示性的画面,展示了不同的 APOE 变异体如何影响神经元在氧合降低和需求增加的情况下维持足够 ATP(能量)生成以维持生存。维持协调神经元能量支持的反馈环路的一个关键因素似乎在于保持星形胶质细胞中胆固醇的最佳水平,星形胶质细胞是非神经元细胞,在大脑功能中起着许多重要的神经元支持作用。

　　为了了解这些个体差异在人类漫长的一生中如何发挥作用,我们启动了汤姆的数字孪生模型。数字孪生的最终目的是成为真人的替身。目前,由于我们尚未对数百万人进行 360 度多组学测量(即深度表型测量),汤姆和他的团队创建了代表 1 000 万不同患者可能出现的遗传、物理和生化特征的变异。当然,对于世界的任何一个人来说,这千万个"患者模拟"都不是完美的化身,但作为团队得出正确结论的众多指标之一,至少从人口健康的角度来看,模拟的患者在不同年龄、不同 *APOE* 基因型上出现阿尔茨海默病临床症状的比例与现实世界的患者惊人地相似。

　　我们对氧灌注和胆固醇积累遗传倾向的研究结果进一步表明,关于阿尔茨海默病的主流假设(几十年来一直关注淀粉样斑块的形成)是非常不完善的。如果我们在十几年前发现了这些,我们可能会被视为这一领域的异类,但在数百次失败的临床试验之后,多年来阿尔茨海默病传统的淀粉样假说的潮流逐渐逆转。

的确,寻找阿尔茨海默病的"灵丹妙药"的努力仍在继续,其中大多数仍靶向淀粉样蛋白。淀粉样蛋白在大脑中的聚集是阿洛伊斯·阿尔茨海默(Alois Alzheimer)博士在 20 世纪初最初注意到的第一个特征。最近有一个不幸有害的例子,试图开发针对 *BACE1*(β 位点 APP 裂解酶- 1)基因的药物,以期限制淀粉样蛋白的产生。这些尝试的疗法在降低大脑中的淀粉样蛋白方面非常成功,但这对患者的认知有任何好处吗? 没有。事实上,由于这种无效性和患者安全问题,多项试验都被提前终止。[13] 一项针对 *BACE1* 的药物 Verubecestat 的临床试验显示,脑脊液中的淀粉样蛋白减少了 80%,同时 PET 扫描检测到的斑块也有适度减少。但是,当人们发现这些减少并没有对认知产生任何有益影响时,这项试验就提前终止了。这种药物似乎导致了患者脑容量的小幅下降,而那些早期阿尔茨海默病患者的认知症状实际上似乎正在恶化。[14] 然而值得注意的是,在经历了所有这些失败之后,开发更多 *BACE1* 靶向疗法的努力仍在进行中。[15]

直到 2021 年,美国 FDA 才批准了一种名为 aducanumab 的靶向淀粉样蛋白的新型单克隆抗体,该抗体由马萨诸塞州 Biogen 开发,并以 Aduhelm 品牌销售。可以说,这一批准是一个有争议的决定。咨询委员会的 11 位科学家都没有投票批准这种药物,理由是缺乏疗效证据。[16] FDA 采取了极不寻常的行动,推翻了委员会中科学家的建议,继续批准,理由是,虽然该药物对认知没有显著影响,但至少它减少了淀粉样斑块。

您可能倾向于通过无良资本主义的视角来看待这一系列事件——开发新药来阻止脑斑块累积可以赚钱,即使这些药物对任何人都不太有效,对于许多患有阿尔茨海默病的人来说根本无效。这是一个合理的怀疑。获批的消息传出后，Biogen 公司的市值在股市飙升了 500 亿美元，这种药物的价格已定为每位患者每年 56 000 美元。但为什么 FDA 会关心 Biogen 的股价呢？即使知道它不太可能帮助大多数阿尔茨海默病患者，甚至认识到它对于许多患者来说成本高昂，但一些患者倡导团体仍强烈要求其获得批准，迫切希望能得到任何可能的帮助。Biogen 和 FDA 官员可能只是对该疾病患者或照顾该疾病患者的社区的疯狂呼声做出回应。

无论您如何看待这种情况，有一件事是无可辩驳的：这种药物对绝大多数阿尔茨海默病患者一点帮助也没有。尽管有很多相反的证据，人们依然坚信减少淀粉样蛋白一定有助于减少阿尔茨海默病，因为许多研究人员长期以来都如此确定淀粉样蛋白一定是罪魁祸首。但是，正如人们常说的一句被怀疑出自马克·吐温的民间智慧之言："让您陷入困境的不是无知，而是看似正确的谬误。"[17] 寻找针对淀粉样蛋白斑块的新方法是在灯下寻找钥匙的另一个例子，因为只有那里有光。

重新评估淀粉样蛋白与阿尔茨海默病的联系

是的，淀粉样蛋白和阿尔茨海默病之间的关联非常强大。但我们现在相信的是，淀粉样蛋白主要是大脑为了促进新的突触形成而触发的一种补偿机制。[18] 它的主要功能似乎是在代谢衰竭引发神经元死亡的级联反应后，帮助维持认知能力。

为了理解它是如何工作的，我们需要回到我们在第六章中讨论过的原理——活动依赖的突触可塑性的赫布学习理论，该理论认为"共同激活的神经元成为联合"。在这个神经元随时间而自我连接的模型中，总是需要在突触放电过少和过多之间进行权衡。如果背景放电太少,相关性可能不足以诱导新的大脑连接。但如果背景突触放电过多,随机噪声就会淹没信号,无法形成正确的连接。因此,为了实现有效地进行信息编码,神经元的放电速率需要保持在一定的"恰到好处"的活动水平内。这就是淀粉样蛋白的作用。[19]当突触死亡,大脑会分泌淀粉样蛋白,因为它会在系统中引起刚好够多的背景"噪声",以使新生的突触"离开替补席",从而为赫布连接和更强的突触连接创造机会。因此,淀粉样蛋白是一种非常好的生物标志物,它表明存在影响认知的潜在问题。但这是一个蹩脚的药物靶点,因为您攻击的是一种反应,而不是疾病。磷酸化 tau 蛋白是阿尔茨海默病研究领域深入研究的另一种分子,也可能在很大程度上与相同的潜在代谢机制有关,因为 tau 蛋白是神经元代谢衰竭的生物标志物。[20]

让我们把这些片段放在一起(图 8.1)。在这个概念中,随着我们年龄的增长,最脆弱的神经元会因无法满足其能量需求而代谢衰竭,并最终死亡。这导致剩余的神经元为了维持认知功能而面临更大的代谢需求。更重要的是,这些剩余的神经元必须清除周围死亡细胞的

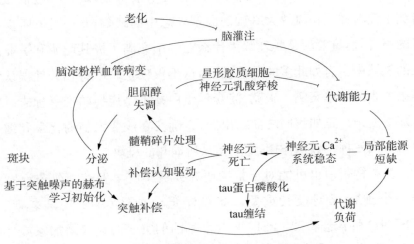

图 8.1　导致阿尔茨海默病的中枢机制示意图

残骸,尤其是被以前细胞隔离的胆固醇。现在,想象一下,如果您所在城市的每个房主都决定清理阁楼和地下室,并同时将垃圾放在路边等待收集,会发生什么。垃圾收集服务很快就会不堪重负。

这就是阿尔茨海默病患者大脑中发生的情况。这种超负荷的胆固醇碎片处理导致胆固醇水平升高,损害了协调能量支持的反馈回路,并使剩余细胞更难满足其能量需求。这种能量负担的增加会导致下一个最脆弱的细胞在代谢衰竭中死亡,产生更多的碎片,并导致更多的胆固醇失衡,形成恶性循环,最终出现我们中太多人都知道和厌恶的许多阿尔茨海默病症状。

就像任何科学领域的情况一样,总是有不同的声音和个别科学家对问题的看法与主流不同。我们的研究并不是对阿尔茨海默病研究的淀粉样蛋白核心观点的第一次批判,而淀粉样蛋白在过去几十年里一直占据主导地位。俄罗斯科学院的阿列克谢·霍迪诺夫(Alexei Khoudinov)是早期的重要先驱。他在 2004 年和 2005 年的两篇重要论文中指出,淀粉样斑块远非阿尔茨海默病的病因,而是一种与胆固醇稳态相关的保护机制。[21] 不过,尽管现在看来很明显,研究界应该已经看到了淀粉样蛋白斑块为基础的固定观念中的缺陷,并一直倾听反对者的声音,但重要的是要理解为什么在一个充满了极其聪明和敬业的人的领域中会有如此多的共识,因为这不仅仅是一个将相关性误认为因果关系的简单案例。毕竟,淀粉样蛋白并不是疾病的唯一标志。它比那更复杂。正如我们之前指出的,它确实在改变大脑的化学和细胞网络方面发挥了致病作用,而不是众所周知的斑块。

淀粉样蛋白也可能对于帮助研究人员了解早发性阿尔茨海默病的一个独特亚型极其重要。淀粉样蛋白前体(APP)、早老素-1(PSEN1)和早老素-2(PSEN2)3 个基因的突变会显著增加家族性早发性阿尔茨海默病的患病风险,这种疾病被定义为 65 岁之前的阿尔茨海默病,在某些情况下会导致提前几十年出现痴呆。[22] 这些突变都对突触丧失相关的淀粉样蛋白补偿性分泌率有显著影响。因此,虽然我们不认为淀粉样斑块的形成是阿尔茨海默病的主要原因,但我们确实注意到,淀粉样蛋白诱导的突触放电率较高确实会消耗能量,这当然是我们对这种疾病起源的另一种观点的核心部分。

淀粉样蛋白诱导的突触活动增加,下游出现的一个最大问题是代谢负荷增加导致海马体过度活跃。本质上,它会"过热",而这种在学习和记忆中起主要作用的复杂大脑结构会燃烧殆尽。在向阿尔茨海默病演变的过程中,大脑功能的第一个缺陷就出现了。事实上,这个过程引发的能量消耗速率显著上升,以至于当我们把这种更高的能量消耗速度纳入我们的模型时,看到了让我们大吃一惊的事情:当给予这些基因突变时,我们的一千万个数字孪生死于阿尔茨海默病的年龄提前了几十年,提前到了三四十岁,正如临床所见(图 8.2)。在阿尔茨海默病的正常进展中起主要作用的相似的中枢机制也可以解释这种疾病的早发病例。

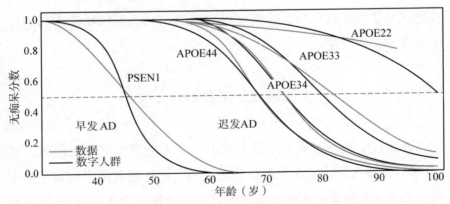

图 8.2 模型预测可以高度准确地捕捉人们患阿尔茨海默病的不同年龄并将其作为基因型的函数

其他重要的阿尔茨海默病遗传学研究也可以根据它们如何影响核心代谢机制来解释。例如,近年来阿尔茨海默病领域研究的最有趣的基因之一是 *TREM2*。众所周知,该基因和许多已识别的突变体与小胶质细胞吞噬作用相关,即中枢神经系统中的特殊细胞检测和破坏细菌的过程。然而,当与另外两个阿尔茨海默病相关基因 *APOE* 和 *ABCA1* 结合时,*TREM2* 有助于赋予小胶质细胞感知和卸载过量胆固醇的能力——正如我们之前指出的,这是神经细胞死亡后出现的一个关键挑战。相反,*TREM2* 活性受损会导致功能失调的小胶质细胞无法有效地处理由死亡或濒死神经周围绝缘鞘的碎片组成的髓鞘碎片。[23]

在一种功能灵活性的出色表现中,当小胶质细胞不堪重负时,大脑能够使星形胶质细胞(提供支持的非神经元脑细胞)适应这种情况,以帮助清除功能,这是小胶质细胞的本来功能。但是,当星形胶质细胞试图补偿被堆积碎片损害的小胶质细胞时,过量的胆固醇会损害代谢支持,进一步加速疾病的进展。[24] 因此,再一次证明,参与各种生物过程的基因看似具有多种不同效应,但它们在大脑用来维持健康的同一基本过程中是相互联系的。这是理解疾病的综合系统和科学驱动的全面健康方法的精髓。

用血液来了解我们的大脑

有数百个额外的基因变异会增加一个人患阿尔茨海默病的多基因风险,需要大量的工作才能在新兴模型下对这些基因中的每一个定位。并且还需要来自不同大脑状态的大量数据。幸运的是,劳拉·希思(Laura Heath)正在负责这个项目。您找不到比她更适合这项工作的人了。希斯是 ISB 胡德-普赖斯系统生物医学实验室的高级科学家,也是一位公共卫生遗传学家,在流行病学、基因组学、生物信息学、生物伦理学和复杂数据集分析方面拥有丰富的专业知识。她利用 Arivale 数据所取得的成果令人鼓舞。她正在通过观察 Arivale 人群中所有已知的阿尔茨海默病相关基因突变体的血液分析物中遗传风险的表现,以寻找高风险但没有症状显现的个体的生物学线索。此类努力通常始于校准行为。首先,希思证实了这一发现:携带 APOE4 的人血液中 LDL 胆固醇水平往往较高。她还能够展示这种关联在不同年龄阶段的动态变化。但胆固醇只是与阿尔茨海默病相关的一种潜在标志物,希思还发现了大约 24 种其他蛋白质和代谢物被阿尔茨海默病相关基因改变。她注意到这些基因变异对血液的影响在男性和女性之间是不同的。这可能为解释为什么女性患阿尔茨海默病的比例比男性高得多提供了依据。

希思的工作使我们能够在具有不同基因组学和表型组学构成的患者中寻找和识别更多这些早期指标,从而指出早期干预的多种潜在途径。然而,值得注意的是,所有信号中最强的仍然是 APOE4 与血液胆固醇升高之间的关联。这再次指向了我们在本章中描述的核心机制。

这种阿尔茨海默病核心模型的另一个证据来自可能涉及胆固醇运输关键机制药物的影响:他汀类降脂药物,尤其是亲脂性他汀类药物,它们对脂肪有亲和力,可以更容易地通过血脑屏障,这是一种半透性细胞层,使循环血液中的许多化学物质远离我们的神经元。

为了调查大脑健康与这些类型的他汀类药物(常用品牌包括 Zocor、Lipitor 和 Altoprev 等)之间的关系,加利福尼亚大学洛杉矶分校的丹尼尔·西尔弗曼(Daniel Silverman)领导的一个研究小组跟踪了 300 名患有轻度认知障碍(痴呆的第一个临床症状)的老年人的健康轨迹长达 8 年。那些使用亲脂性他汀类药物的人在 8 年内患痴呆的可能性是其他人的两倍多。[25]

这项研究中真正引起我们注意的是 PET 扫描,它有助于阐明在阿尔茨海默病进展过程中最早死亡的大脑区域。我们和其他研究人员发现,这些区域最受"代谢减退"(也称为新陈代谢缓慢或迟缓)的影响,通常会因破坏 APOE4 变异个体的胆固醇稳态而受到损害。[26] 然而,从某种程度上来说,这项研究一开始似乎与我们关于阿尔茨海默病进展的新假设不一致:在靶向胆固醇的过程中,亲脂性他汀类药物实际上可能有望在减少痴呆方面发挥有益作用。事实上,之前的研究表明亲脂性他汀类药物可能与阿尔茨海默病发病率降低有关。[27] 那么,这到底是怎么回事呢?

这就是在互联网上进行研究和深度科学之间的区别。标题并不总是有用的。即使是写得很好的研究摘要,对研究范围和结果的必然删节描述,也可能导致读者得出不正确的结论和关联。这并不是任何故意的欺骗行为,甚至不是因为读者"不够聪明"而无法理解。两位具有密切共享专业知识的科学家可以阅读相同的摘要,并就其含义得出截然不同的结论。当我们试图将新的研究成果应用于我们对世界的理解时,最重要的往往不是一项研究声称要展示什么,而是它是如何进行的。有哪些纳入标准?有哪些数据?数字是怎么计算出来的?

在这种情况下,一个非常重要的因素是那些被招募参加这项研究的参与者已经进入轻度认知障碍,这被定义为部分记忆丧失或其他认知特征,但他们的整体认知能力仍足以在日常生活中独立自主。[28] 因此,认知能力的向下级联已经开始了。

当我们将看似相互矛盾的论文中的数据纳入我们的模型,然后模拟亲脂性他汀类药物对 1 000 万数字孪生的已知靶点的影响时,出现了一个至关重要的微妙之处。在已经进入某种程度的认知障碍的数字孪生患者中——那些已经离开演变状态并且现在处于疾病状态的人,即使只是"轻度"——我们的结果与加州大学洛杉矶分校团队的结果是一致的。亲脂性他汀类药物与痴呆恶化的速度加快有关。但是，在轻度认知障碍之前，通常是在五六十岁的时候，服用亲脂性他汀类药物在我们的数字孪生患者中与轻度认知障碍的发作延迟相关，随后在生命后期从轻度认知障碍到完全认知障碍急剧恶化。从本质上讲，亲脂性他汀类药物的使用改变了整个生命过程中"认知曲线"的形状，使人在更长的时间内拥有更充分的认知能力，但一旦达到轻度认知障碍，最终陷入痴呆的时间会更急、更短。

这并不是每个人都会以同样的角度看待的权衡——长期结果仍然令人恐惧——但我们认为这是很多人都非常希望作出的选择。它还可能对医疗保健成本产生巨大影响，因为多年甚至数十年的阿尔茨海默病患者护理会给个人、家庭和社会带来巨大损失，仅在美国，每年的费用预计高达 5 000 亿美元。

阿尔茨海默病研究的新方向

未来几年，对抗阿尔茨海默病有一条明确且充满希望的道路，可以让这个日益缺乏希望的研究和医疗领域恢复乐观情绪。这条道路使用系统生物学的强大工具来分析和理解在阿尔茨海默病的演变和进展阶段受到影响的生物网络。为此，我们针对阿尔茨海默病早期阶段的个体启动了多项临床试验。这些前瞻性随机对照试验由 ISB 实验室的高级研究科学家贾里德·罗奇(Jared Roach)牵头，是转化医学研究证据的黄金标准。在这些试验中，我们选择了刚刚开始表现出向阿尔茨海默病或其他形式痴呆转变证据的老年人，并进行深度表型测量以获得解释关键健康和疾病演变的血液生物标志物。然后，这些生物标志物可用于大规模人群筛查，以在症状出现之前识别出疾病发作个体。随着时间的推移，对个体数据云的分析将有助于识别和定义阿尔茨海默病的不同病因和亚型。最重要的是,这些数据将使我们能够确定基于数据的多模式干预策略,以实现个性化护理和疾病逆转。我们相信这样的策略将广泛适用,而不仅仅适用于某些碰巧对某种特定治疗有反应的人。通过个性化的多模式治疗的可能性,我们的目标是用适合每个人的方式帮助每一个有这种疾病风险的人。

这听起来是不是一个非常大胆的愿景?是的,确实如此。我们需要令人信服的临床试验来支持这种多模式方法。在这方面,我们很幸运,总部位于西雅图的普罗维登斯圣约瑟夫医疗系统有一位高管迈克·巴特勒(Mike Butler),他对我们的事业表示理解,他自己的家庭也经历过阿尔茨海默病的悲剧。由于他的领导,普罗维登斯愿意提供800万美元来启动多模式治疗临床试验。截至撰写本文时,我们正在进行两项多模式阿尔茨海默病临床试验和一项观察性研究。

我们的两项试验中的第一项是阿尔茨海默病认知辅导(Coaching for Cognition in Alzheimer's,COCOA),是与威廉·尚克尔(William Shankle)和加利福尼亚州橙县霍格医院合作进行的。COCOA旨在评估在常规阿尔茨海默病治疗中添加多模式行为生活方式指导的有效性。这些指导干预措施是通过与 Arivale 获得的数据类似的多组学深度表型测量数据来指导的。干预措施包括 BrainHQ 提供的饮食、锻炼和认知训练。

第二项试验,环境变量、运动、营养训练干预优化神经认知的精准推荐(Precision Recommendations for Environmental Variables, Exercise, Nutrition Training Intervention to Optimize Neurocognition,PREVENTION),正在与太平洋脑健康中心(普罗维登斯圣约瑟夫健康位于圣莫尼卡的附属机构)合作进行。[29] PREVENTION 是由包括大卫·梅里尔(David Merrill)、贾雷德·罗奇(Jared Roach)和詹妮弗·布拉曼(Jennifer Bramen)在内的一组医生和科学家领导的。与

COCOA 一样，PREVENTION 重点关注患有轻度认知障碍的人群，并寻求评估数据驱动的多模式治疗方法（包括生活方式指导）的功效。PREVENTION 旨在验证和确认 COCOA 的研究结果，并专门研究对已确认大脑中存在淀粉样蛋白等病理生理学个体的多模式干预措施。它包括健康指导、饮食咨询、由经过认证的私人教练组织的团体认知和体育锻炼课程，以及基于计算机的神经认知训练。一个目标是评估这种多模式干预对患者认知的影响。另一个目标是在患者中生成密集、动态的数据云，以寻找证据来区分那些从治疗中明显受益和那些没有受益的人之间的差异线索。

最后，我们正在与一个由玛丽·凯·罗斯博士协调的医生网络合作，她是一位顶尖的脑健康医生，现任 Thorne HealthTech 公司首席医疗官。我们正在进行一项观察性研究，以追踪所有得到许可的患者以及其他一些前沿脑健康实践的患者的临床结果，以便我们能够对参与这些多模式疗法的每个人的轨迹进行恰当的评估，并评估我们的阿尔茨海默病计算模型的数字孪生模拟在评估个体患者疗效时的预测能力。通过分析所有患者的去标识化数据，而不仅仅关注结果良好的病例，我们将能够评估该计划相对于典型规范疗法的有效性。反过来，通过这项工作创建的深层表型测量数据将提供反馈，使我们能够完善这些有价值的个性化方法，为罗斯博士提供更多工具来帮助她的患者。

通过 Thorne HealthTech，我们还与 6 名医生开展了一项试点计划，以获取有关大脑健康计划设计的反馈，该计划由大脑稳态的动态模型和概括了以健康为基础的疾病预防知识现状的人工智能系统提供信息。我们的最终目标是创建一个广泛的医生网络，他们将这些方法应用于临床实践，并通过去标识化数据共享，使我们能够跟踪进展，确定该计划的哪些部分最有效，并将重点放在让预防方法尽可能有效和经济上。这些合作还将让我们了解医生如何更有效地治疗个体阿尔茨海默病患者。

我们正在进行的最后一个项目，是对五六十岁的阿尔茨海默病高风险且没有显示出任何临床症状的人群进行基因组/表型组分析。我们的想法是找到可以监测健康到疾病演变的血液生物标志物，这些标志物通常可以在疾病被发现之前长达十年或更长时间内检测到，以便启动"预防性"多模式策略来预防临床疾病。这些倡议是通过科学驱动的全面健康和可扩展的预测性、预防性、个性化和参与性的努力来应对慢性疾病的先锋。

这一切都需要时间。但并不意味着我们应该等待而不对阿尔茨海默病采取行动。我们不需要对患者及其家属进行临床验证，就可以采取多模式脑健康医生、FINGER 试验和简单常识所推荐的各种措施。这些建议中有许多是直接的、安全的、有文献支持的，而且它们通常涉及与大多数有益结果相一致的活动。让我们面对现实吧：没有什么可失去的。药物对阿尔茨海默病患者不起作用，并使他们付出高昂的代价，即使是最常用的处方药物也几乎没有什么好处，而且有很多有害的副作用。

阿尔茨海默病是其他疾病的典范

我们能否在有生之年大幅减少阿尔茨海默病的危害？我们相信可以做到。我们越早在医学史上达到这一重要时刻越好。战胜痴呆将减轻巨大的痛苦和折磨。但这还不是全部。我们认为我们在阿尔茨海默病方面的工作可以成为思考其他慢性疾病的典范。越来越多的迹象表明，其他神经退行性疾病（如 ALS、额颞叶痴呆和至少一种帕金森病）也可能对适应性多模式治疗有所回报。这是一个令人兴奋的有待探索的领域，也是为什么我们告诉汤姆·帕特森说阿尔茨海默病将是他与我们最先合作的一个积极的目标。

从某种程度上看，这一切都是有道理的。大多数疾病是由生活方式选择、激素波动和环境毒素引发的。许多疾病都有不同的路径（被称为亚型）可以达到疾病的末期。每种疾病肯定都需要自己独特的多模式治疗策略。当我们确定对某一种疾病有效的干预措施时，我们很可能会发现对其他疾病也有效的干预措施。为了使这些措施有效，我们必须从根本上改变我们的医疗方式。我们必须关注健康，警惕地筛查健康到疾病的演变，并找出可以在最早的演变点（远早于传统症状出现之前）逆转疾病的治疗方法。

我们还有很长的路要走。但是，我们已经在一条几乎一无所获的道路上走了很长一段路。踏上新征程的前景应该让我们重新找到使命感。希望在不久的将来，不再有更多的瓦莱丽遭受 17 年心智逐渐衰退的折磨。

翻译：罗叶方新　丁国徽　邓仁丽

审校：刘　晗　田　强

第九章　处于转折点的癌症

新范式如何引领癌症终结

　　1971年，理查德·尼克松总统发起了一场"抗癌战争"，目标是在美国建国两百周年前消灭癌症。他提出癌症可以在5年内治愈。现在听起来很荒谬，但在美国成功消灭小儿麻痹症和将人类送上月球之后，这样一个雄心勃勃的目标一定看起来是可以实现的。50年过去了，癌症仍然是美国和世界大部分地区的"头号杀手"之一。截至2019年，美国74岁以下人群患癌症的风险为20%。[1]几乎我们每个人都有过朋友或家人死于癌症的经历。

　　这并不是说我们没有取得一些成功。儿童癌症的存活率比20世纪70年代显著提高，部分原因是化疗对年轻人更有效。近几十年来，多项研究揭示了吸烟和疾病的关联，人们更有效地预防和控制了吸烟行为，这是肺癌发病率大幅下降的主要原因。肺癌死亡率降低的幅度超过其他任何疾病，这证明了发现疾病发生原因和实施预防措施的作用。

　　然而，就癌症的总体发病率和死亡率而言，尤其是把肺癌排除在外时，情况并不乐观。20世纪主流的以单一药物、单一靶点为中心的治疗范式并没有给癌症治疗带来显著改善。因此，虽然寿命总体上正在改善，但这些改善是逐步发生的。从2001年到2017年，男性癌症死亡率每年下降 1.8％,女性下降 1.4％,而"发病率在男性中保持平稳,而在女性中略有增加。"[2] 我们可以而且必须做得更好。

癌症治疗的残忍性显然要从化疗说起,因为化疗利用了我们对癌症的最基础的认识,就是它们生长得很快。化疗的目的是杀死所有快速生长的细胞,在拯救患者的过程中开展一场致命的竞赛。附带损害可能是巨大的。当我们杀死所有快速生长的细胞时,我们的头发会脱落,肠道内壁会被破坏,导致严重的恶心,有些患者形容这比癌症本身还要糟糕。更糟糕的是,化疗并不能非常有效地杀死癌细胞,因此复发一直是个棘手的问题。

阿兹拉·拉扎(Azra Raza)是哥伦比亚大学的医生和研究员,一生都在与急性髓系白血病作斗争,她在她的著作《第一个细胞——人类与癌症斗争的代价》(*The First Cell-And the Human Costs of Pursuing Cancer to the Last*)中描绘了癌症治疗"可怕的毒性"的凄凉而感人的画面。"手术、化疗和放疗方案——这种用割、毒和烧的癌症治疗方法——虽然略有变化但没有本质改变。如果我们总是要问自己,是癌症本身还是我们开出的治疗方案会杀死患者,那我们提供的解决方案又有多好呢?"她指出,人们总是"保持乐观",就好像说出癌症患者的剧烈疼痛和痛苦是一种罪过。

我们不想诋毁过去半个世纪在这场所谓的"抗癌战争"中所做的工作或所挽救的生命。但我们真的能说这场战争取得了成功吗?我们不这么认为,而且不止我们这么觉得。[3] 因此,当巴拉克·奥巴马总统和乔·拜登副总统在 2016 年呼吁开展"癌症登月计划"时,医学界的许多人只是耸耸肩不以为然。2021 年拜登总统再次发出这一呼吁时,情况也是如此。

我们相信现在是停止无动于衷的时候了。

极其多样化的癌症世界

我们倾向于用单数来谈论癌症,但这并不完全正确。正确的思考方式是用复数形式,因为癌症具有高度异质性,因人而异、因组织而异,甚至同一肿瘤组织内细胞间也有差异。虽然肯定有共同的特征,但每种癌症都是不同的,由一组独特的基因突变和环境因素驱动。这是我们看到靶向治疗对不同患者的效果截然不同的关键原因之一。

文字很重要。它们构建了我们的思维,将我们局限在固有的概念中。传统上,"癌症"一词前面会有一个描述组织起源的词,如"肺癌""乳腺癌""皮肤癌""结肠癌"。但这也是一种错误的思维方式。因为事情从哪里起源往往远没有它起源的方式重要,而癌症是细胞在自然生命过程中基因突变的结果。

EGFR 基因可能发生突变,该基因编码受体蛋白,在细胞膜内外形成连接点。*BRAF* 基因也可能发生突变,该基因编码一种将化学信号传递至细胞核的蛋白质。*KRAS* 突变会影响一个在细胞信号通路中发挥重要作用的基因。所有这些类型的突变都可能发生在乳腺组织、肺部组织、结肠组织等,基于特定患者的突变组合确定适当干预措施比考虑肿瘤的组织类型更有意义。

直到最近,知道癌症的位置相对容易,但了解癌症是如何开始的则困难得多。如今,测序技术的进步使通过肿瘤和患者基线基因组准确识别肿瘤特定突变成为可能。单细胞分析甚至可以向我们展示传统认为的"单个肿瘤"中存在不同类型的突变。肿瘤具有巨大的细胞异质性。这是考虑疗法时的一个关键点。

知道肿瘤的位置很重要,但仅根据肿瘤的位置来治疗癌症就像根据邮政编码来修理房屋一样。在一个以镀锌钢管为共同特征的老式住宅区里,任何一户人家的水管都有可能需要彻底检修。但在您进入任何一户人家之前,您都无法确定最迫切需要维修的是管道、电力、屋顶还是其他东西,或者很可能是多种问题的组合。正如我们会根据每个房屋的具体情况来评估一样,我们也应该根据每种癌症的突变谱对其进行研究,不管它在身体哪个部分。这就是精准医学开始实施的方法。

大多数癌症中存在许多突变,很难确定哪些突变真正驱动了肿瘤生长。对于那些受突变产生的蛋白驱动的肿瘤,药物可以阻断其活性并"精准地"灭杀肿瘤。这被称为精准癌症医学。有趣的是,来自不同组织的肿瘤有时可能共享相同的驱动突变,因此可以通过同一种药物有效治疗。在某些情况下,可能会出现惊人的(尽管通常是短暂的)效果,导致肿瘤明显消失。然而,精准癌症医学有两个主要局限性。首先,当肿瘤再次出现时,通常是一年之内,它比以前更耐药。[4] 其次,这些药物是基于抗体的,价格昂贵,通常每年的费用超过 10 万美元。虽然它们更具针对性,因而比化疗副作用更小,但也并非没有风险,包括高血压、出血、伤口愈合不良、血栓和肾损伤。这让患者面临一个艰难的选择:花费毕生积蓄也许能多活一年,但通常生活质量严重受损,还是顺其自然?

原发性癌症存在的时间越长,它越可能成为多个突变驱动和疾病扰动网络的组合,治愈也就越困难。ISB 的研究人员与美国癌症研究所的特里·范·戴克(Terry Van Dyke)博士合作,研究了小鼠脑肿瘤移植从发生到终末期的整个过程,结果显示 8 周时间内疾病扰动网络数量从 0 增加到 18 个。[5] 在大多数临床诊断确定时,肿瘤已经变得复杂、广泛,并且对许多疗法都有耐药性——因为一种疗法可能对一个疾病扰动网络有效,但不一定对另一个网络有效。

只有通过将系统方法应用于医学研究和医疗护理,我们才有希望破译疾病的病理生理学，并根据分子亚型将癌症分层，从而开发个性化的癌症疗法。值得庆幸的是，这项工作已经开始，而且医学界对它的接受程度与日俱增。目前，美国几乎所有主要的学术医学中心都设有个性化或精准医学中心，包括杜克大学、约翰霍普金斯大学、哥伦比亚大学、威尔康奈尔医学院、宾夕法尼亚大学、哈佛大学、斯坦福大学等。不仅如此，在欧洲、俄罗斯、日本、韩国和中国的顶级医疗中心也设立了这样的中心。最近朝着正确方向迈出的一个重要步骤是使用联合治疗，这种疗法是由每个人驱动疾病的独特因素决定的，这与革命性地改变了 HIV 治疗的三药联合疗法类似，联合治疗比其中任何一种药物单独使用都更有效。（值得注意的是，放弃制药公司、保险公司和许多医生所青睐的单一药物治疗模式的想法受到了极大的抵制。患者本身进行了大量的社会活动，才让三联疗法成为 HIV 治疗的标准。）[6]

随着对每个患者的癌症诱因日益全面的了解，有些癌症可以通过联合疗法（混合化学、放射和免疫制剂）来治疗，以取得最佳疗效。挑战是多方面的，但有两个因素至关重要：选择正确的治疗方案和剂量组合，并在正确的时间进行治疗。如今，我们已开始在这两方面取得成功。

以全反式视黄酸和三氧化二砷的使用为例，它们已被证明对于治疗急性早幼粒细胞白血病（acute promyelocytic leukemia, APL）非常有效。[7] 这种强大的组合疗法已将一种最致命的白血病转变为一种可治愈的疾病，存活率高达 90%。未来几年，APL 将变得更加容易治疗，因为个人数据云可以更清晰地了解高风险人群，并且先进的筛查工具可以提供更简单、更快和更便宜的方法来搜索和识别该疾病及其病前状态演变的多种标志物。就在几年前，即使是世界上最有远见的癌症医生也无法帮助那些高风险人群，甚至无法在症状出现之前知道谁是高风险的，但医生现在可以更好地了解每个患者的风险状况。一些人利用这些知识来寻找演变时期出现的信号,而不是等待出现明显的疾病迹象。匈牙利研究人员报道了一种令人兴奋的方法,使用无线电探测器来检测血细胞大小和形状的微小变化,这可能会预防许多疾病,这是这些创新变革在美国外的一个例子。[8]

　　我们认为,这才是真正的 21 世纪的癌症治疗方法——从预测和预防开始。但在此之前,让我们先谈谈现在,因为还有另一个巨大的治疗创新的领域已成为新希望的源泉,而且它正在我们眼前发生。

免疫治疗的前景

　　癌症免疫治疗利用了人体的一种生理功能——免疫,我们长期以来了解并试图利用免疫系统,但未能充分利用其潜力。大多数癌细胞通常会被我们的免疫系统清除,免疫系统的基本作用是区分自身细胞和抗原。肿瘤、病毒和细菌上的毒素或其他外来物质都可能作为抗原,激活体内的免疫反应。

　　T 细胞和 B 细胞是免疫系统的基本组成部分,在抵御外来入侵者方面发挥着重要作用。人体内有数十亿个这样的白细胞。每个 T 细胞或 B 细胞表达一种分子受体,负责识别一种外来分子模式,被编程为监控单一类型的入侵者。所有 T 细胞和 B 细胞表达出数百万种不同的受体,使它们几乎能够探测所有的外来分子模式或抗原。当这些细胞识别到外来模式时,它们会触发特定类型免疫细胞的分裂和克隆扩增,从而杀死外来入侵者。这个过程对于清除恶性突变非常有效,以至于在大多数情况下,我们从未看到过或感觉到这些突变。它们变异得足够快以引起我们细胞哨兵的注意,一场小规模的战斗过后,癌症就被消灭了。

　　然而,偶尔情况也并非如此。突变细胞设法逃避检测或解决了哨兵。它会不断分裂,开始很小的问题很快就会失控。很快,我们就会面临全面暴发、危及生命的肿瘤。

免疫治疗可以被视为"训练"哨兵 T 细胞和 B 细胞,帮助它们更好地识别和对抗入侵细胞。如果这听起来有点像疫苗接种背后的基本原理,那是有道理的。免疫肿瘤学先驱劳埃德·奥尔德(Lloyd Old)早在 1977 年就指出"癌细胞有区别于正常细胞的独特之处"。[9] 当时,奥尔德还不知道这种独特性是什么,但在接下来的半个世纪里,研究人员开始发现癌细胞为躲避免疫攻击而使用的一些诡计。有时,癌细胞会通过基因变异掩盖其外表,使免疫系统无法发现它们。其他时候,癌细胞会形成蛋白质屏障,关闭免疫细胞或让它们劫持并隐藏在周围健康细胞的后面。

研究人员花了很长时间才了解这些策略,又花了很多年才找到对付它们的方法。接下来是同样具有挑战性的任务,那就是推翻根深蒂固的"割—毒—烧"是治疗癌症的最佳方法的观点。在过去的十年中,免疫治疗研究呈爆炸式增长,促使临床实践发生了巨大的变化。奥尔德曾预言,除了手术、化疗和放疗之外,还将出现第 4 类癌症疗法——免疫治疗,终于得以实现。[10]

免疫检查点疗法

在职业生涯的前 45 年里,李是一位分子免疫学家,致力于研究免疫细胞受体的基因结构。他深入研究了在免疫反应中产生数百万种不同 B 细胞受体的遗传机制,并且是最早分离 T 细胞受体基因和研究其多样性遗传机制的研究者之一。他也是最早分离出编码主要组织相容性复合体(major histocompatibility complex)受体基因的人之一,该复合体将抗原片段呈递给 T 细胞受体,使它们能够识别外来物。他还开发了一系列仪器,可以更有效地研究免疫应答。[11] 在这个过程中,他经常与免疫治疗的许多先驱交流,如詹姆斯·艾利森(James Allison)、本庶佑(Tasuku Honjo)、欧文·韦斯曼(Irv Weissman)和史蒂文·罗森伯格(Steven Rosenberg)。一个重大转折发生在 20 世纪 90 年代,当时在加州大学伯克利分校任职教授的艾利森观察到一种名为 CTLA4 的 T 细胞蛋白起着免疫"刹车"的作用,阻止免疫细胞对抗原(毒素和恶性外来细胞)产生反应。艾利森兴奋地想到:如果他能以某种方式松开刹车,就可能释放 T 细胞来消灭癌细胞。1996 年,他证明阻断这种"刹车"功能的抗 CTLA4 治疗可以治愈患有致命癌症的小鼠。[12]

大约在同一时间,由京都大学教授本庶佑领导的研究小组发现了另一种 T 细胞表面分子,也是一种免疫"刹车",后来被称为细胞程序性死亡蛋白 1,即 PD-1。顾名思义,这种分子在不同类型的 T 细胞中介导细胞死亡,即细胞凋亡,这一过程有助于完善免疫反应。本庶佑继续开发了一种可以阻断 PD-1 活性的抗体,并表明它也可以治愈小鼠中致命的癌症。[13]

这两项进展后来获得了 2018 年诺贝尔奖,催生了一种新型免疫疗法,现在被称为免疫检查点疗法,即用药物阻断蛋白质使免疫反应能够有效识别和攻击癌细胞。这种策略并不适用于所有癌症,但免疫检查点疗法的令人兴奋之处在于,当它起作用时,效果显著——它能对黑色素瘤、多发性骨髓瘤和肾细胞癌等难以治疗的癌症产生变革性影响。

另一种显示出巨大前景的免疫检查点疗法是抗 CD47 疗法。CD47 分子最早由斯坦福大学的欧文·韦斯曼在肿瘤细胞上发现。(李在蒙大拿州一所高中读高年级时认识了韦斯曼,从那时起他们就成了亲密的朋友,合作进行实验并共享蒙大拿州的一个度假牧场。)

抗 CD47 疗法靶向 CD47 分子,这种分子能够阻止巨噬细胞(人体自然免疫系统的成员）吞噬癌细胞。CD47可以被看作一种"不要吃我"的信号。2013年，韦斯曼和他的团队开发了一种抗体，可以阻断CD47的功能，并证实这种抗体使巨噬细胞能够吞噬多种类型的小鼠血液肿瘤细胞。[14] 他们的研究后来证明，许多类型的人类肿瘤细胞显示出类似的信号，可以通过抗CD47疗法来阻断。原则上，这种方法可能对多种癌症有效，因为它们中的大多数细胞表面都有CD47分子。这引发了一个有趣的可能性：当提供正确的信息时，免疫系统可以被训练来瞄准并杀死这些已被指示取下"不要吃我"标志的肿瘤细胞。韦斯曼已经在多种不同癌症中验证了这种方法，并创建了一家名为"Forty Seven"的公司，该公司已被制药公司吉利德（Gilead）收购，为许多不同类型的癌症提供了一种重要的新免疫学方法。

免疫检查点疗法并不是唯一有望改变我们治疗癌症能力的免疫疗法。另一种有前途的策略是过继性细胞疗法，即利用患者自身的免疫细胞来治疗癌症——要么"加速"其天然防御功能，要么编辑这种防御系统使细胞更有效地识别特定的突变肿瘤抗原。这种方法可以追溯到20世纪80年代，史蒂文·罗森伯格是李在约翰霍普金斯医学院学生时代的密友，他当时在美国国立卫生研究院癌症外科工作，他开创性地使用白细胞介素-2（IL-2）激素来扩增从肿瘤细胞中纯化出的T细胞。首先，他证明可以从小鼠肿瘤中提取出肿瘤浸润T细胞，进行扩增，然后回输给动物以摧毁肿瘤。然后，在1988年，罗森伯格报告说，他的实验室提取了来自癌症患者体内的T淋巴细胞，将其扩增后注入患者体内，这些"升级"后的白细胞开始摧毁转移性黑色素瘤。[15] 随后，他的实验室率先在人类中应用了这种过继性细胞疗法。每个患者都被给予了自己的扩增免疫细胞，以避免免疫排斥。这些疗法似乎对突变负荷高的肿瘤（有大量肿瘤突变）最有效，这通常发生在由环境致癌物引起的癌症中，例如暴露在太阳下引起的黑色素瘤或吸烟导致的肺癌。

近年来,罗森伯格在马里兰州贝塞斯达国家癌症研究所担任外科主任,并在健康科学统一服务大学和乔治华盛顿大学医学与健康科学学院担任外科教授。他和这些机构的合作者进一步证明了个体杀伤性T细胞受体的独特性质:这种细胞表面蛋白特异性识别和结合其自身的突变抗原。最近,他们对T细胞进行了改造,使其受体仅识别肿瘤自身的突变蛋白,从而杀死相应的肿瘤。[16]

ISB的主席吉姆·希思曾任加州理工学院特聘教授,是免疫治疗和化学领域的专家。吉姆对分析T细胞活性的问题很着迷,于是他转向微流控技术来研究单个个体的数千个T细胞中的40多个免疫相关蛋白,以更好地了解它们独特的免疫系统活性。一家衍生公司IsoPlexis采用了他开发的技术,目前正在对免疫疗法患者进行常规评估。吉姆还与诺贝尔奖获得者、免疫学家大卫·巴尔的摩(David Baltimore)以及同为医生的研究员安东尼·里巴斯(Antoni Ribas)合作,通过PACT Pharma公司开发个性化癌症疗法,即NeoTCR-T细胞疗法。这种方法专门针对每个患者的癌症抗原设计T细胞受体,在体外将其植入患者自己的T细胞中,然后将改造好的T细胞输回患者体内。它们特定的抗原模式可从内部识别和根除癌症。

这些疗法是为每位患者专门设计的,是个性化医疗的精髓,我们相信这也是未来的蓝图。

接下来的步骤包括对肿瘤和正常组织进行全基因组测序和RNA测序,以鉴定个体癌症中表达的所有突变。对这些突变有反应的自身白细胞可以被分离并扩增用于治疗。或者利用基因编辑技术如CRISPR-Cas9——埃玛纽埃勒·沙尔庞捷(Emmanuelle Charpentier)和詹妮弗·杜德纳(Jennifer Doudna)2020年因此技术获诺贝尔奖——设计合适的T细胞受体基因,从而产生超级T细胞杀手。过继性免疫疗法的未来充满令人振奋的可能。

为癌症接种疫苗

最后是治疗疫苗,在免疫治疗的背景下,用于对抗已存在的癌症而不是预防癌症。这些疫苗通常是患者特异的,可以用患者自身的肿瘤细胞制成。另外,它们也可以用癌症类型特异性的通用抗原制成,但在这种情况下,人们不得不担心由于正常细胞中可能也有通用抗原而引起自身免疫反应。迄今为止,癌症疫苗有着非常曲折的历史。

所有这些免疫系统再训练方法都充满危险,因为免疫系统必须保持持续的平衡状态。过少的干预可能会导致患者的身体被感染和肿瘤侵袭;过多的干预可能会导致自身免疫性疾病和其他慢性问题。免疫系统失衡可能会导致混乱。尽管如此,在短短几年内癌症免疫疗法取得的成果远远超过了几十年来其他的策略。

伦敦帝国理工学院的研究人员 2018 年在《肿瘤学前沿》(*Frontiers in Oncology*)上发表的一份报告展示了近期免疫治疗带来的进步。[17]该团队对不同的干预措施、临床实验和癌症进行了综合分析和比较。据估计,对于一些最难治疗的癌症,传统疗法的 5 年生存率不足 10%,但第一代现代免疫疗法(如抗 CTLA‑4 的 ipilimumab 和癌症治疗性疫苗 Sipuleucel‑T)将生存率提高到近 20%,而第二代免疫疗法(如抗 PD‑1 的 nivolumab 和 pembrolizumab,以及抗 PD‑L1 药物,如度伐鲁单抗和阿特珠单抗)使疗效翻倍,达到近 40%。对于一些癌症,联合免疫疗法已将 5 年生存率提高到了惊人的 70%。[18]当这种疗法辅以肿瘤测序、精确追踪以及对剂量、时间和疗程的严格控制时,生存率会更高。

考虑到过去几十年癌症治疗的进展缓慢,自 2015 年首次免疫治疗试验以来癌症治疗的进展之快简直令人震惊。而且我们在免疫治疗领域中可能只探索了一点点。免疫疗法的前景为癌症研究注入了新的活力。它还推动了新的癌症技术、战略和公司的发展。2017—2021年间,处于研发阶段的免疫肿瘤药物数量激增 233％,超过 4 700 种。[19]癌症研究所的一份报告指出,在 2017—2019 年间积极开展免疫疗法的学术和研究团体数量增加了 60％,促使美国 FDA 批准了 31 个新药。作者写道,"人们可以期待更多的改变范式的治疗方法问世。"[20]

当然是这样。这种增长的背后,是人们对我们在本书中一直呼吁的更加个性化的医疗保健有效性的新信心。免疫疗法是疾病系统治疗方法中最有前途和最广为接受的示例之一。它凸显了有时被称为"N＝1 药物"(对每位患者进行个性化治疗)的好处——这是癌症治疗乃至所有疾病治疗的一个强有力的新方向。

令人惊奇的是,还有另外 3 种癌症检测和治疗新方法:发现血液诊断生物标志物、部署新的数据驱动的临床试验,以及在癌症最早演变阶段检测并在临床症状表现之前逆转癌症的能力不断提升。这些方法体现了 P4 医学的前两个"P":预测(prediction)和预防(prevention)。

从血液中发现癌症

癌症诊断的生物标志物是一类水平(或波动)可以反映健康状况转变的分子。这些可能包括蛋白质、代谢物、脂质、肿瘤细胞死亡时释放到血液中的"细胞游离 DNA"片段,以及血液外泌体——通常从肿瘤细胞中剥离的小脂质囊泡,含有 RNA、蛋白质或其他可指示疾病位置的化学物质。生物标志物可以在血液、尿液、组织和肿瘤中发现,并可用于早期癌症检测,根据对疾病和治疗的可能反应将患者分组,并将肿瘤分为不同的亚型以进行适当的治疗。

有两种类型的组织产生最多的癌症生物标志物：肿瘤组织本身和血液。肿瘤（甚至是单个细胞）中特定的 mRNA 和蛋白质组可以帮助我们对肿瘤进行分类，并在某些情况下确定肿瘤是轻度还是恶性的。要从肿瘤中获取生物标志物，您必须知道恶性细胞的位置并进行活检。但这并不适用于血液。大多数人不认为血液是一种组织，但它确实是体内最普遍和最相互关联的组织，血液流过所有主要器官并以蛋白质、代谢物和信号分子的形式从中捕获信息。这些是我们之前在对Arivale 客户进行纵向表型组分析时讨论的一些内容。血液为健康、癌症以及许多其他病情提供了宝贵的窗口。

在某种程度上，这并不是什么新闻。长期以来，血液一直被认为对肿瘤学很重要，因为它使癌细胞能够扩散到远处的区域。这是早期肿瘤（局限且通常更容易治疗）变成可怕的转移性癌症（已扩散至全身且难以通过常规方法治疗）的主要途径。前列腺特异性抗原（PSA）和癌胚抗原（CEA）的血液筛查一直被医生用来分别诊断前列腺癌和卵巢癌，但两者都存在争议。[21] 单独使用 PSA 和 CEA 指示癌症进展或复发的效果一般，通常需要多个生物标志物的组合才能看到血液中的相关癌症特征。

一类引起关注的蛋白质是器官特异的血液蛋白质。这种方法刚刚开始应用于癌症诊断。组织之间的差异部分是由于组成它们的细胞由不同的基因编程，因此它们在不同丰度水平上表达不同的蛋白质。这使得识别仅在或主要在特定器官中表达的蛋白质成为可能。当一个人健康时，蛋白质的表达水平相对稳定。因此，血液中这些器官特异性蛋白质的数量变化可以提供重要的线索，指示疾病信号在体内哪个部位出现，以及癌症干扰了哪些生物网络。就癌症而言，对大量人群的器官特异性血液蛋白进行纵向深层表型分析可能发现疾病起源相关的信号。

Grail 公司最近在癌症生物标志物发现方面取得了显著进展。通过分析白细胞的表观遗传特征（整个基因组中胞嘧啶——DNA 的 C 碱基——的甲基化模式，可影响附近基因的表达），能够诊断大约 50 种不同的癌症。[22] 为了展示这一引人注目的发现的潜力，科技公司 Illumina 最近以 60 亿美元的价格收购了 Grail，他们的泛癌症早期检测方法（Galleri）已通过临床试验，现已上市。[23]

接下来让我们谈谈发现癌症蛋白质标志物的两种方法。

在数千名 Arivale 参与者中，我们观察到大约 35 例参与者从健康到癌症的演变。由于我们保存了疾病诊断前采集的血液样本，因此我们可以回过头来测量分析，寻找疾病潜在的征兆，用于帮助未来的患者。其中 10 人（包括 3 名被诊断为转移癌）有足够多时间点的数据，以便我们能更深入仔细地研究疾病演变过程。基于纵向随访的研究表明，早在临床诊断前两年，这 3 个转移癌患者的血液中 CEACAM5 蛋白质的含量升高，但其他 Arivale 参与者中都没有。[24] 这样显著的相关性不一定是癌症转移的原因，但它确实可以作为一种有趣的候选标志物，用于早期检测可能有转移风险的癌症，而且 CEACAM5 在许多转移者临床确诊后也会升高。在我们研究的 10 个癌症演变病例中，我们发现临床确诊前抽取的血液中的生物标志物与正常值相比有明显扰动变化。这表明我们有可能在癌症临床表现数年前，就预测到癌症从健康向疾病的演变，这一点我们将在下文中继续讨论。

血液生物标志物还可以帮助医生区分良性肿瘤和恶性肿瘤。在美国，每年有超过 300 万人检测出肺结节，虽然我们在成像、活检和支气管镜检查方面取得了长足的进步，但这些方法通常是昂贵的、侵入性的，还需要有经验的医疗人员，而且经常无法区分良性和恶性结节。如果能让诊断变得更容易和有效，那么花费数十亿美元的不必要手术和并发症就可以避免。

许多医生对数据密集型筛查持谨慎态度,部分原因是担心所谓的假阳性。如果血液检查表明可能存在问题,他们会怎么做呢? 许多女性接受了可能没有必要的侵入性乳房手术,许多男性也接受了本可以避免的前列腺切除术。同样,许多切除肺结节的手术,结果却发现结节是良性的。一种解决方案是缩小变异范围并进行辅助分析,旨在从区分良性生长和恶性肿瘤的血液生物标志物中剔除假阳性。在 ISB,我们与数据科学家和生物信息学专家保罗·基尔尼(Paul Kearney)合作,利用质谱技术从非常少量的血液样本中定量数百种蛋白质,找到了一组可以区分良性和恶性肺结节的血液蛋白质。该功能是通过一家衍生公司开发的,并将其应用于临床实践。[25]

我们使用了涉及多个步骤的系统方法来确定该生物标志物组。[26]我们需要选择一组与肺癌相关的蛋白质,并从中识别一些蛋白质来区分良性/恶性肺结节。根据对正常和癌症细胞表面蛋白以及肺细胞分泌蛋白的差异分析,我们从科学文献中确定了近 200 种可能与肺癌有关的血液蛋白。然后,我们对 72 名确诊为良性结节的患者和同等数量的确诊为恶性肿瘤的患者的血液中的这些蛋白质进行了量化。大约有 32 种蛋白质具有一定的区分能力,可用这个集合继续做系统分析。我们从这 32 种潜在有效的生物标志物中随机选择了一百万个由 10 种蛋白质组成的组合。

在最有希望的组合中,我们发现了 13 种"协同作用"的蛋白质,它们在恶性结节中出现的频率最高。其中 12 个蛋白质可映射到与肺癌相关的 3 个疾病扰动网络中,从而验证了这些血液生物标志物的相关性。临床验证显示阴性预测值为 94%。后来,这种检测方法被改进为双蛋白生物标志物组合,在进行这种区分时更加有效。[27] 这种相对便宜的生物标志物组可以避免假阳性引起的不必要外科手术。据估计,如果在全美范围内推行这一方法,每年避免因误报而进行不必要的肺部手术将为医疗保健系统节省多达 35 亿美元。[28] 这个肺癌血液筛查技术已作为 Biodesix 的 Nodify Lung 肺部检测产品应用于医院系统。我们应该如何衡量这一重要信息对避免侵入性手术及其可能引起的并发症所造成的人力成本呢？

我们与科尔尼咨询公司和诊断公司 Sera Prognostics 的首席科学家杰伊·博尼菲斯（Jay Boniface）合作，采用类似的方法帮助他们发现了早产的双标志物组，这只是生物标志物在临床中的数千种潜在用途之一。[29] 该标志物组使女性能够在怀孕 18～20 周时得知自己是否处于早产高风险，从而使医生能够采取额外措施来提高她们健康足月妊娠的机会。该测试被开发成一个名为 PreTRM 的产品。[30]

个性化治疗

癌症是逐渐从"一刀切"的治疗方法转向精准治疗的领域之一。它可能比任何其他医学领域都更趋向于根据患者的基因特征进行个性化治疗。医护人员通过基因测序能够鉴定癌细胞携带的与先天基因组不同的突变。基因信息辅助治疗通过 Tempus 和 Foundation Medicine 等公司已被普遍使用。这两家公司都对肿瘤进行测序以帮助指导治疗方案选择。

赫赛汀是这一领域最早也是最著名的成功药物之一，它用于治疗具有特定 DNA 分子信号（由 HER2/neu 基因变异编码）的女性乳腺癌。[31] 在罗氏—基因泰克公司进行的临床试验的早期阶段显示出明显的惊人关联：携带 HER2/neu 变异的女性对治疗的阳性反应率极高，远高于携带其他变异的女性。[32] 这促使研究人员提前结束试验，因为继续向可能获益的癌症患者提供安慰剂被认为是不道德的。赫赛汀于 1998 年获得 FDA 批准。[33] HER2/neu 基因变异是一种"伴随诊断",可识别出最有可能对赫赛汀产生反应的乳腺癌患者群体。这种情况正变得越来越普遍,不仅广泛寻找癌症药物,还寻求伴随诊断方法,将治疗与特定的生物标志物相匹配,表明成功治疗的可能性更大。(译者注:伴随诊断是能够提供有关患者针对特定治疗药物的治疗反应的信息检测方法,如这里提到的识别特定基因变异等,可指导用药。)

自那时起,FDA 已批准至少 140 种伴随诊断用于临床,其中 2018 年在美国批准的药物中有 42% 使用伴随诊断,2019 年批准的药物中有 25% 使用伴随诊断。[34] 此外,2015—2019 年间,欧洲药品管理局批准的 65% 的药物在开发过程中至少考虑了一种生物标志物。[35] 随着我们越来越善于将正确的疗法与正确的生物标志物结合起来,并尽早进行深度表型分析,我们可以大大降低药物研发成本,并将药物靶向到能够完全应答的患者。

深度纵向表型分析将帮助研究人员解决令人着迷的谜团,例如为什么 30% 患有骨髓增生异常综合征(一种称为 MDS 的复杂白血病前期疾病)的个体会发展为急性髓系白血病,而其他人则不会。如果特定的遗传变异或变异组合导致了这种向疾病的演变,那么没有这些变异的个体将不用担心。与此同时,那些风险较高的人可以在疾病演变过程中更早地接受积极的治疗,从统计学上来说这一步是值得迈出的。深度表型分析还可以帮助我们更好地理解为什么在急性早幼粒细胞白血病患者中,当前的联合治疗方案对大约 10% 的人无效。在治疗过程的早期识别出这些人,可以及时转向替代疗法,从而节省关键的时间和费用,并最终挽救生命。

进行基因组/表型组分析,或者所谓的深度纵向表型分析,极大地增加了我们对每个患者的信息量的掌握,使我们能够了解他们的疾病轨迹,测量并跟踪身体各系统对疾病的反应。最重要的是,它还能让我们了解相关药物是如何起作用的,以及哪些药物对特定患者可能最有效。这使得在临床试验中招募的患者数量大大减少,并且我们有机会获得比传统临床试验更深入的见解。这将改变我们治疗癌症和许多其他疾病的方式。

结束复发的悲剧

如果您曾经亲身经历过癌症,您就会知道"治愈"这个词有多么棘手。最初的治疗可能看起来很成功。肿瘤可能会缩小到"检测不到"的水平。生活似乎终于恢复正常了。但往往癌症会复发,有时在同一部位,有时在其他部位。虽然最初的治疗可能杀死了原本想要消灭的细胞,但仍有少数细胞对治疗耐药并存活下来。更糟糕的是,第二次发病时往往更致命。[36]

我们最近在 ISB 发起的一项研究由华盛顿州癌症研究基金会(CARE Fund)资助了 2 500 万美元,旨在利用基因组/纵向深层表型分析来监测患者癌症复发的最早信号。我们希望这将有助于结束复发的困扰。吉姆·希思(Jim Heath)和西雅图瑞典癌症研究所的查尔斯·德雷舍(Charles Drescher)共同领导该项目,后者负责临床工作。该研究包括许多疾病特异的测量指标,如肿瘤基因组测序、细胞游离DNA、癌症循环特异性外泌体(细胞释放的细胞外囊泡)、筛查额外的癌症特异蛋白质以及单细胞免疫细胞谱的深入研究。CARE 试验的目标是利用广泛的表型测量分析在复发的最早阶段识别结肠癌、卵巢癌和乳腺癌,并针对每个患者的特定癌症突变设计高度精准的个性化疫苗。

瑞典医疗中心是普罗维登斯圣约瑟夫医疗集团在西雅图最大的医院系统,瑞典癌症研究所所长是 ISB(也隶属于普罗维登斯圣约瑟夫医疗集团)董事会成员。因此,他们自然而然地成为了我们合作的最佳伙伴。

科学文献充满了癌症及其治疗对生活质量影响的描述,但人们对决定这些治疗后果的机制知之甚少。为了填补这些空白,我们于2019年底与瑞典癌症研究所的合作伙伴启动了"乳腺癌生存试验"。该试验旨在帮助乳腺癌幸存者完全恢复健康。在美国,女性一生中有1/8的概率被诊断出患有乳腺癌,并且每年有25万妇女被诊断出患有浸润性乳腺癌。[37]值得庆幸的是,这是一种已取得巨大进展的癌症。现在仅在美国就有超过300多万乳腺癌幸存者。然而,正如许多人所证实的那样,健康问题往往在癌症缓解后长期存在。有些症状可能相对较轻,例如脱发,但即使是这些症状也会影响幸存者的长期生活质量。其他疾病,如心肌病(一种导致心肌细胞退化的疾病)可能危及生命。乳腺癌相关的疾病和治疗还会引发严重疲劳、剧烈的体重变化、认知障碍或"脑雾"(译者注:个体的觉醒度或意识水平较正常轻度下降的状态,对时间和环境的感知下降,注意力不集中,执行能力减退,好像是大脑蒙上了一层雾)、抑郁、口腔溃疡、肠道炎症和关节疼痛等症状。

这些症状从何而来?在很多情况下,我们不知道。我们也不知道为什么它们对人们的影响如此不同。瑞典癌症研究所的艾琳·埃利斯(Erin Ellis)和ISB数据科学家安德鲁·马吉斯(Andrew Magis)认为,通过基因组/纵向表型组试验,应该能够更好地了解这些变量。埃利斯和马吉斯正在收集基因组学、临床血液化学、血液代谢组和蛋白质组、肠道微生物组数据,以及生活质量评估、神经认知功能评估和生活方式数据。一旦分析完毕,我们希望所有这些信息将为乳腺癌治疗后不良症状的分子基础提供线索,并为我们指明个性化干预的方向。

实现真正的治愈

尽管在癌症的检测和治疗方面取得了巨大进展，但我们还没有任何"治愈"的方法。"割—毒—烧"的方法只能成功消除癌症的一小部分。精准癌症治疗可能有效，但截至 2020 年，这种方法只对 7% 的具有合适突变谱的患者有效——尽管这一数字从 2006 年的 2.7% 上升到此，表明我们正在朝着正确的方向前进。[38] 还有两个更复杂的因素：这些疗法非常昂贵，并且在患者耐药后可能会使患者对其他疗法更加耐药。免疫疗法潜力巨大，但它只能治愈少数癌症（主要是血液或体液肿瘤，比如白血病或淋巴瘤），对大多数器官、组织肿瘤或突变频率较低的肿瘤不太有效。[39] 显然，我们需要其他选择。

精准癌症治疗主要针对癌症的晚期阶段，我们相信现在是时候使用科学驱动的全面健康工具将早期检测与靶向个性化治疗相结合，并从晚期、高科技、高成本的干预措施转向"预测和预防"战略。我们相信可以通过对大量"真实世界"人群进行基因组/纵向表型组分析实现这一点，以确定最早的演变状态，然后扩大可用于早期个性化治疗的安全靶向疗法的范围。如前所述，在 Arivale 随访的 5 000 人中，有 35 人在我们追踪他们健康状况的 4 年里从健康转变为癌症。对于我们仔细检查的 10 个肿瘤患者，我们进行了回顾性分析，以查看在作出临床诊断前数月甚至数年的蛋白质生物标志物中是否存在以前未被识别的信号。我们希望通过这种密集的健康随访，研究人员能够开发出越来越好的早期生物标志物，这样我们就能在临床诊断前的最简单阶段设计出针对癌症的疗法。内森正在与拜登总统的"癌症登月计划 2.0"项目合作，使用 6 000 台 Thorne 的 OneDraw 家用血液采集设备来收集组学数据以制定早期检测策略。

李目前正在努力争取一项为期十年、数百万人参加的基因组/表型组项目,我们将在第十一章对此进行更详细的讨论。我们预计,这样的项目可能会发现超过 20 万种从健康到疾病的演变,涵盖从心血管疾病、糖尿病、癌症和神经退行性疾病(如阿尔茨海默病)等所有类型的慢性疾病。我们希望为大多数慢性疾病演变(包括许多癌症)提供经过统计验证的早期生物标志物,使我们能够尝试设计新疗法,在临床检测到疾病转变之前逆转疾病。我们相信,这是最有效的治愈癌症的中期途径。

报名参加 Arivale 计划的一名患者可能是这种"预测和预防"方法的理想人选。这位患者名为戴安娜,50 多岁时被诊断出胰腺癌 4 期——这是一个残酷的诊断。在此之前,她的健康状况非常好,所以这个消息出乎意料。在她确诊之前,我们采集了 4 次血样,间隔 6 个月。我们回溯她储存的血液样本并进行了额外的测量,看看在扩展测量中是否存在临床实验室检测中没有发现的迹象。当时,Arivale 大约有 2 000 名客户,我们将戴安娜血液中 1 000 多种分析物的水平与对照组的平均水平进行了比较。我们发现了一些明显偏离正常水平的异常值。在戴安娜的每个血液样本中发现了 5 个异常蛋白质,其中 3 个属于已知与胰腺癌相关的疾病扰动生物网络。这些差异在临床诊断前两年就出现了,这表明最早的疾病演变实际上早于她确诊数年,而且没有明显的症状。

值得注意的是,这些发现是作为回顾性研究进行的,旨在从中汲取经验并为将来的监测检查建立基础。不幸的是,直到戴安娜被诊断出患有胰腺癌 4 期很久之后,我们才了解到这些潜在早期生物标志物,这是最具侵袭性的癌症之一,确诊后生存时间通常只有几个月,而且没有已知的有效治疗方法。令人沮丧的是,即使在 Arivale 关闭之前,我们也无能为力。美国的监管规定不允许在没有前瞻性试验、FDA 批准和医生指导的情况下,向个人传达有关这些蛋白质异常值的信息。我们希望验证这些早期标志物,通过临床试验,使这些信号能够在整个人群中使用,通过预测和预防大大降低癌症的发病率。

通过戴安娜的 4 次抽血检查,我们研究了 9 个与胰腺癌有关的疾病扰动生物网络。最早的一次没有任何疾病扰动。第 2 次有一个受到干扰。第 3 次有 2 个受到干扰。而在最后一次中,有 6 个网络受到干扰。这得出了两个重要的观察结果:首先,最初的疾病扰动网络为我们寻找可能早期逆转这种疾病的系统疗法提供了线索。其次,随着癌症的进展,受疾病干扰的网络显著增加。我们希望常见癌症可以共享诊断标志物和治疗策略。通过百万人计划,我们将能够识别和验证早期生物标志物,并为不同的癌症以及其他疾病演变设计有效的早期疗法。然后,借助这些强大的诊断生物标志物和适当的治疗方法,我们将能"预测和预防"许多慢性疾病。

预测和预防策略的最终目标是进行广泛的基因组/纵向表型组分析,以便每个人在每次抽血时都可以得到检查,理想状态下持续一生。怎么做呢？首先,我们必须建立常见癌症的血液分析标准,例如,在较长时间内每年抽血两次。这将使我们可以研究每个人每次抽血的每种分析物,并将其与平均人群进行比较以识别潜在的异常值,为我们提供个性化的读数,显示什么是异常的,并清楚地显示这些标志物随着时间推移发生了哪些变化。异常值将是健康到疾病的潜在信号,可以帮助更早地识别疾病扰动的网络转变,提供对特定癌症生物学机制的见解,甚至可能提出治疗方法。对这些异常值的功能分析将使我们深入了解个体模式和波动。与往常一样,我们面临的挑战是认识到这些波动何时只是特殊现象,何时可能是疾病的先兆。在这方面,来自百万人项目的数据将是无价之宝。

在最初阶段,我们将针对那些癌症高危人群,以识别和追踪更多从健康到癌症的演变。这些人包括有癌症家族史的人，以及携带 20 种致癌基因中一种或多种的人（如乳腺癌和卵巢癌的 BRCA2，以及结肠癌的林奇综合征），或者癌症多基因评分较高的人——这些因素的组合告诉临床医生患者更有可能患上癌症。另一个值得注意的高危人群是曾经战胜癌症的人，他们占"新发"癌症的 20%。对于上述每种高危人群，我们都将专注于其预测和预防。

一旦开展了这些初步研究，在更大范围的人群中进行临床诊断将使我们能够了解高风险人群中的哪些指标也是低风险人群中的指标。最终，我们将能够直接从扰动的指标中预测癌症类型。"幸好，我们及早发现了"这句话应该成为护理方法的标准，甚至比我们在当前诊断范式下所希望的要早许多年。

这是李向 25 位癌症思想领袖（包括研究人员和肿瘤学家）介绍的方法，他们应哥伦比亚大学教授阿兹拉·拉扎（Azra Raza）的邀请于 2020 年 6 月开始合作。拉扎对这个"肿瘤学智库"提出的要求是对我们如何能够治愈癌症进行无限的探索。专家们就此主题做了 17 场讲座。当李做最后一场演讲时，提出我们预测和预防模式的重点是检测最早的癌症演变，并通过包括免疫疗法在内的系统治疗方法来逆转它们，与会者对此达成共识，认为这或许是最有希望治愈癌症的途径。会议结束后，由拉扎领导的演讲者们在《科学美国人》（Scientific American）上发表了一篇文章，重点介绍了我们的"预测和预防"方法。[40]

肿瘤学家热衷于在血液中寻找生物标志物，从而在首次出现症状之前数月或数年检测出癌症，这并不奇怪。但这种预测和预防方法几乎可以推广到所有慢性疾病。这将是医学史上的一个变革时刻，因为对于那些能够获得这种新型医疗服务的人来说，大多数慢性疾病都将因此而终结。

　　研究人员并没有一切的答案，但目前在终结癌症的竞赛中已经取得了巨大的动力。我们相信，免疫疗法、识别血液生物标志物的新方法以及基因组/表型组临床试验将在未来十年内推动有效的癌症治疗。2020年，美国癌症协会报告称，癌症死亡率出现了有史以来最大的一次下降。[41] 尽管挑战重重，但局势似乎终于在慢慢转变。

翻译：李　虹　丁国徽

审校：刘　晗　田　强

第十章 人工智能势在必行

为什么人工智能对以健康为中心的未来至关重要

鉴于当今世界节奏加快,1956 年夏天在达特茅斯学院举行的会议似乎是一项令人难以想象的慢条斯理的活动。在两个月的时间里,11位学者放下自己的事情,进行头脑风暴,畅想未来,共同努力为一个新领域奠定基础。

达特茅斯夏季人工智能研究项目是一次创始人的聚会:克劳德·香农(Claude Shannon),他的信息论为现代数字通信奠定了基础;约翰·麦卡锡(John McCarthy),他创造了"人工智能"一词并开发了最早的计算机语言之一"LISP";马文·明斯基(Marvin Minsky),麻省理工学院第一个人工智能实验室的联合创始人;以及赫伯特·西蒙(Herbert Simon),他后来获得了诺贝尔经济学奖和计算机科学领域的最高荣誉图灵奖,以表彰他在心理学和决策制定方面的贡献。这些科学家的贡献巨大,面向未来,即使在今天他们的影响也才刚刚被认识到。

我们向您展示了医疗保健未来的愿景,这与许多人基于当代医生和医院的体验而产生的期望有着本质区别。实现这一愿景,即预测、预防、个性化和参与性的医疗保健,取决于许多方面,但没有任何工具比人工智能更重要。人工智能系统已经在改变医疗保健。这些变化将在未来几年加速，人工智能就像医生、护士、候诊室和药房一样，将很快成为我们医疗体验的一部分。事实上，用不了多久，人工智能就会基本取代或重新定义所有这些。正如新冠疫情期间远程医疗急剧扩张那样，当有足够的需求时，医疗服务提供者就能以超乎我们想象的速度采取新策略。

处理速度的力量

人工智能有两种不同但互补的方法。第一个阵营认为，只要有足够的数据和算力，我们就可以推导出复杂的模型来完成困难的任务——大量的甚至可能是所有人类能够完成的任务。数据阵营认为，我们所需要的只是数据和大量的计算机周期来解决问题。我们并不需要相关领域的专业知识。想要一台电脑来驾驶汽车吗？只要有足够的数据，您就能做到。需要机器人来烤蛋糕吗？数据可以帮您实现。希望看到一幅贝尔特·莫里索风格的画作出现在您眼前吗？数据和海量计算能力可以做到这一点。

第二个阵营投注于知识，并专注于模仿人类如何利用概念、关联和因果关系进行实际推理。知识阵营认为领域专业知识至关重要，构建算法来近似应用人类积累的知识，以便通过专家系统对事实模式执行逻辑推理。这些通常是基于规则或概率计算，例如，如果患者的HbAlc 高于 6.5％并且空腹血糖高于 126 mg/dL，则该患者很可能患有糖尿病。

如今，数据驱动的人工智能比基于知识的人工智能发展得更快，因为基于规则的专家系统的复杂性一直是扩大规模的重大障碍。使自动驾驶汽车能够在道路上行驶的系统都是基于数据的。大型科技公司用来指导广告投放、消息传递和推荐的算法都是基于数据的。正如我们将看到的,生物学中的一些重要问题也正在通过数据驱动的人工智能得到出色的解决。但在人类生物学和疾病这样复杂的领域,领域专业知识最终可能更重要,它们可以帮助我们理解大数据中出现的复杂的信噪比(译者注:指一个电子设备或者电子系统中信号与噪声的比例)问题。事实上,我们很可能必须整合数据驱动和知识驱动的方法,以处理人体的极端复杂性。

没有处理能力,数据就毫无意义。由于计算机游戏的需求,神经网络策略取得了巨大进步,而计算机游戏提供的市场力量往往推动计算机创新。游戏玩家想要真实感和实时响应,一家公司在实现这些目标方面的每一次进步都会引发其他公司之间的军备竞赛。正是在这种竞争激烈的环境中,图形处理单元(GPU)被开发出来,以优化图像处理。如果您曾经注意到近年来视频游戏中角色和环境变得无比逼真,您一定会惊叹于 GPU 实现的超快渲染。

这些专用电子电路并没有局限于游戏领域。吴恩达(Andrew Ng)是一位人工智能专家,也是广受欢迎的在线课程的教师,他第一个认识到并利用 GPU 的强大功能来帮助神经网络缩小经过数百万年进化的人脑和数十年发展的计算机间的鸿沟。他发现 GPU 实现的超快矩阵表示和操作非常适合处理输入、处理中和输出的隐藏层,以创建可在数据处理过程中自动改进自身的计算机算法。换句话说,GPU 可以帮助计算机学会学习。

这是向前迈出的一大步。根据吴恩达的早期估计,GPU 可以将机器学习的速度提高一百倍。一旦这与神经网络算法的进步相结合,例如由认知心理学家杰弗里·辛顿(Geoffrey Hinton)等杰出人物领导的反向传播,我们就进入了"深度学习"时代。

是什么让深度学习如此深入?在人工神经网络的早期,网络很浅,通常在输入数据和生成的预测之间只包含一个"隐藏层"。现在我们有能力使用数十甚至数百层的人工神经网络,每层都包含非线性函数。将足够多的层组合起来,就可以表示数据之间任意复杂的关系。随着层数的增加,这些网络从高维数据中识别模式并作出预测的能力也随之增加。关联和整合这些特征已经改变了游戏规则。

考虑一下将这种能力应用于个人数据云,我们可以做什么?其中包括基因组、表型组、健康数字测量、临床数据和健康状况。输出模式是识别健康向疾病演变的早期指标,并预测疾病轨迹分岔点可能作出的选择(例如,是会患上慢性肾病,还是可以避免;糖尿病被控制恢复代谢健康,还是进展到溃疡和足部截肢的糖尿病晚期)。

这种方法的潜力是惊人的,但也有局限性。这些高质量的预测来自极其复杂的函数,形成了一个"黑匣子",导致我们无法完全理解其决策逻辑。深度网络是伟大的"类比器"。它们从看到的东西中学习,但无法告诉您新的东西。数据驱动的人工智能可以帮助我们找到符合数据趋势的函数。在统计预测方面,它可以创造虚拟的奇迹,具有细致而准确的预测能力。但它只能做这么多。这是一个关键的区别。如果我们的理解和行动仅建立在数据相关性的基础上,那么这个世界将变得非常奇怪。

多么奇怪?好吧,如果您问人工智能如何防止人们死于慢性疾病,它很可能会告诉您"谋杀患者"。毕竟,谋杀不是一种慢性疾病,如果在生命早期实施,将百分百有效地确保人们不因慢性疾病而死亡。对于大多数人来说,荒谬或不道德的选择是不可想象的,但计算机却可以考虑这些选择,因为荒谬和不道德是人类的概念,而没有被编程到计算机中。这需要人类程序员——大概是那些正派、有同情心和道德感的人——编写限制 AI 选项的特定代码。正如图灵奖获得者朱迪亚·珀尔(Judea Pearl)在《为什么》(*The Book of Why*)一书中所说的那样,"数据是极其愚蠢的。"[1] 超快数据在光速下只是极其愚蠢。

珀尔所说的"愚蠢"并不是指"在计算机应该做的事情上表现糟糕"。当然不是。计算机在计算方面非常出色。但它们不擅长的是其他事情。对计算机进行编程来下国际象棋,它可以击败人类最伟大的大师,但比赛结束后它无法决定如何更好地利用自己的力量。它并不知道国际象棋是一种游戏,也不知道自己正在下棋。

这是加里·卡斯帕罗夫(Garry Kasparov)在历史性地输给 IBM 的"深蓝"后很快意识到的。是的,机器打败了人类,但卡斯帕罗夫后来指出,从他的角度来看,许多人工智能爱好者似乎相当失望。毕竟,他们早就预料到计算机能够战胜人类,这是不可避免的。但"深蓝并不像他们的前辈几十年前想象的那样,"卡斯帕罗夫写道,"它不是一台能像人类一样思考和下棋、具有人类创造力和直觉的计算机,而是像机器一样下棋,每秒系统地评估棋盘上 2 亿种可能的走法,并凭借数据处理的蛮力获胜。"[2]

接下来发生的事情虽然没有得到多少媒体的关注,但对卡斯帕罗夫来说却有趣得多。当他和其他玩家不与机器竞争而是与机器合作时,人加计算机的组合通常被证明优于单独的计算机,主要是因为这种思想的融合改变了他们与预期风险的关系。计算机能够运行数百万种排列,以防止走错一步棋或错过一些显而易见的东西,人类棋手可以更自由地探索和使用新颖的策略,使他们在比赛中更具创造力和不可预测性。对于游戏来说,情况可能并不总是如此,因为游戏是封闭的系统,其中的粗暴的手段和数字运算能力非常强大。但我们相信这对 21 世纪的医学来说是重要的一课,因为归根结底,在健康问题上,仅仅发现模式是不够的:我们需要理解生物机制并知道事情发生的原因,从而进行适当的干预。

未来的医疗保健领域,越来越多的常规医疗决策将由人工智能单独作出。但更多的决策将来自综合评估,强大的人工智能方法与训练有素的人类智慧结合,这种模式被称为"半人马人工智能"（centaur AI）。就像希腊神话中半人半马的神话生物一样,这种混合安排一半是人类,一半是计算机,应该能为我们提供两个世界的最佳方案。尤其是在人类复杂性发挥重要作用的领域,强大的计算能力可能不如在封闭的、完全指定的系统（如游戏）中那么成功。

《科学》2021年度突破

计算生物学面临着一个长期存在的"巨大挑战":仅根据基因（氨基酸）序列就能够预测折叠蛋白质的结构。对于数据驱动的人工智能来说,这是一个理想问题,因为它定义明确,提供了衡量"更好"或"更差"预测的具体方法,并且可以利用大型数据库,如蛋白质数据银行（protein data bank, PDB）,其中有上千种蛋白质的三维结构可用于训练。这也是一个非常重要的问题,因为蛋白质的结构决定了它的功能——它可以催化什么化学反应,它将帮助哪些分子构建多蛋白质复合物,以及它如何与其他分子相互作用以组装细胞、组织和器官。因此,如果我们想了解从 DNA 到 RNA 再到氨基酸（蛋白质的基本组成部分）以及人类生命的全部复杂性的一系列事件,我们就必须了解蛋白质如何折叠。

这种根据基因（氨基酸）序列预测蛋白质结构的挑战,以及试图使这些预测尽可能接近实际的实验测量,对于科学界来说非常重要,因此每两年都会举行一次竞赛,让这一领域的顶尖高手相互切磋,努力在预测折叠的准确性方面取得突破。这场竞赛被称为"蛋白质结构预测大赛"（Critical Assessment of Protein Structure Prediction, CASP）,1994 年以来一直持续进行,比人类基因组计划完成早了 7 年。华盛顿大学的戴维·贝克（David Baker）和密歇根大学的张阳（Yang

Zhang)等杰出研究人员一直在这场比赛中获胜,但在 2008—2016 年的 8 年间,准确性却一直没有提高。全球距离测试(Global Distance Test,GDT)是测量蛋白质结构预测值与实验值间差异的方法,2008—2016 期间 CASP 最好方法的 GDT 约为 40%。

当谷歌旗下的人工智能公司 DeepMind 在 2019 年首次加入竞争时,情况发生了变化。DeepMind 因其开发的 AlphaGo 而闻名,该程序于 2016 年在古老的围棋比赛中击败了世界冠军李世石。尽管围棋的规则非常简单,但其被普遍认为是世界上最复杂的棋盘游戏。一方有一套黑棋,另一方有一套白棋。玩家轮流将棋子放置在网格上任何位置。目标是包围对方的棋子。这个游戏看似简单,实则复杂:可能的走法组合超过宇宙中已知分子的数量。策略极其复杂,仅凭大规模的数字运算不足以获胜。为了让 AlphaGo 取得成功,程序员们利用了人类 3 000 年的围棋经验。然后,他们使用强化学习,通过数百万次对局迭代改进程序。输给 AlphaGo 的第 18 届世界冠军李世石后来表示,因为人工智能会迅速进步,而人类只能进步一点点,所以未来几乎不可能再有任何人类比得过一台优秀的电脑在围棋上的表现。

继 AlphaGo 成功之后,DeepMind 团队开始开发一种更加雄心勃勃的算法。他们摒弃了人类关于围棋学到的所有知识,在强化学习算法中植入了游戏规则,并让算法一遍又一遍地与自己对弈。获胜方的修改被优先保留,失败方的修改被淘汰。每次对弈,算法都会变得更强大。由此产生的程序 AlphaGo Zero("Zero"即零,表示没有人类知识污染)在一场比赛中以 100 比 0 击败了最初的 AlphaGo。这令人震惊地否定了我们认为人类在下围棋时学到的东西。专家棋手常常感到困惑,无法理解 AlphaGo 为什么会下出这样的棋,但其优越性是毋庸置疑的。

这样的技术能帮助我们解决蛋白质折叠问题吗?当 DeepMind 的

AlphaFold 参加 2018 年 CASP 竞赛时，它以近 50％的优势击败了竞争对手，GDT 准确率接近 60％。[3] 这是一个惊人的飞跃。2020 年，AlphaFold 2.0 击败了最初的 AlphaFold，实现了更大的飞跃，GDT 跃升至近 85％。

确定蛋白质结构的传统"金标准"是蛋白质分子通过晶体接触形成规则的排列，这一过程称为蛋白质结晶。这种高度有序的形态使我们可以利用 X 射线晶体学和核磁共振等技术来确定蛋白质结构。但这并不是蛋白质作为生命系统一部分在体内的确切形状，生命系统的功能可以影响蛋白质形态。研究人员估计，他们可以通过实验测量这些结构，准确度约为 90％。这正是 AlphaFold 在 2020 年时达到的水平，这意味着我们现在生活在一个计算预测与蛋白质折叠实验测量一样好的世界里。重要的是，这种精确度的计算预测可以更好地代表自然状态（而不是晶体化状态）下的结构，使计算预测甚至比实验测定的结构更好。这是一个了不起的进步！

这种计算预测能力提供了诱人的机会，使我们能够模拟我们无法简单测量的条件。但是，如果我们无法根据直接测量来检验预测结果，我们如何知道预测是否正确呢？一种方法是模拟可以看到的效应，然后确定这些下游结果是否匹配。当输入 AlphaFold 预测或实验测量的蛋白质结构时，模拟细胞功能的准确性是高还是低？目前我们还不能知道，至少不能完全知道。在某种程度上，正如英国人所说，"空谈不如实践"（the proof is in the pudding）。如果计算预测最终被证明在识别健康、演变和疾病的潜在状态方面比直接测量更好，并且在各种挑战中屡试不爽，那我们就很难不相信这些预测。它们会是完美的吗？可能不会。它们的准确度会比大多数人类医生更高吗？随着时间的推移，毫无疑问是的。

像 AlphaFold 这样的程序计算成本很高。在当今的超级计算机上模拟一个复杂的蛋白质可能需要数周的时间。但是,当华盛顿大学的戴维·贝克领导的团队将他们从 AlphaFold 中学到的知识与自己的工作相结合时,他们开发出了一种人机混合算法 RoseTTAFold,该算法准确性非常接近 AlphaFold 2.0,在很短的时间内就能完成计算,在单台高端 GPU 机器上只用十分钟左右。[4] 随着计算能力的不断提高,计算时间还将继续缩短。因此将纯粹的计算方法和蛋白质折叠领域的专业知识相结合,很快就会有快速、高精确度的解决方案来重现蛋白质结晶实验的结果。AlphaFold 和 RoseTTAFold 所体现的这种预测蛋白质结构的新能力被《科学》杂志评选为 2021 年度突破——这是当之无愧的。它们是革命性的。

这并不意味着蛋白质折叠问题已经完全解决。远非如此。蛋白质在生命系统中发挥其功能时会动态地相互作用并具有多种构型。虽然人工智能现在擅长预测结晶结构,但目前的方法都无法预测蛋白质的所有潜在结构,验证此类预测也是一个巨大挑战。分子动力学模拟领域正专门致力于这个问题,它以结晶结构作为起点,但即使是在很短时间内这些模拟也需要很大计算量。[5] 毫无争议的是,人工智能和大数据已经达到了一个极其重要的里程碑,这对增进我们对科学驱动的全面健康的理解至关重要。

知识就是力量

对于许多挑战来说,数据驱动的人工智能才是王道。然而,从长远来看,需要数据驱动和知识驱动的人工智能的共同作用才能从根本上改变医疗保健。从逻辑上讲,这将从最先进的数据驱动系统开始。数据驱动人工智能的现代奇迹之一是人工神经网络,其灵感来源于人类大脑的线路。

为了使计算机变得更快、更高效、更能解决问题，按照其创造者的电路对其功能进行建模是有道理的。神经网络由来已久，它们是由唐纳德·赫布（Donald Hebb）于 1949 年首次提出的，他为我们提供了本书前面讨论的"共同激活的神经元成为联合"的类神经学习法——但由于可用数据和计算能力的限制，直到最近它们才非常有效。[6]

今天我们有更多的数据可供使用。通过跟踪患者与医疗保健提供者之间的互动，基本上所有主要医疗机构都积累了大量的电子健康记录（electronic health records，EHR）。2017 年的一项研究发现，每位患者每年平均生成 80 兆字节的信息。[7]这些记录包括影像数据、基本检测结果、患者疗效等。

可以理解的是，医生们最讨厌的工作之一就是在漫长的一天结束后将患者数据输入电子病历。这在医生中引发了一个新的黑色笑话，他们经常感叹自己的每一天都是通过向机器人统治者献祭而结束的。所有这些都发生在我们添加更大的数据集之前，当我们开始收集和整合基因组、纵向表型组、肠道微生物组分析以及可穿戴设备的数据时，这些数据集将成为每个患者数据云的一部分。但这些将被自动添加到医疗记录中，而无需人工费力地记录。（李最近参加了他的第 50 届医学院同学会，发现他的许多同事已经退休；对于大多数人来说，退休的最强烈动机是详细记录患者的电子病历并处理账单。）

医疗人工智能的另一个主要领域是解读影像数据。影像占医疗数据的很大一部分，通常需要训练有素的专家花费大量时间来解读。[8]人工智能技术正在帮助提取、可视化和解释图像数据，在某些情况下所产生的见解超出了人类的能力范围。深度学习是许多此类算法的核心。[9]IBM 的 Watson Health、谷歌的 DeepMind、微软的 Open Mind 等正在努力构建许多重要的应用，包括检测贫血和识别各种癌症。[10]

谷歌的一个团队在对 130 000 张视网膜图像进行训练后，能够使用深度学习以非常高的灵敏度和特异度来识别眼睛中的血管损伤。[11]重要的是,该算法的诊断结果与美国认证眼科医生的结果基本相同。在斯坦福大学进行的一项研究中,人工智能能够检测出心电图上的心律失常,其准确性比一般心脏病医生更高。[12]目前,我们应该将这些系统视为临床医生的辅助工具,但不难想象我们最终将进入一个医学影像数据分析主要由计算机完成的世界,从而可以合并整合更大的影像数据集并更快地处理它们,为制定决策提供信息。因为 AI 模型开发完成后的运行成本通常不高,随着技术的发展,AI 优化医疗服务并大幅降低医疗成本的潜力是惊人的。

使用知识库系统

我们正在开发将人类知识编码到计算机中的新方法,这类人工智能方法建立在"专家系统"的基础上。在完美的世界中,这些系统将能够根据一组事实实施决策,并得出与人类专家相同的结论,甚至凭借闪电般的处理速度、完美的记忆回忆,以及洞察任何给定数据组合可能产生的几乎无限的排列组合的能力,在人类的基础上更上一层楼。在最好的情况下,它们就像成千上万个而不是一个专家,都以最快的速度一起工作。这就是目标,我们正在实现这一目标的路上不断前进。

传统的专家系统很难扩展,因为随着规则的堆积,它们往往会变得复杂,从而导致极其复杂的决策树。此外,人类思维并不纯粹基于规则。人类非常擅长识别哪些规则不适用于特定情况,以及逻辑何处出现问题。虽然更常见的情况可以被人工智能有效地捕获,但为计算机枚举每种可能的排列几乎是不可能完成的任务。健康人脑的奇妙之处在于它不会陷入无休止的循环,并且能够广泛地处理意外情况。基于知识的人工智能系统亟须类似推动数据驱动型人工智能系统的突破。这将带来一个"深度学习"与"深度推理"相结合的世界，这样人工智能就能理解隐含的关系，而不仅仅是那些被专门编程到代码中的关系。这一挑战之所以如此困难，因为它与深度学习不同，深度学习是通过大量的计算能力和数据来推动飞跃，而深度推理则需要概念上的进步才能实现。

在我们希望实现这一目标之前，我们需要了解什么是推理（reasoning）。解决这个问题的方法之一是通过一个看似无关的问题：鸭嘴兽喝水吗？

嗯，您可能会想，当然。您不需要像机器学习那样，通过大量有关鸭嘴兽和水的数据来得出这个结论。毕竟，您可能知道鸭嘴兽是一种哺乳动物——尽管是一种非常奇怪的哺乳动物——而且您可能认为可以合理假设所有哺乳动物都需要水。所以鸭嘴兽喝水的可能性很大。但除非您碰巧是动物园管理员或鸭嘴兽专家，否则您怎么能确定呢？您见过鸭嘴兽喝水吗？鸭嘴兽喝水的事实是否记录在您曾经阅读过的来源可信的任何资料上？

为了确定起见，您可能会在谷歌上快速搜索"鸭嘴兽喝水吗"这个问题。您知道您会找到什么吗？没有具体答案。更重要的是，鸭嘴兽一生的大部分时间都在水中度过，所以如果您的想法是跳到动物园的网络摄像头上寻找水盆，那您可能没有这样的运气。如果它们在喝水，很可能是在游泳时喝的。

但如果您不得不冒险猜测，您可能会跟随您的直觉，依靠隐含的逻辑来指导您的思维，因为这就是人类在没有完美信息的情况下作出决定的方式。然而，数据驱动的人工智能在解决此类问题时遇到了困难，因为它对机制或因果关系没有直观的理解。它不擅长"猜测"。它生活在一个充满关联和预测的世界中。

如果人工智能能将当今强大的数据驱动型技术与因果知识模型

的突破性进展结合起来，那么它将能更自如地处理未知因素、隐含关系和隐含概率。即专家们每天作决定时将概念性知识（领域专业知识）应用于那些随机性更低、后果更严重的问题时依赖的东西。

帮助医生的人工智能工具

已有大量的人工智能工具可以帮助医生进行诊断。仅仅几年前，大多数医疗决策还完全基于医生作出决策时头脑中的知识，尽管人们早已清楚来自生物医学科学的海量数据超出了任何人类的处理能力。如今，临床决策支持系统的出现使医生和其他护理人员能够在护理时获取大量信息。这利用了计算机存储、调用和瞬时关联海量数据的天生优势，并将其与人类专家的直觉推理和创造性思考的深层能力联系起来。

当这些专家系统在 20 世纪八九十年代首次出现时，许多医生对他们表现出敌意，担心计算机很快就会掌控医疗决策，将"医生的接触"排除在外，并束缚那些与计算机分析意见不同的医生。但事实并非如此。研究表明，这些系统在帮助医生发现他们可能遗漏的潜在结果方面做得越来越好，同时没有剥夺他们的最终决策权。[13] 医生仍然可以说"不"——至少现在是这样。

我们很快就会迎来这样一个时代："半人马医生"将人类智慧和人工智能辅助的最佳部分结合起来，将有能力作出大胆的医疗决策，并且意外后果更少。这一点至关重要，因为仅在美国，每年就有 25 万人死于医疗失误。[14]（撇开最近的新冠疫情不谈，这些失误是继心脏病和癌症之后导致美国人死亡的第三大原因。）[15] 可以毫不夸张地说，基于人工智能的医疗已经拯救了无数生命。[16]

一个名为 MedAware 的人工智能程序帮助医生避免意外开出错

误的药物。[17] 该系统是由吉迪·施泰因（Gidi Stein）博士在听说一名 9 岁男孩因医生点错方框（开了血液稀释剂而不是哮喘药）而死亡后推出的。像这样的错误非常普遍。大约 70％ 可能导致不良反应的用药错误是处方错误。[18] 不难理解这为什么是一个如此普遍的问题。FDA 已批准了数以万计的处方药产品，其中许多产品的名称非常相似：有诺和灵（Novolin）和诺和锐（Novolog），长春花碱（vinblastine）和长春新碱（vincristine），羟嗪（hydroxyzine）和肼屈嗪（hydralazine）。如果您还记得医生的笔迹常常难以辨认，您就能想象在手写的年代，这可能会成为一个问题。即使在数字时代这仍然是一个挑战，因为简单的拼写错误或暂时的记忆失误可能给患者开错药。因此，当医生开出的药物与 MedAware 评估的患者的医疗需求不符时，该医生就会得到一个警报。如果医生试图开出一种可能与患者现有药物产生不良反应的药物时，系统也会向医生发出信号——这是医生几乎不会检查的另一种常见错误。

在世界各地使用 MedAware 的医院中，医生仍然拥有最终决定权。有时在特定情况下需要开出不寻常的处方。该系统只是提供了一项额外的检查，当医生过度劳累和疲惫时，这尤其有用。它正在拯救生命。[19]

还有另一个优点：犯错误的风险常常使医生不敢进行创造性思考，将他们的选择限制在少数几种熟悉的治疗方法上。在最好的情况下，这些做法有临床试验为基础，但通过人工智能和个人数据云的结合，考虑个人独特的基因构成、生化指标、生活方式和个人历史，我们可以比"遵循平均水平"做得更好。通过消除简单的错误并提供大量针对每个人的科学有效的见解，人工智能辅助医生可以根据每位患者独特的生物学和医疗条件，快速、自信地评估数以万计的可能结果，然后确定一套高质量的推荐方案。

我们还没准备好迎接机器人霸主

如今,即使在配备了世界上最好的临床决策支持系统的医院中,我们也要通过医生来作出所有关键的医疗决策。在我们看来,短期内这种情况不会改变。凭借他们的医学训练,医生拥有丰富的知识、经验、智慧和判断力。然而,即使是最伟大的人类大脑也无法吸收、记住或解释哪怕是极小一部分有关人类健康和疾病的,或编码在我们个人基因组和分子表型的信息。在信息呈指数增长的时代,期望通过人脑的认知局限来处理一切信息的想法越来越成问题。与人类不同,人工智能系统可以存储大量信息并快速执行命令。对于那些可以明确定义和执行的任务,人工智能可以远远胜过人类。

在很大程度上,我们已经在行动中承认了这一点。当您在线搜索症状列表、找到匹配项并购买非处方药时,您就是在让一个可搜索的数据库帮助您在没有医生的情况下作出决定。这并非没有风险:误诊、使用不受监管的补充剂有时很危险,以及容易患"网络疑病症",即在网上看到症状后确信自己得了某种疾病。WebMD、梅奥诊所或克利夫兰诊所等值得信赖的资源可以帮助我们在网上找到准确的信息,但临床专业人员显然能提供更深入的专业知识。[20] 大多数人对科学的理解不够深入,无法作出可靠的诊断。尽管如此,人们越来越相信算法和人工智能作出的健康决策。[21]

人工智能可以在多大程度上减少医生的日常决策仍然是一个未解之谜。尽管如此,临床决策支持系统现在仍被广泛使用,这代表了医疗保健领域的范式转变。[22] 它们通常与电子病历或其他软件系统集成,因此可在医疗点使用,为临床医生提供即时可用的信息以帮助他们作出即时决策。其最大的优势在于能够大规模挖掘人类无法解读的数据。

　　如今,这些系统被用于处方、诊断、疾病治疗管理和生成文档以改进临床工作流程。[23] 临床决策支持系统为医疗保健专业人员提供的帮助一般可分为不同的组别,包括患者安全、临床管理、成本控制、诊断支持和面向患者的决策支持。[24] 当患者的电子病历显示他们符合临床试验资格时,一个临床决策支持系统会向医生发出提醒。[25] 另一个系统则有助于确保文档的准确性,如确保患者在手术摘除脾脏后接种疫苗,以降低手术感染风险,包括流感嗜血杆菌、肺炎球菌和脑膜炎球菌等传染源。[26]

　　这些系统变得越来越好。与专家相比,一种用于诊断周围神经病的系统识别运动、感觉、混合神经病或正常病例的准确率达到了93%。[27]“但它不如一个真正的医生!”这说起来容易,但并不是每个患者都能接触到真正的医生。在临床专家有限的情况下,诸如此类的系统非常有用,它们可以帮助那些不容易获得高水平医疗服务的患者,带来更高水平的专业护理和精准诊断。

　　尽管仍然存在一些阻力,但“真正的”医生越来越强烈地呼吁能将人工智能系统作为辅助工具。举例来说,麻省总医院计算机科学实验室开发的决策支持系统 DXplain 可根据临床表现提供可能的诊断,并提供临床医生使用的计算诊断和证据。一项涉及 87 名家庭医生的随机对照试验表明,在 30 个临床病例的诊断测试中,使用 DXplain 能显著提高准确率(从 74% 上升到 84%)。[28]

　　如今,临床决策支持系统也被用于帮助实验室检测和解释,提供警报并突出异常的实验室结果。它们有时还能帮助避免使用风险更大或更具侵入性的诊断策略,转而采用更安全的替代方案。例如,肝脏活检被认为是诊断乙型肝炎和丙型肝炎的黄金标准,因为无创的实验室检测被认为不够准确而不能被接受。但人工智能模型可以结合多种数据源,包括医学影像、血液标志物和遗传学,从而在不需要活检的情况下获得更高的准确率。[29] 临床决策支持系统还有助于使检测结果更加个性化,根据年龄、性别、种族、疾病亚型等调整检测范围。[30]

病理学报告影响了许多重要的医疗决策,人工智能可用于执行自动肿瘤分级等任务。一项研究表明,利用 AI 进行膀胱肿瘤分析,准确率可达 93%;对于脑肿瘤的分级和分类的准确率也几乎相同。[31]

有些医生会抵制这一变化,当诊断能力的平衡处于变动中时,就会出现这种情况。但是那些将这些系统应用到临床实践中的医生将为他们的患者(和他们自己)提供极大的帮助。通过使用知识模型,医生可以更好地确保他们没有错过任何诊断或治疗方案,这些诊断或治疗要么是他们已经考虑过但摒弃了的,要么是他们没有根据患者独特的生物特征加以考虑。将个体的基因组和表型组数据纳入深度知识体系进行分析和解释,医生就能更好地提出针对个人的最先进的诊断和治疗方法。

医生需要的是能够以透明、可解释、可传输且可迭代改进的方式提供可行见解的系统。为此,关键步骤是创建"逻辑模型",即由计算机基于大型"知识图谱"根据个人数据生成逻辑过程的表述,这些图谱代表了各种病症之间的巨大的相互联系和不同类型的已知关系。

可执行的知识模型具有改变范式的潜力。无论知识是通过口头还是书面指导传播,或是通过经验学习,总会存在细节和解释上的损失。通过知识模型,可以准确地传递并在另一端进行适当解释。这种能力如今通过各种临床决策支持系统得到部分体现,它可以将任何医生的现有知识水平提高到更接近领域专家的水平。至少在理论上,任何地方的任何医生在任何特定主题领域都有可能获得世界上最优秀专家的思想。但即使在存在此类系统的美国和欧洲,了解它们或准备利用它们的医生也相对较少。医学院必须开设课程,让年轻医生了解到这些变革性的人工智能机会。李提出的为期十年的百万人基因组/表型组分析项目将产生数以千计的新的可操作的可能性——且这些可能性将通过人工智能传递给医生，以清楚地解释如何执行这些可能性及其逻辑原理。

至少目前来说，关键是以"明箱"的方式呈现这些知识，以便负责的医生可以审查和评估诊断或治疗推理链中的每个步骤。这样的系统可以创造出"超级半人马"医生，他们可以自由地进行更高层次的思考和情境化。当出现例外并且这些例外成功时，驱动决策的逻辑可以被快速纳入知识模型。而且由于这些知识模型是完全可传播的，经过验证后，新知识可以迅速传播——这与当今个人对个人的教育和传播实践的痛苦缓慢的过程大相径庭。

人工智能与人类"关系"的前景

我们有望迎接这样一个未来：计算机系统可以推理、决定并向人类解释其决策以最终获得批准。事实上，我们相信这样的"半人马"系统很快将成为医生在一个数据爆炸、医学知识和见解不断增长的世界中发挥作用的必要条件。这种合作在不久的将来最有可能实现的是：人工智能以人类医生可以理解的方式提供一些建议决策，让医生有机会对基本推理进行批判性评估。这与医学专家指导家庭医生向患者提出最佳治疗建议的方式非常相似。人工智能将成为一种强大的教学工具。

最终，随着自然语言处理技术的进步，人类和计算机将能够对患者进行复杂、理性的讨论，在实时协作交流中共同思考各种可能性。医生将成为决定方案的最终仲裁者，同时也减轻学习和整合大量新数据和知识以做出最明智决定的沉重负担。深度推理将很快识别人类无法简单看出或必须通过 AI 帮助理解的联系和概念。当这种情况发生时——当人工智能开始揭示复杂的见解而不仅仅是关联数据时——医生会怎么做？如果这些干预措施有效，即使我们人类无法解释它们为何有效，它们是否会被纳入知识模型？这听起来可能太遥远了，但重要的是要明白，我们知道许多药物疗法起效果而并不完全了解其中的生化过程。事实上，事情一直都是这样。早在人类理解为什么某些化学物质可以减轻疼痛和炎症之前，古代的苏美尔人和埃及人就已经用富含水杨酸盐的植物（如柳树）来制造药物了。尽管源自这些实践的现代药物阿司匹林已经问世超过 165 年，但其对人体影响的机制至今仍在研究中。

那么，医生应该在多大程度上信任人工智能呢？这是一个极其重要的问题。医生将更频繁地面临这样的选择：遵循他们可能不完全理解（或有清晰解释）的人工智能建议，还是拒绝接受可能有助于预防、改善疾病或避免死亡的人工智能建议。富有冒险精神的医生将利用这些人工智能的可能性，随着人工智能经验的增加和患者治疗结果的积累，答案也会逐渐清晰。最后，我们认为人工智能会像阿司匹林一样，即使我们还不完全了解它，也会因为它有效而使用它。这需要信念的飞跃，创新往往需要在未知变成"已知"之前在未知领域长时间地探索。

推进数字孪生

当今，正在开发的最令人兴奋的技术之一是能够在计算机中模拟每个人独特的生理学（自上而下）和生物化学（自下而上），从而创建我们在第八章中描述的"数字孪生"。本质上是要创建一个关于您独特的生理和生化知识的计算版本，以便在时机成熟时，使旨在帮助挽救或延长您生命的医疗干预措施可以首先在您的计算孪生体上模拟。如果治疗方案对生物数字孪生体有效,那么您很可能也会如此;如果它出现不良反应,您就会被警告不要采用这种治疗方法。

数字孪生的用处显而易见。"让我们尝试一下,看看会发生什么"——这种哲学潜移默化地指导着我们的处方实践——并不是一个制胜的医疗保健策略。数字孪生可以随着时间的推移重启系统、重启软件并改进。它是一个个人碰撞测试假人,整合了您所有健康和医疗数据的独特生物学预测模型,为患者及其医疗服务提供者提供个性化评估和预测决策支持资源。

借助正确的数据和模拟能力,数字孪生可用于测试不同治疗方案的潜在结果以避免不良结局,或帮助选择最有可能成功的干预措施。它将帮助您的医生确定您的生化和生理状况是否适合使用新疗法来保持健康、抵御演变或对抗疾病。

最有效的数字孪生可能基于整体生理学模型,旨在维持人体生理和生化指标的平衡,即稳态——这是系统医学的精髓。这种方法为理解健康与疾病之间的连续性提供了一个框架,将焦点从"倒下的多米诺骨牌"的线性疾病观转到将疾病视为维持我们生命和健康正常过程中多维失衡的视角。这种转变消除了盲点,因为有些治疗方法只寻找一种占主导地位的机制和单一的干预手段,然后将同样的诊断标签套用到每个人身上。我们每个人都拥有独一无二的数字孪生,数字孪生的广泛使用将使我们能够更有策略地针对特定个体进行治疗,并为更多地使用多模态疗法打开大门。[32]

数字孪生的真正优势在于它能够为个体患者量身定制的有效多模式干预措施,特别是针对慢性疾病。我们可以利用个人独特生物学特性来模拟干预措施可能产生的影响,而这在现实生活中是不可能实现的,因为每种干预措施都需要时间来评估,而且失败的代价太高,无法混合和匹配。数字孪生对干预措施的反应时间可以加快,几秒钟就能评估几年的效果。因此,可以分别比较数以百万计的假设的(或者一定时间内真实的)数字孪生,并比较评估各种方式的长期效果,最终目标是找到一套行动和干预措施,在人的一生中以最有效的方式保持体内平衡。

如果没有对每个人身体综合和机制性的理解,我们就无法构建这些程序。为了使数字孪生能够工作,必须经常向其上传相关的表型和个人数据。您的基因组至关重要,因为它定义了您独特的生物学特性并影响许多关键的健康决策。虽然与健康相关的许多表型数据非常广泛,但可以去标识化以帮助保护隐私。并不是每顿饭都很重要,但您的日常饮食模式却很重要。锻炼的日期和地点并不重要,重要的是长期进行的运动类型和频率。

更重要的是,对每个患者情况的评估取决于处理不完整或不确定数据的能力,因为即使这样的模拟需要大量数据,但总会缺少一些东西。不是每个人都能获得相同量的信息,测量也可能是在不同平台上进行的。有些相关数据并不容易收集,有些数据您可能也不想共享。有些患者可能无法承担纵向或数字健康持续监测的时间或费用,或无法坚持定期抽血、扫描、评估及数字健康信息。在这些情况下,可以使用与患者情况尽可能相似的其他患者的去标识化数据来形成数字孪生。重要的是要记住,虽然我们都是独一无二的,但我们有很多共同点。因此,对我们中任何一个人的知识提高都将对所有人有所改善。

数字孪生是 $N=1$ 医学的重要工具,可帮助医生更有效地治疗每一位患者,无论这些患者是否主动监测和评估其健康状况。[33] 数字孪生和人工智能还将显著提高提供个性化医疗服务的效率并降低总体成本。例如,我们可以针对一小部分有反应的患者更好地使用药物或其他干预措施,个性化预防能更好地避免代价高昂、长期及对健康产生负面影响的晚期疾病。[34] 这些成果有可能降低患者成本,并让服务提供者和保险公司受益。因此,现实的经济模型需要说服个人保险或政府计划发挥重要作用,让这些进步广泛地提供给任何想要选择参与的人。

但是,数字孪生的创建,就像一般的健康人工智能一样,面临着重要挑战,包括不平等访问、不一致监测,尤其是隐私问题等,因为它必然涉及收集关于您身体的大量详细健康信息,以指导治疗并设计出最适合您的健康优化方案。[35] 这包括您的基因组、血液的多组学分子测量、肠道微生物组、可穿戴设备的数据、健康史、临床状况、饮食习惯和环境暴露等。想想那些怀有不良目的的人可能会利用所有这些信息做些什么吧。制定明确的规则来控制这些数据以及它们的用途至关重要。

在美国,所有医疗信息均受到严格监管,并根据 1996 年通过的《健康保险携带和责任法案》(HIPAA)制定了其使用和传播的法律准则。医疗保健系统和所有符合 HIPAA 的组织都需要采取适当的保障措施来控制医疗数据的访问和使用,这些数据也受到患者知情同意书的监管。尽管如此,为了更好地平衡效率、可负担性、发现、公平和隐私等有时相互竞争的标准,还可以而且应该采取更多措施。

一种早期但可能非常强大的未来解决方案来自被称为"区块链"的共享数据库的进步,这种数据库作为加密货币背后的技术广为人知,但实际上可能更适合医疗保健领域。区块链架构的去中心化性质使任何人都很难秘密地、恶意地更改代码以获取个人信息,并确保数据去向和使用人的高度透明。这些是迈向数据共享民主化的重要步骤,让个人完全掌控谁可以访问他们的数据以及出于何种目的访问。随着这些系统的发展,我们预计它们将成为未来医疗保健不可或缺的一部分。

信任是所有这一切的底线。如果管理隐私的规则不能确保广泛的信任,我们设想的未来肯定会失败。在未来,医疗保健将变得更安全、更有效、侵入性更少、痛苦更少,人工智能是未来医疗的基础,因此我们必须做好这部分工作。

我们的数字世界将越来越能够提供更多的环境暴露数据，尤其是影响我们健康的相关内容，例如森林火灾造成的烟雾暴露。数字孪生是 $N=1$ 医学的重要工具——教导医生如何更有效、更独特地治疗每一位患者，无论他们是否积极参与监测和评估自己的健康状况。

人工智能对于以简洁、令人信服和清晰的方式向医生提供可操作的可能性至关重要。它将有助于确保在正确的时间向正确的患者提供正确的诊断和治疗。如果我们真的想改善生活，正确的时间就是尽早在疾病开始之前阻止它。但在做到这点之前，我们需要更多地了解血液中的蛋白质试图告诉我们什么。正如人工智能世界中经常发生的情况一样，这将需要大量数据，或者用人类的话来说，需要大量的个人医疗生活故事。

翻译：李　虹　丁国徽

审校：刘　晗　田　强

第十一章　前进之路

确保医疗保健的未来早日到来所需的条件

　　我们对 21 世纪医疗保健的愿景可以或者应该成为什么模样,始于 4 个词:预测性、预防性、个性化和参与性。

　　也许我们将这一雄心勃勃的新范式削减得太多,反而对自己不利,事实上,尽管需要多种技术手段与创新,达成目标的道路并不复杂。我们只需要遵循科学所允许的方式,远离那种使我们管理疾病而不是保持人们健康的医疗护理方法。您不必花很长时间,也不需要费很大力气,就会知道以疾病为导向的医疗保健方法并没有奏效。它无法早期发现疾病,很少能够预防疾病进展,几乎不会将患者视为独特的个体,并未激发人们积极参与让他们自己更健康的旅程。

　　并不一定要这样。通过使用现代技术对每个人的健康进行评估,进行更多的测量并使用数据驱动的策略来确定个体需求,我们可以优化个人健康,识别个人风险,延长健康寿命,并采取措施预防或逆转疾病的发生。通过远高于目前常规检测精度的测量方法,我们可以确保医生推荐的治疗方案对每个个体都是适合的,并为个人掌握自身健康提供所需的工具和支持。这样做将使我们每个人都能过上充实的生活,精神敏捷,身体活跃,直到 90 多岁。当这一切发生时,它将是医学史上最重大的范式转变——从以疾病为中心到以健康为中心。

我们面临许多障碍。其中一些是科学上的,但更多的是心理、社会和经济上的。谁能够获得这个数据密集型的下一代医学,谁可能会被排除在外? 我们是否能够更加轻松地避免那些在短期内提供快乐但长期来看会带来严重负面后果的不健康选择? 这些都是尚未得到答复的重要问题,但目前将这一愿景变为现实的最大障碍是说服医疗保健系统(提供者)和支付方接受从以疾病为基础转向以健康为基础的范式剧变。但这也是一个可以实现的目标。如果不是这样,这本书将只不过是对新科学的赞赏,以及新科学将我们引领至何处的模糊猜想。我们并不这么看。我们将其视为一个明确的计划。事实上,我们把它看作一项运动计划。

我们很幸运地站在这场运动的前沿,因为我们两人都在分别领导团队进行努力,并继续在 ISB 开展合作研究,将我们的发现整合到一个共同的未来健康愿景中。

自从 2021 年以来,李的主要关注点是他领导的一个名为"人类表型组倡议"(Human Phenome Initiative)的项目。这是由李创立的非营利组织"表型组健康"创建的一个雄心勃勃的计划,旨在推进健康和预防科学,并开创一种数据驱动的方法,以优化所有参与者的身心健康。

该项目的目标是选择一百万个个体以反映美国种族和经济多样性的。这是一项极具雄心的计划,我们相信这将向世界展示 P4 医疗保健的力量,或者我们所谓的 $N = 1$ 医学——这个想法是,虽然应该利用大量的数据来指导延续健康和逆转疾病,但医生绝不应该根据陈旧的观念而拿患者的生命冒险,即某种治疗对某些人在某些情况下足够好,就是对任何人都适用,而不考虑他们的特定基因和生物特征。作为全球性的医疗社区,我们可以做得更好。我们早就应该做到。

对于内森来说,他担任了 Thorne HealthTech 的首席科学官职位,这是一家专注于个性化科学驱动的全面健康的上市公司,利用个性化测试、人工智能、数据和疗效试验来开发健康老龄化的产品和服务，这个位置意味着内森有机会站在全球科学驱动的全面健康的前沿。Thorne 目前正在与 500 万消费者和超过 47 000 名医疗保健提供者合作。内森尤其致力于实施大脑健康解决方案（基于第八章中描述的科学基础上），并创建多组学健康检测，包括来自代谢组、蛋白质组、微生物组和免疫细胞谱分析等的信息，从而洞察我们各种生物系统的运作。

我们相信，我们的努力，以及许多其他认为医疗保健系统需要重塑要首先关注健康的医生、科学家、自然疗法医生、慈善家、企业家和公共卫生倡导者的努力，将有助于验证本书的核心假设：从以疾病为中心到以健康为中心的医疗保健模式的革命性重建是必要的，也是早该进行的。

那么，我们如何才能实现这一目标呢？

核心概念：让健康持续

每个个体的健康轨迹包含 3 个明显的阶段：健康、演化和疾病。数据驱动的科学驱动的全面健康方法将远超多数人预期地优化健康，为我们提供跟踪和减缓衰老的方法，在临床确诊前数年识别向疾病的演变，应用系统驱动的方法来减缓或逆转疾病早期和简单阶段的发展。它还将启发开创性的数据驱动的研究，描述大多数慢性疾病的不同亚型，了解识别这些演变的生物标志物，并找到针对这些不同演变状态的治疗靶点以阻止疾病。精准医学通常仅适用于在临床疾病诊断后寻找生物标志物和疗法。目前实施的大多数精准医学都太迟了，因为它发生在疾病已经进展到不可逆转的阶段。

目前没有已知的生物学规律说明疾病的演变在人一生中出现的时机。对于美国、英国、西欧和许多亚洲国家的大多数人来说，久坐、压力大和不良饮食正在造成严重影响,通常在三四十岁开始出现疾病的演变,并在五六十岁时加速。超过 55 岁的美国人中,有 78% 被诊断出患有慢性疾病,近一半被诊断出至少患有两种慢性疾病,1/5 以上被诊断患有 3 种或更多慢性疾病。[1] 对于 65 岁以上的美国人,高达 86% 被诊断出患有一种或多种慢性疾病,超过一半患有两种或更多,近 1/4 患有 3 种或更多。然而,通过采用数据驱动的健康方法,我们可以创造一个不再像现在这样普遍发生疾病演变的世界。

　　这个概念在本书开头章节中的一个图表中呈现,您可能还记得。这里我们将再次提供这个图表,因为它对于正确理解我们必须采取的行动路径,以及在全球范围内实施科学驱动的全面健康至关重要(图 11.1)。

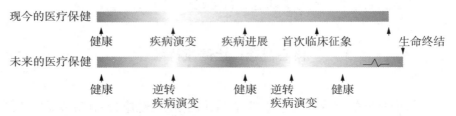

图 11.1　对于健康向疾病演变的早期阶段进行治疗将极大地延长我们的健康寿命,降低治疗成本并提高生活质量

　　从今天的医疗保健体系到未来医疗保健体系的关键变化在于优化个体健康和早期检测健康到疾病的演变,提供在出现临床可诊断疾病之前逆转的可能性。疾病的进展导致越来越多的生物系统受到干扰,疾病的复杂性不断增加。如果我们像现在这样等待症状出现,那么逆转疾病进程将变得无比复杂。检测人体早期身体指标的方法将允许个体更长时间的内在健康,拥有一个更长的天然健康阶段,挖掘出其中短暂甚至可能察觉不到的演变并逆转。

　　这一策略将必然包括定期的测量,从全基因组测序开始,在此基础上继续跟踪检测多组学健康数据，包括血液分析、肠道微生物组和数字化健康测量数据，所有这些将成为每个人纵向数据云的组成部分。有了这些数据，我们可以理解成千上万种疾病的风险全谱，并评估在一生中减少这些风险的策略，从而实现身体和大脑的健康衰老。健康不再只是我们在每年体检时考虑的事情，而是我们日常生活的基本组成部分。我们将根据睡眠、饮食、锻炼习惯，以及评估我们日常血液、肠道及身体其他信息化指标来作出选择，培养习惯，实现满足我们的即时健康需求，并且优化未来健康的潜力。

关注身体健康的同时，我们不会忽视心智健康。运动、更好的睡眠管理，再加上认知评估和训练，充分利用大脑内在的神经可塑性，将帮助我们预防或逆转任何认知功能的损失。

显然，我们能够延长健康阶段的时间越长越好。但这个时期能够持续多久呢？我们不能确定，因为迄今为止，还没有一个 80 或 90 岁的人曾经享受过一生科学驱动的全面健康，而且在很长一段时间内也不会有。如果如今的孩子在进入健康成年的头几年就建立了这些系统和支持，他们可能会发现，他们在 80 岁时享受着几乎与之前的几十年没有什么不同的身体健康和精神敏捷状态。

如果我们能够在 90 或 100 岁时保持功能正常，那么死亡的经历会是什么样的呢？目前，对大多数人来说，死亡发生在持续数年的衰退、疾病增加和虚弱期之后。然而，大多数能够活到 100 岁的人通常健康状况相对良好，通常会因为全身系统的崩溃而迅速去世，因此承诺了一种仁慈快速、相对无痛、保护财富的生命终结。大多数人不喜欢去思考死亡，但这是我们都应该期待的一种结束方式，也是以健康为中心的医疗保健系统将帮助我们实现的方式。

我们必须承认仍然会有疾病存在。在一个人的一生中，身体和心智将经历一系列的遗传倾向、损伤、应激、毒素、辐射、不良生活方式选择、创伤和病原体，所有这些都可能导致疾病的进展，即使那些已经尽力过健康生活的人也是如此，那些没有这么做的人更甚。但与我们今天的疾病经历不同，科学驱动的全面健康的深度监测将为我们提供有意义的信号，以确保在未来大多数疾病演变可以在早期阶段逆转，而那些不能逆转的演变将在症状出现之前许多年内被检测到并管理。

当疾病确实显现时，我们将使用系统方法、大数据观察研究、机器学习和人工智能等强大的精准医学工具来应对它。有效治疗患者的能力将不断增加，因为精准医学将支持对已知疾病和新疾病进行系统分析，提供诊断、将疾病分层为亚型、明确每个亚型的演变状态并开发针对每个亚型及其演变的新型多模式疗法。这个未来意味着，当我们被诊断出患有严重疾病时，有可能甚至很有可能恢复健康。

那么，我们如何将科学驱动的全面健康与预防的愿景变为现实呢？

系统生物学和科学驱动的全面健康与大型医疗保健体系的碰撞

在李的职业生涯中，他提供了从 DNA 测序、蛋白质测序到 DNA 合成的研究工具，使得生成个体大数据成为可能。人类基因组计划使我们能够将遗传变异与健康和疾病表型相关联，尽管我们花了比预期更长的时间才能有效地开始梳理这些相关性。系统生物学提供了一个新的整体、动态和层次化的视角，揭示了支配生物和疾病的网络，推动了 P4 医学的愿景，并促进了知识图谱、机器学习、人工智能和数字孪生等计算工具的使用。数据驱动的人群健康的潜力在先锋 100 项目和 Arivale 计划中得到了清晰展示，引领我们进入了有优化个体健康轨迹力量的健康和预防科学。但鉴于现代几乎完全专注于疾病的医疗保健体系，这些理念如何能够落地呢？

2016 年，普罗维登斯医疗保健系统的首席执行官罗德·霍克曼

(Rod Hochman)向李提出了一份难以拒绝的提议：担任普罗维登斯的首席科学官，这个职位将为李提供为我们医疗保健系统引入科学驱动的全面健康和系统生物学的机会。当时，普罗维登斯在美国西部 7 个州拥有 51 家医院，治疗了超过 500 万名患者。这是一个理想的机会，可以在现有医院系统的背景下，测试将科学驱动的全面健康引入医生和患者之间的挑战。李迅速接受了这个机会。几个月后，他启动了一项计划，每 3 个月与普罗维登斯系统各地的 27 名临床和研究医生见一次面，介绍关于系统生物学和科学驱动的全面健康的研究。他专注于将基因组和纵向表型组的密集数据分析引入临床试验，这在原则上听起来很有意思，但过去从未在实际临床环境中被实施过。

对这一想法反应最积极的是来自波特兰普罗维登斯医疗中心的一个团队，由擅长黑色素瘤的肿瘤专家沃尔特·乌尔巴（Walter Urba）博士领导，他正在推动精准医学和利用 DNA 测序来开发更加个性化的癌症药物治疗。此外，在 Arivale 的最后两年里，人类遗传学家奥拉·戈登（Ora Gordon）博士领导了一项涉及 1 000 名普罗维登斯员工的科学健康项目，不幸的是，随着 Arivale 的提前关闭，该项目也在两年后提前终止。就像构建对 DNA 测序的支持和热情需要时间一样，说服关键数量的医生和研究人员持续支持科学驱动的全面健康的项目也需要时间，但有像厄尔巴和戈登这样备受尊敬的医生的热情支持，很明显我们正走向正轨。

COVID-19 推动了精准医学的创新

另一个伟大的临床突破意外地来自对 COVID-19 的研究。

2020 年春季，当致命的新型冠状病毒开始在美国传播时，我们对 COVID-19 了解甚少，但有一点显而易见，这种疾病对每个人的影响并不相同。老年患者比年轻患者更容易受到感染,男性比女性更容易患病,而某些种族群体和血型的人群比其他人更容易感染。人们对免疫系统如何应对该病毒知之甚少,也普遍不确定哪些药物可以有效治疗。

在 ISB,吉姆·希思决心努力解答这些疑问。西雅图普罗维登斯系统最大的瑞典医疗中心的杰森·戈德曼博士与吉姆及 ISB 的其他同事一起,应用基因组和纵向表型组分析,以更好地理解 COVID‐19 患者的不同结果和临床路径。团队将这些分析与一个重要的新工具——深度免疫表型分析相结合,使得该团队能够描述患者在感染期间的任何时间点的免疫和生物反应状态。这促成了一个观察性研究,从 2020 年 3 月开始,包括大约 200 名患者,该研究跟踪了疾病的发展以及在入院后患者的病情进展。最终,团队的发现为探究 COVID‐19 引发人体免疫反应的过程提供了重要的新见解。也许同样重要的是,这项研究催生了一系列新机遇,促进了跨多个领域的医疗实践。尽管这与当代医学研究系统中盛行的"这是唯一的做事方式"思维相反,但它反映了在 COVID‐19 危机期间蔓延到全球医学领域的一种广泛的、可能有点勉强、但接受外部思维方式的态度。

ISB 团队能够在极短的时间内建立这个数据丰富的 COVID‐19 研究,避开了大型医疗保健系统的典型官僚体系,用几周的时间完成了通常需要数年计划的工作。找到这个项目所需的资金——高达 1 000 万美元——竟然相当简单。默克研究实验室的总裁,具有敏锐洞察力的免疫学家罗杰·珀尔默特(Roger Perlmutter)仅用了半个多小时的时间就作出决定,深度免疫表型可能对他的公司、更重要的是对全世界有益。他强烈倡导数据的高度透明,以便其他科学家可以不受知识产权约束,帮助解读数据并为破解 COVID‐19 的谜团作出贡献。这对于由制药公司资助的项目来说是不寻常的。几家其他制药公司,包括诺华和吉利德在内，很快也加入了以类似条件开展的研究，约有10家较小的公司也加入了，为免疫数据的获取提供了新技术。所有这些合作及贯穿整个项目的团队精神创造了一个良好的环境，从而吸引了来自美国众多优秀机构的传染病和免疫学专家加入我们，一起解读这一宝贵而密集的数据集。这是科学应该被实践的方式。

该策略是在每名患者入院时获取一次血样，大约10天后再次采样，然后在入院后最多3个月后第3次采样。这3次血液采样为我们提供了研究入院时感染者的情况，观察其在急性感染结束后发展到何种程度，并评估免疫系统在康复期的状况——康复期是指急性疾病后，一个人在患病后逐渐恢复健康和力量的时期。

我们对大约500种血浆蛋白和1000种血液代谢物进行了完整的基因组测序和纵向表型组分析。我们还进行了深度免疫表型分析，对每次采血的5000个单个白细胞进行了单细胞分析——分析了所有基因的表达（全转录组）、测量了250种细胞表面蛋白，以及研究了每个细胞的40种分泌分子。然后，我们分析了每个患者的T细胞和B细胞受体，确定了抗原呈递HLA位点，对疾病不同阶段进行了病毒基因组测序，并制作了病毒肽片段（称为表位）的文库，以确定抗原呈递细胞用于触发杀伤性T细胞的哪些表位。深度免疫表型分析使我们能够识别每种白细胞类型及其分化阶段。当整合每次单次采血的5000个免疫细胞的数据时，它们定义了这3个时间点的患者的适应性和固有免疫应答状态。

这一分析为我们提供了病毒感染的详细路径，帮助我们了解了患者的健康轨迹，以及对各种药物的不同反应的范围。我们深刻地认识到了在感染过程中免疫应答的性质。我们能够定义不同疾病阶段的T细胞和B细胞的新类别，并进行单细胞分析，评估这些细胞的新的代谢类别。我们的观察结果发表了3篇论文在著名期刊上，其中两篇发表在《细胞》

（*Cell*）上，另一篇发表在《自然-生物技术》（*Nature Biotechnology*）上。[2]

在入院时和 10 天后比较患者的免疫细胞，让我们能够捕捉不同时间点不同免疫细胞类型的显著变化，并帮助我们了解不同免疫系统如何动态地对药物作出反应。这有助于我们思考如何为接受不同药物治疗的患者设计最佳的临床试验方案。

入院时的数据允许我们根据免疫特征和血浆蛋白生物标志物将患者分为 4 组（两组轻度和两组重度）。只有其中一组患者在入院后 3 个月免疫系统恢复正常，仅占患者总数的约 1/3，这表明其他组患者的免疫反应在持续的"长新冠"中起着关键作用，可能影响神经系统，导致脑雾、嗅觉丧失和疲劳，并在某些情况下导致呼吸、心脏或胃肠生理的异常。我们发现所谓的"长新冠"在某些情况下相对短暂（几周到几个月）；在其他情况下，持续时间则更长。

在疾病的早期阶段，我们在血液检查中发现了必需氨基酸和磷脂的显著减少，这两者都是免疫细胞构建的重要组成部分。可能是由于免疫细胞的快速扩增导致了这种暂时性的缺乏。我们还发现，许多长新冠患者的症状具有自身免疫反应的特点，即免疫系统针对自身成分。

不同类型的长新冠如何产生仍然是一个谜，但我们现在对导致这些不同经历的因素了解得更多。例如，我们在入院时确定了 4 个关键因素，其中任何一个都表明患者将患上长新冠。

• 第一个因素是既往存在的 2 型糖尿病。现在这是普遍的常识了，但这一洞察力在帮助我们确定那些处于最大风险的人时起到了关键作用。

• 第二个因素是某些自身抗体的存在——这些抗体攻击身体的血液蛋白，对于所有自身免疫疾病的患者来说都很常见，包括像红斑狼疮或类风湿关节炎等更常见和罕见的自身免疫疾病。

• 第三个因素是患者入院时血液中 COVID-19 RNA 的含量。每

个人的唾液中都有。但我们发现,大约 25% 的患者在血液中含有这种
RNA,他们的病情更为严重。

- 最后一个因素是另一种潜伏病毒的激活,即 EB 病毒,这是一种
相对常见的疱疹病毒,以引发单核细胞增多症而闻名。这种病毒在约
14% 的患者身上似乎被新冠病毒"唤醒",然后这些患者更有可能出现
长新冠症状。[3]

所有这些发现在帮助识别更有可能需要积极治疗、更密切监测和
在首个获得 FDA 批准的疫苗上市时需要更早接种的患者方面都有宝
贵价值。

从长远来看,我们数据丰富的 COVID-19 观察性研究表明,通过
基因组、表型组及深度免疫表型分析,科学家可以通过有限数量的患
者得出强有力的结论。设计良好的涉及几百名受试者的研究可能不
再被视为"小型""不完整"和"无法确定"。我们证明,我们可以用全基
因组测序和深度表型组分析工具在几百名患者身上研究我们想要了
解的疾病,迅速获得大量关于其发展轨迹的知识,使我们有机会利用
早期干预的途径,这在几年前还是难以想象的。

更广泛而言,新冠大流行揭示了当前健康状态对于提高对疾病的
抵抗力有多么重要。既往疾病极大地预测了谁会受到最严重影响,谁
最有可能死亡。一项跨越 160 个初级研究、涵盖 42 种疾病条件的
2021 年荟萃分析显示,与相应的对照组相比,糖尿病使 COVID-19 致
死风险增加了 20%～100%,肥胖使致死风险增加了 50%～75%,心力
衰竭使致死风险增加了 30%～130%,慢性阻塞性肺疾病使致死风险
增加了 12%～120%,而痴呆的死亡风险在不同地区的不同研究中从
40%～670% 不等。[4] 这项研究还报告了欧洲和北美地区的人们死于
COVID-19 的风险进一步增加,肝硬化使风险增加了 220%～490%,
而患有活跃癌症人群的死亡风险增加了 60%～370%。显然,既往健

康状况是决定某人是否有可能死于COVID‐19的主要因素,您可能已经注意到,这基本上是世界上最常见的慢性疾病目录。这些疾病也可以通过科学驱动的全面健康大大改善。

2022年1月发表的一项研究结果不仅突出了与COVID‐19疾病严重程度和死亡有关的风险因素,还强调了相关的保护因素。这些保护因素显然包括疫苗接种,但健康饮食和足够的营养也具有强大的保护作用。[5] 例如,摄入足够的维生素D可以降低病毒复制速率、炎性细胞因子水平(即循环于血液中的免疫信号分子)及感染和死亡风险。[6] 充足的维生素D也可能有助于保护肺内膜免受病原体入侵。[7] 天然产品,如深色浆果等食物中富含的槲皮素,也与在临床试验中降低风险和改善治疗结果有关。[8] 从这些及其他发现中,可以看出减少疾病发生和增强健康——这两者都是科学驱动的全面健康的固有部分——在应对像这样的大流行病中可以发挥协同作用,确保更好的结果。

研究还揭示了不同族裔的人在大流行中的表现存在显著差异。[9] 这个主题的文献非常复杂,仍在不断发展,但一项于2021年11月发表的荟萃分析对50个经过质量筛选的初级研究进行了分析,发现了一些有启发意义的差异。[10] 非裔和西班牙裔患者罹患COVID‐19的风险最高,平均疾病严重程度更高;然而,这项分析没有显示更高的死亡风险。亚裔美国人最有可能进入重症监护室。在奥密克戎(omicron)作为主要变种的时期,非裔美国人的住院率峰值几乎是白人美国人的4倍,而不同时间主导的变种会影响结果。[11]

造成这些差异的原因有很多,我们正在通过不断的研究来试图厘清其中的机制。社会经济差异发挥了关键作用,因为在大流行高峰期它们决定了不同人群能否获取高质量医疗保健,以及某些人群更有可能从事需要亲自到场的工作。另一个造成差异的主要原因是疫苗犹豫。阿肯色州的一项2021年的研究发现,与白人受访者相比,非裔受访者有 2.4 倍的可能性不愿接种疫苗。[12] 一项跨越美国和英国评估了不同种族在合并疾病背景下的荟萃分析研究发现,在 2020 年,未经调整的全因死亡率(译者注:一定时期内所有原因导致的总死亡率)对于白人、非裔和亚裔来说大致相同,而西班牙裔死亡率较低。[13] 然而,在调整年龄和性别后(白人的平均年龄明显高于美国的少数族裔人口),与白人和西班牙裔患者相比,非裔患者死于 COVID-19 的概率高出 38%,亚裔死亡的概率高出 42%。研究人员在这项研究中发现,在疫苗出现前的大流行第一年,结果的差异似乎主要是由既有健康状况解释的。个人健康被证明对恢复的可能性至关重要。这再次验证了科学驱动的全面健康的核心论点,即从疾病管理转向保持健康。

当然,我们愿意拿所有这些知识来换取全球因这种疾病而失去的数百万人的生命。但由于我们无法改变过去,如果这场大流行的结局是帮助我们看清了旧式医疗方式的愚蠢,并让我们更好地认识到新道路中固有的机会,那么至少可以说我们正在学习。事实上,我们的 COVID-19 观察性研究的显著成功几乎立即激发了普罗维登斯进行类似的研究,他们期望通过结合系统生物学和多组学数据分析的力量,来更好地了解多发性硬化症和乳腺癌。

基因组学:引领道路

在所有多组学技术中,基因组学是第一个被大规模整合到医疗系统中的。如今,基因组学在临床中的最广泛应用是对肿瘤进行测序,然后将这些序列与患者出生时的基因组进行比较。然后,利用这些信息来选择更有可能成功的治疗方法,正如我们在第九章中讨论的那样。基因组学作为每个人医疗保健的基础即将逐渐普及,但它的发展速度没有参与人类基因组计划的人们最初所希望的那么快,这引发了一些批评。批评者认为,基因测序和分析没有可操作性,它只能以极高的成本识别极为罕见的疾病,知道自己有某些可怕的疾病的遗传易感性会导致参与者焦虑,参与者或其医疗保健提供者可能会误解参与者的基因组信息并无意中对其造成伤害,基因组学医学不具备成本效益,同时隐私问题也无法得到令人满意的解决。

276

这些担忧不容忽视。但在大多数情况下,它们代表了对数据、创新轨迹和患者需求的根本误解。具有开创性的基因组学研究者罗伯特·格林(Robert Green)是哈佛医学院的教授,也是与博德研究所合作成立的"Genomes to People"项目的主任,他着手进行了一系列详细研究以调查这些问题,其中一些研究得到了美国国立卫生研究院的资助。尽管隐私问题仍然重要,且在许多方面尚未得到充分解决,但大多数情况下,严谨的科学研究并没有受这些担忧的影响。让我们依次讨论这些问题,因为这项工作对我们迈向使用 DNA 来指导医疗保健是至关重要的基础且不可逆转的一步。

当首次对基因组进行测序时,基因编码确实并没有提供太多可操作的信息。那时的基因组就像一个参考图书馆,充满了书籍,但缺乏将知识放入背景并提供行动计划的指南。随着基因组的数量的累积,以及这些密码的分享和比较变得可能,情况逐渐开始变化。截至 2022 年,根据美国医学遗传学学院设定的标准,至少有 76 个基因变异被分类为临床可操作的,包括林奇综合征(结肠癌)、乳腺癌、卵巢癌、心力衰竭和猝死。[14] 截至 2019 年,还有至少 132 个药物基因组变异,可以用来指导 99 种药物的用量或使用方式,这些信息现在已经包含在 309 种药物标签中。[15] 这些药物基因组变异包括用于指导乳腺癌和结肠癌治疗,例如,是否可以安全地为患者开具化疗药物 5 - 氟尿嘧啶。另一个例子是人类白细胞抗原测试,这一测试现在是开具治疗艾滋病关键药物阿巴卡韦的必要测试。药物基因组学信息可能非常重要,因为在个体中对于这些药物的反应如果与基因组学不兼容，可能会是致命的。

对于常见疾病的单一遗传变异体存在一个限制，那就是它们的效应规模通常很小，绝大多数的效应都不到1%。这背后的进化逻辑是，如果这些变异体对生存造成严重危害，它们就不会普遍存在。因此，对于常见的慢性疾病，遗传变异体被合并成多基因风险评分，这是一个综合评分，比任何单个变异体具有更大的预测能力。通过对基因组进行测序，可以根据与特定疾病或病症相关的许多个变异体的贡献，综合总结您的总体患病风险。我们已经开发了100多种经过充分验证的多基因风险评分，这个数字正在迅速增长。这些信息可以为医生和个人提供广泛潜在易感性的信息，从中风和焦虑到阿尔茨海默病和糖尿病。[16] 如果一个人了解他的全基因组序列，多基因评分可以转化为疾病风险评分。将基因组学与其他数据类型相结合，包括临床数据、可穿戴指标及多组学深度表型组数据，极大地增加了可操作性。

使用多基因风险评分时有一个重要的注意事项，即它们受到迄今为止在基因研究中频繁检查的人群构成的影响，因此对白人个体来说最准确和适用。[17] 这完全属实，尽管数据的种族异质性正在改善，但需要多年才能对大多数种族提供同等的准确度。

第二个反对意见是，尽管基因组学显然对研究罕见疾病（患病率低于1/20万）非常有用，但这些疾病的定义是不常见的，不足以成为人口整体健康的主要影响因素。罕见疾病通常是由单基因缺陷引起，而不是由环境触发因素的常见突变体共同引起。这些缺陷更容易被发现，因此适合通过全基因组测序来发现。

胡德实验室在2008年对一个患有遗传疾病的家庭进行了首次基因组测序。通过比较父母与两个孩子的基因组（其中一个受影响，另一个未受影响），我们成功地确定了导致米勒综合征的遗传异常，这一发现于2010年发表在《科学》(Science)上。[18] 自那时以来，已经开展了众多家庭基因组测序的工作,利用遗传学来追踪罕见疾病基因,并将它们与再利用药物相匹配以改善治疗结果。[19] 我们在过去的十年中学到的是,虽然每种罕见疾病的确很罕见,但总体而言,它们并不那么稀少。我们中的10%将在一生中的某个时候患上已知的7000种"罕见"疾病中的一个或多个。[20] 此外,由于不常见的遗传疾病通常在早期发展中显现出来,因此现在正在积极努力地在婴儿或儿童早期识别和治疗这些情况,这些是基于基因组测序的启发,因为20%的婴儿死亡与遗传异常有关。[21]

第三个主要关注点是,知道自己对某种疾病有遗传易感性会引起不必要的焦虑。虽然这是一个值得研究的有效观点,但它长期以来被视为不言自明的观点,这是对任何观点的非科学处理,更不用说它被用来阻止人们获取关于自己的基因信息。经过仔细研究,这个假设站不住脚。在2017年发表在《公共卫生基因组学》(*Public Health Genomics*)上的一项关于商业基因检测的研究中,研究人员发现,只有2%的人在收到检测结果后表示后悔,只有1%的人表示这些结果给他们造成了实际伤害。[22] 另一项随机临床试验评估了告知患者与阿尔茨海默病风险相关的*APOE*基因情况的影响,而这个基因是批评者最常提出的疾病易感基因之一,声称更多的知识将给患者带来不必要的痛苦。然而,该研究的作者发现,向患者提供这些信息很少引发焦虑。[23]

由于广泛的基因组筛查通常发现大多数人的疾病风险既有升高又有降低,因此总体上,坏消息通常可以被好消息抵消。但即使对于那些收到非常不好消息的人来说,也越来越与可操作性相结合,也就是说,有具体的措施可以采取以避免未来可能的疾病。例如,如果您发现自己有患2型糖尿病的高遗传风险,您可以特别警惕控制糖的摄入,摄取大量膳食纤维以减少血糖波动,开始补充小檗碱等天然化合物,用益生菌阿克曼菌强化肠道菌群,或在咨询医生后开始服用二甲双胍等药物。如果您有很高的阿尔茨海默病遗传风险,您可以通过保持大脑氧气灌注高的锻炼来帮助延缓认知障碍,也可以考虑服用磷脂酰胆碱等补充剂,并进行定期的数字认知训练,比如 BrainHQ。焦虑很少仅仅因为不好的情况而发生,它更通常是因为您无法控制的情况。如今,我们知道有很多方法可以减轻疾病风险,而且我们每天都在学到更多的知识。

第四个反对意见是大多数患者或其监护人没有很多基因组学知识,无法正确理解基因组信息。虽然所有这些担忧都是开始研究的有效出发点,但这是我们最不同意的。坦率地说,这是令人震惊的高高在上。我们认为人们应该对他们想要或不想要的信息自行作出知情选择。然而,我们仍应该要求基因公司和基因组信息医疗服务提供者解释基因组学分析的复杂性,以使他们的见解和建议尽可能清晰准确。遗传咨询师和接受基因组学教育的医生在帮助人们深刻理解这些信息方面发挥着重要作用。[24]

在医疗系统中有效部署基因组学,相关的成本是另一个经常提到的反对意见,但即使在这种情况下,怀疑论者主要是从时间的角度来争论,因为在过去 20 年中,基因组测序的成本已经急剧降低至原来的百万分之一。如今,在许多地方全基因组测序的成本已降至不到 400 美元,虽然分摊到整个人群中可能看起来很多,但实际上它的成本不比医生定期为患者开的许多标准血液检测更多,有时甚至更少。除了我们可以从每个人的基因组序列中获取的大量信息之外,还有一个主要区别:它只需要做一次。

现在我们来谈谈隐私问题。正如我们在第四章中所解释的,这里确实存在合法的问题。有必要制定安全保障措施来规范个人基因信息的使用。基因组隐私最大的困难在于您的基因密码是独一无二的。在这个意义上,它永远无法完全匿名化。有严格的法律来维护基因数据的隐私和这些数据的允许用途,正如美国的《健康保险携带与责任法案》(HIPAA)所规定的那样,但这并没有阻止严重的违规行为和基因信息的不断使用,这可能会让很多人感到不安。然而,重要的是要注意,目前已有2000多万人进行了商业基因分析,而对基因信息的恶意使用仍然极为罕见。然而,很明显,我们将永远在保护隐私方面进行斗争,这是一个需要保持警惕和小心的问题。必须制定适当的法律保障措施,并且绝不能假设过去制定的规则将能够保护未来。

随着越来越多的证据证明了关于将基因组学融入主流临床实践的大部分常见担忧是站不住脚的,美国的一些顶尖医疗系统终于开始行动,将这个备受期待的护理方面变成现实。在未来5年内,基因组将成为领先医疗系统的基本工具。在未来10年内,它将成为医疗环境中几乎无处不在的一部分。它将被用于预防,而不仅仅局限于现在这样的罕见疾病或癌症的高级治疗。在这方面值得注意的一项研究是哈佛医学院和波士顿儿童医院的罗伯特·格林(Robert Green)博士和英格丽德·霍尔姆(Ingrid Holm)博士领导的 BabySeq 项目。[25]BabySeq 项目是 Genomes to People 项目的一部分,展示了从生命的最初阶段开始进行基因组测序的价值,探讨了改善婴儿健康结果、父母对标准新生儿基因组测序的态度,以及利益和风险的认知等关键问题。[26]像这样医院赞助的研究对于我们进入科学驱动的全面健康世界至关重要,其目标是为个体提供以基因组和表型组信息为基础的预防性医疗。

如果您现在对这种信息感到兴奋,那么知道它将在未来某个时间点出现可能并不会为您带来多少安慰。但如果您决心现在就获得这种护理,并且有资源来补充传统的护理,那您不必等待太久。

普罗维登斯和 Genome4Me 项目

李的一部分努力是将基因组学和科学驱动的全面健康引入普罗

维登斯系统,他倡导了一种综合基因组和表型组的方法以实现科学驱动的全面健康,类似于我们在 Arivale 实施的方法。

当时的普罗维登斯首席临床官艾米·康普顿-菲利普斯(Amy Compton-Phillips)博士对基因组分析表现出相当大的热情,在她的领导下,该系统启动了 Genome4Me 项目,该项目在俄勒冈州波特兰市的沃尔特·乌尔巴(Walter Urba)博士及其同事指导下对癌症和对照患者进行全基因组测序。普罗维登斯设定了在第一年招募 1 000 名患者和未来几年招募 5 000 名患者的目标。波特兰的团队获得了必要的测序设备,并于 2021 年启动了该项目。该项目的理念是,患者和他们的医生将通过基因组中的信息获得可操作的建议。这项研究认真对待了教育患者和医生的挑战。一个吸引人的特点是,由于患者已经被诊断出患有癌症而且测序将为他们的治疗的可能性提供信息,因此基因组分析的大部分费用将由保险承担。这使得普罗维登斯成为位居前列的美国实施基因治疗的医疗系统。

即使在毫无疑问具有前瞻性领导力的普罗维登斯这样的机构,实施大规模的表型组学分析也是一个挑战,因为目前没有任何保险公司愿意支付这些费用,除非涉及已知疾病相关的血液化学指标。

还存在其他一些担忧,所有这些都是需要解决的重要问题。即使测试费用能被支付,谁将负责支付医生花费在教育患者上的时间成本呢? 在医生们已经分身乏术照顾患者的情况下,他们如何接受培训以了解这一复杂的新基因组学科学呢?

通往科学革命的道路——正如我们在本书引言中所描述的那样——是要有大视野,但愿意为实现目标迈出的任何有意义的步骤而欢呼,无论这些步骤与您的愿望相比有多么小。为此,虽然我们显然希望看到一个全面的基因组和纵向表型组计划,但我们对普罗维登斯一直在努力去标识患者数据,并在采取了这一步骤后保护患者隐私感到欣喜。它还与药理学研究人员建立了合作伙伴关系,以便他们可以大规模地研究各种疾病的临床特征和阶段。类似这样的努力将受益于普罗维登斯的另一个计划:作为其 Genome4Me 项目的一部分,普罗维登斯现在为患者提供了关于他们对超过 70 个被美国医学遗传学与基因组学学院确定为可采取行动的遗传易感性的信息,其中包括一些已知影响药物有效使用的药物基因组变异信息和精准癌症药物。

迄今为止,癌症是基因组学得到最广泛应用的领域,这简单地合乎情理。一个显著的例子是被称为液体活检的血液检测,它使得识别循环中的癌细胞或来自这些细胞的 DNA 片段成为可能。越来越有可能在可治疗的早期阶段发现癌症,而不是更晚期的第三阶段或转移的第四阶段。[27] 这样的测试对护理产生重大影响的证据正在增加。一项研究表明,如果对患者采用精准医学方法进行治疗,患者的生存时间显著延长,治疗成本大幅降低,每位患者每周将节省数百美元。[28] 在普罗维登斯系统和全球其他网络中,这些节省正在逐渐积累,最终结果将是更多人能够获得科学驱动的全面健康的基本元素——基因组可行性。

基因组学在临床中的其他示例:变革的开端

尽管普罗维登斯是这些领域的领导者,但并不是唯一的。基因组学开始在领先的医疗中心推广,并有望最终成为医疗保健的常规部分。另一个认真开始实施这一计划的医疗体系是犹他州最大的医疗体系山间医疗服务机构(Intermountain Health),其精准医学主任林肯·纳多尔(Lincoln Nadauld)带头开展了一项大规模的基因组学工作,已经对超过 125 000 名患者进行了基因组测序。其中约 7% 的患者被发现有可操作的遗传变异，包括指示乳腺癌、卵巢癌、心血管疾病、血色病和癫痫风险升高的基因。这些患者及他们的医生现在拥有可用来作出关于生活方式和治疗的决策的信息，其最终结果不仅是更健康，而且是巨大的节省。正如纳多尔所说："我们今天在医疗保健中经常进行的许多临床筛查测试的阳性检出率不到7%。这项研究表明，实际上我们应该对每个人进行基因组测序，而且医疗保险应该有兴趣支付，因为他们是从中获益的一方。"

山间医疗服务机构还为新生儿重症监护病房的婴儿实施了全基因组测序，结果发现其中一半的婴儿患有基因缺陷，解释了他们没有好转的原因——在许多情况下，这对于医护人员是可操作的信息。这种知识显著减少了重症监护，为医疗体系带来了巨大的成本节省。而对于新生儿来说，它还带来了更好的终生健康的结果，一个孩子的早期生活对他们未来的健康至关重要。

鉴于这些有希望的结果，世界上的每个医疗体系为何不争相实施这些科学驱动健康的元素，真是令人惊讶。遗憾的是，正如人们经常观察到的那样，大船转弯慢——而医疗保健是一艘非常非常大的船。

大规模发现工作

世界上大多数先进的医疗保健体系都是由政府资助的单一支付者体系。相比之下，美国有分布在全国各地的不同支付者构成的复杂体系。如果想要改变医疗保健体系，单一支付者体系要容易得多，而在像美国这样的体系中，必须分别说服每个医疗提供者和每个支付者才能作出改变。

目前有几个雄心勃勃的政府资助研究项目正在进行，它们正在生成大规模的数据集，以帮助推动个性化和预测性医学的推广。这些项目主要侧重于基因组学,但它们储存的血液样本将来也可以用于深度表型分析。

其中一个主要例子是有 50 万人口规模的英国生物银行(United Kingdom Biobank),该项目已生成最近大部分用于疾病关联的大型多基因风险评分数据。[29] 这个项目最近与 13 家生物制药公司合作完成了一个以蛋白质组学为重点的扩展,捕获并表征了超过 54 000 人的血液蛋白质组学图谱。该项目在第一阶段每个样本中测量了近 1 500 种血液蛋白质,并鉴定了与这些蛋白质在血液中的观测水平相关的超过 10 000 个关联基因。其中有 85% 的关联是以前未知的。这一努力为医学研究人员提供了一个以前所未有的规模来研究基因与蛋白质水平之间关系的视角。[30]

这些结果是需要更大规模项目的有力证据,例如英国的"我们的未来健康"计划,该计划打算对 500 万人进行基因组分析,并将这些基础信息与患者的数字健康测量和电子健康记录集成。随着额外测试数据的增加,特别是随着其他组学数据类型(如代谢组学)的纵向增加,发现的规模和范围将改变我们对人类生物学和医学的理解。

英国并不是唯一一个朝着这个方向迈进的单一支付者国家。在新加坡,一项旨在对 100 万新加坡人进行基因组测序的项目于 2020 年启动。这项工作预计将在 10 年内完成,并在最后阶段加入一些纵向表型组学分析。甚至爱沙尼亚也正在开展一个百万人口规模的检测项目,同时建设一个生物样本库,最初侧重于基因组学、电子健康记录和数字健康测量,基本覆盖了该国的每个居民。

中国,或许是在多组学表型组学领域最先进的国家,也正在进行一项大规模的队列项目。该项目由复旦大学校长金力教授主持,最初启动时希望登记 10 000 名个体,项目负责人希望迅速将其扩大到 50 万人或更多。为了实现这一目标,他们建立了自己的基因组、多组学和其他多维度表型组分析的数据生成设施。此外,他们还将电子健康记录和患者报告的结果整合到他们的计划中。他们还拥有非常完整的身体和脑部多维成像设施。此外,他们正在评估测量环境的许多不同方面的技术。

复旦项目受到中国政府的密切关注,中国政府最初投入了超过1亿美元用于基因组和表型组图谱工作,以及支持其所需的基础设施。其他国家应该注意:这个以数据为驱动的精准人口健康项目是中国领导人发起的五项重大科学努力之一,他们已经投入了惊人的资源以期实现到2030年实现全球领导地位。

随着单一支付国家迅速采纳科学驱动的全面健康,美国会在该领域处于落后地位吗?这是可能的,但也有转机。美国国立卫生研究院的"我们所有人"(All of Us)计划最初由其主任办公室的精准医学顾问小组提出,这是一个旨在为100万人生成基因组数据并努力将其与医疗健康信息(尤其是电子医疗记录)联系起来的研究,为个性化医学的广泛传播铺平了道路。[31] All of Us 希望扩大精准医学的规模,并帮助推动美国医疗系统摆脱目前以疾病为中心的"试错"的方法,将每个个体都视为"平均患者"。一个关键点是扩大患者群,以更好地为各种健康状况进行成千上万的研究提供数据,了解许多疾病的风险因素,并确定哪些治疗方法对不同背景的人最有效。这突显了未来医学的参与性质,其明确目标是"了解技术如何帮助我们采取措施从而更健康"。尽管该项目符合我们对数据丰富、基因组信息化医疗的愿景,但目前它还缺少纵向蛋白质组学和向个体提供实操可能性的元素。然而,由于 All of Us 正在存储样本并将其提供给获得后续国立卫生研究院资助的研究人员进行进一步研究,随着时间的推移,表型组学数据将变得更加丰富,特别是当样本收集方式变成纵向之后。

七大挑战

我们在 Arivale 的经验、与普罗维登斯的合作以及与寻求改善全民健康结果的研究社区的合作使我们得出结论：验证和建立健康和预防的科学面临 7 个主要挑战。

我们如何使每个人都参与到这个健康愿景中呢？

首先，我们必须招募来自美国各个族群的个体。这当然包括性别、年龄和种族多样性，但还包括经济、文化、地理、教育、职业、宗教、性取向、家庭和能力的多样性。只有在我们邀请、鼓励、提供激励并确保样本种族多样性的情况下，我们才能确信我们的数据反映了我们人口的健康需求。这很重要，因为在这许多群体中，疾病易感性和风险存在着显著差异。

我们如何验证新的可操作的可能性呢？

正如我们在系统生物学中看到的那样，科学驱动的全面健康的理论益处只有在研究人员能够明确临床验证的可操作的可能性时才会变得引人注目。更广泛的基因组测序为开出更有针对性的处方药和更个性化的干预措施铺平了道路。同样的情况也开始出现在表型组学测量方面，如血液蛋白、血液代谢物、肠道微生物和其他系统。

我们如何说服支付方承担健康和预防的费用？

说服政府机构和保险公司应该为保持人们更长时间的健康投入资金，而不是仅仅治疗疾病，其关键在于展示通过改善人口健康将带来的巨大成本节省。在新冠大流行之前，美国每年用于医疗保健的 4 万亿美元中多达 86％用于慢性疾病。如果我们能早期检测和逆转慢性疾病，将会带来巨大的成本节省。第二个例子是，只有大约 10％的人对治疗各种慢性疾病的 10 种常用药物产生反应[32]。表型组分析将帮助我们识别生物标志物,使我们能够区分对治疗有反应和没反应的人,潜在地将每年高达 6 000 亿美元的药物开支中的 90％ 节省下来。保持个体的健康成本远低于让他们生病后治疗。在许多方面,科学驱动的全面健康将带来巨大的成本节省。渴望从这些节省中受益的支付方将有动力采取相应行动。

我们如何降低表型组学分析的成本?

我们预测,在未来 10 年内,这些成本将降至目前的百分之一甚至更低,但需要新的技术进步来全面降低成本。成本减少还将受到廉价数字化测量工具的精准性提高和广泛性增加的推动,产生大量新的可操作的可行性。最后,随着我们收集大量数据,我们将能够确定最有效的生物标志物,从而使用可能只需要 1％ 的测量来实现 90％ 的可操作的可行性。所有这些进步将由政府支持的大规模基因组/纵向表型组计划推动。我们的预测是,最终将推出一项全面的居家检测,可以进行大约 5 000 次我们需要的测量,从而实现对健康状况的全面常规评估,将数据上传到 AI 进行分析,可操作的可能性几乎立即被发送给医生和自己。将科学驱动的全面健康引入家庭将大幅度节约目前由医院和诊所提供的医疗基础设施成本。

我们将如何把健康和预防引入医疗系统,最终覆盖所有人?

我们在 Arivale 的经验表明,消费者喜欢这个方案,并经常放弃对数据持怀疑态度的医生,转而寻找更支持的医生。我们相信患者将是推动医疗系统(并加速健康管理公司)采纳健康和预防的科学的强大力量。我们还相信,在医疗系统内,先行者或领军医生将通过提高他们患者的医疗质量来招募同行从而引领实践科学驱动的全面健康。一旦我们说服支付方承担与巨大的疾病花费相关的前期健康成本,医疗系统将会积极跟随。

我们还相信,现有的以健康为中心的从业者或倡导者将开始在学术中心中发挥更大的作用,推动科学驱动的全面健康的发展。社区医院可能在一开始比学术中心更愿意冒险,因为后者常常被学术怀疑所束缚。还有两组重要的健康倡导者:正在实践常规和数据驱动的健康方式的现有和新兴公司,以及越来越多的接受整体健康方案的功能性和个性化医生队伍。他们中的许多人现在正在采用数据丰富的健康方法。

我们如何确保每个人都可以获得这种形式的医疗保健?

扩大获取途径显然至关重要。目前正在进行大规模的努力,旨在改善多样性、公平性和包容性的度量标准,正如所有百万人计划都试图做的那样。这现在是大多数医疗系统和大规模研究项目的使命的一部分。以我们熟悉的一个例子,表型组健康组织制定了教育计划,用以说服患者、医生和医疗社区的其他成员,让他们认识到健康和预防的科学中固有的机会。表型组健康组织还与那些接触到边缘社区的团体合作。说服他们加入将是第 4 个"P"——参与(participation)的主要挑战——说服多元化的患者、医生、医疗领导和监管机构积极参与以疾病为导向转向以健康为导向的医疗保健的转变。

我们如何解决当代医疗保健的 4 个主要挑战:质量低劣、人口老龄化、慢性疾病激增和不可持续的成本上升?

答案正如我们希望已经说服您的那样,是改善获得科学驱动的全面健康的途径,积极倡导健康老龄化,扫描慢性疾病的遗传风险并以不同方式处理高风险和低风险的个体,并跟踪那些确实有更高风险的人以发现演变的最早迹象,然后进行逆转。健康老龄化还将在延缓慢性疾病发生的过程中发挥重要作用,正如 COVID - 19 已经如此引人注目地展示的那样。这也将需要大量的说服工作,因为我们努力说服人们他们可以,也应该,在最大程度上积极地发挥自己的健康潜力。

人类表型组倡议的出现

当李在 2016 年加入普罗维登斯时,他开始考虑从 Arivale 的 5 000
个个体上扩展起来一个基因组/表型组项目。2021 年,李首次提出了
一项跟随人类基因组计划的研究,由政府资助,从 Arivale 的规模扩大
200 倍——一项旨在 10 年内对 100 万人进行基因组测序并确定其纵
向表型组的大规模工程。这被称为人类表型组倡议(Human Phenome
Initiative),是一个证明健康和预防的科学,以及我们先前讨论过的基
于数据的多种健康主张的示范项目。它还将为我们在前面部分讨论
的 7 个挑战提供多种解决方案。请记住,健康的决定因素中生活方式
和环境占健康结果的 60%,而基因占 30%(图 11.2)。医疗保健本身
仅占健康结果的 10%,然而,它吸收了几乎所有的医疗资源。生活方
式的关键组成部分包括饮食、运动、睡眠、社区、幸福感和压力。重要的
环境输入包括黑色霉菌、烟雾、重金属污染物(如铅和汞)及汽车尾气等

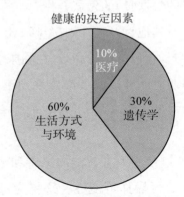

图 11.2 对于人体来说只有10%健康结果源
于医疗干预。尽管很多人相信基因
决定一切,实际上生活方式的选择及
环境因素对人体的影响远胜于基因

毒素。其他危害健康的污染物包括杀虫剂、激素干扰物质、野火烟雾和其他持久的有害化学物质。每 6 个月收集一次血液和大便样本，将其放入生物样本库，并可用于数据驱动的假设测试。一旦收集完数据，就将其转移到云中，进行标准化及分析，并与不同类型的数据集成，以创建一个完全独特的健康数据生态系统，用于发现和创新。

表型组健康组织已经与 Guardian 研究网络（Guardian Research Network, GRN）合作。GRN 是一个非营利组织，可以访问美国南部和东南部 13 个州、120 家不同医院中的 3 000 万患者的信息。Guardian 医院在社区医疗场所为患者提供护理，包括许多非裔、拉丁裔和低收入人群，从而有可能招募参与人员参与人类表型组倡议，更好地代表美国人口的种族多样性。Posit 将协助监督脑健康目标，而一家小型工程公司 Technicity，已经建立了一个软件平台来管理和分析数据。ISB 将为该项目提供先进的计算技术，包括多组学计算平台、知识图谱和数字孪生。Google 将与我们在搜索、云计算、数字健康，以及希望进行超尺度 AI（非常强大的计算引擎，将帮助我们处理来自个体患者的大规模和复杂的数据集）的领域合作。

人类表型组倡议与其他百万人计划（包括 All of Us）相比，有几个显著不同的特征。首先，它包括一种高效、在临床上得到验证的数字化大脑健康方法。我们期望能够以高度准确性预测抑郁症、精神分裂症和创伤后应激障碍等常见大脑疾病，并在它们完全扎根之前及早进行部分管理。

其次，该倡议将通过使用人工智能向患者和他们的医生提供数千种新的经过临床验证的可操作可能性。这将为每个个体实现强大的科学驱动的全面健康和对健康老化的重大承诺。

第三，它将进行广泛的纵向表型组分析，而目前大多数其他百万人计划并未这样做，这对评估健康决定因素中 60％的影响将是至关重要的(如生活方式和环境)。

第四,它将努力识别最早的健康到疾病的演变,并在最终成为临床疾病之前逆转。例如,我们期望这个人群中 10 年内看到超过 20 万次健康到疾病的演变,并验证大多数慢性疾病的早期检测标志。这将为在早期阶段逆转许多慢性疾病带来可能性。

第五,我们将使用生物学年龄指标每年两次跟踪个体的健康状况,并利用这一指标优化健康老化。这将延缓每个个体慢性疾病的发作,延长其健康时期。

第六,人类表型组倡议使用我们在对 COVID-19 进行研究时测试的数据丰富的精准医学方法来对抗四大慢性疾病:2 型糖尿病、心血管疾病、癌症和阿尔茨海默病。我们的目标是把这些疾病分为不同亚型,并提供关键血液生物标志物、药物靶点和疾病机制的见解。

第七,该倡议将为其他医疗服务供应者加入这一迈向健康和预防的科学运动提供计算、技术、教育和临床基础设施。最后,我们正在设计各种教育计划,以说服患者、医生、医疗领导和监管机构、工业合作伙伴以及医疗保健生态系统中的其他人积极参与并加入我们在医疗保健领域的革命。

考虑到仅来自 5 000 名 Arivale 客户的大量数据和发现,将其与 100 万个基因组和表型组结合起来,在长达 10 年的时间内对健康状况进行跟踪,几乎无法想象它的巨大潜力。至少,我们相信该项目将是 21 世纪医学可以并且应该成为的有力示范。此外,它为解决医疗保健面临的 5 个主要挑战提供了解决方案:质量;老龄化人口;慢性疾病的激增;医疗保健数据缺乏多样性、公平性和包容性;以及医疗保健不断上升的成本。

推动健康

我们相信，一旦接受教育，患者将成为健康的热情支持者。随着时间的推移，我们预计他们将通过对医疗系统施加强大的影响，要求医生更准确地识别他们的特定易患病因素、监测其进展并帮助他们更长时间地保持健康。在大型医疗系统中（无论是学术还是社区为基础的），孤立的"领军医生"正在开始将科学驱动的全面健康的工具引入他们的实践，但其中许多人仍在为缺乏成本激励而苦苦挣扎。一旦我们所描述的大规模人类数据收集项目展示出我们所预测的巨大成本节约，支付者将开始资助健康和预防，从而加速变革。

在美国各地及欧洲、亚洲和中东部分地区，可以找到正在建立基于数据的健康实践的医生。在美国，这些机构包括 Wild Health、Cenegenics、Forward、Parsley Health 等。功能性医学从业者则是另一群高度相关的医生，他们采取系统观点看待疾病，并支持朝着科学驱动的全面健康的方向发展。功能性医学的支持者构成了变革的有力推动者。随着动力的增强，我们相信在得到适当的基础设施支持的情况下，它们将迅速扩大规模。最后，还有一大批健康公司，其中一些推动数字健康方法，提供膳食补充剂，或增强基于微生物组的肠道健康。其他公司则专注于数据整合和分析。内森在 Thorne 公司致力于整合其中的许多要素，为数百万人提供个性化的科学驱动的全面健康服务，并通过参与的医疗服务提供商支持所有这些活动。所有这些都将得到可行性的临床验证，并展示医疗保健质量的提高和显著的节省。在某种意义上，这场革命将由下而上（由患者和医生推动），由上而下（来自医院和医疗系统领导），甚至是侧面推动（得到健康公司的支持和拥护，得到综合和功能性医学的支持者以及专业实践的支持）最终展开。

我们相信人类表型组倡议和其他正在进行的百万患者项目将提供令人信服的数据，以至于大型医疗服务提供商别无选择，只能开始转变其护理模式，以符合科学驱动的全面健康原则，通过基因组和表型组及它们的整合提供可操作的可能性。在某些方面，这种转变已经开始。像德勤这样的医疗咨询机构现在正在预测我们多年来一直在说的话：到 2040 年，医疗支出正在转变，积极追求健康将成为比治疗疾病更大的收入来源。[33]

如果大型医疗服务提供商要成为科学驱动的全面健康运动的一部分，他们将必须被说服他们有财务激励去这样做。在某些情况下，这是不可否认的。但我们的医疗体系并没有财务结构来保持我们的健康。在当前的体系中，除了患者之外，没有人从额外的健康年份中受益。在 P4 医学有助于实现即时节省或收入的情况下，将有机会将这些原则引入医疗保健的主流。在财务利益可能较晚出现的地方，我们将继续遇到阻力。那些相信这些原则的人将不得不有创意和创新，正面应对这些利益，而不是在某些理论上的理想状态，即如果健康保险公司没有确定美国医疗保健的财务结构和限制的话。

您在这场革命中的角色

有另一条路径，我们认为它对于尽早实现这种对健康的愿景至关重要：它必须来自那些不愿等待他们的医疗提供者接受，而是积极为自己寻找的个体。这可以始于积极尝试理解本书中概述的科学驱动的全面健康的要素，并思考您想要如何参与。接下来，要积极寻找那些已经在他们的实践中采用了科学驱动的全面健康要素（无论是传统的还是适度的数据驱动）的医生。在目前阶段追寻那些使用庞大的基因组和表型组数据来指导他们对个体患者作出决策是徒劳的。但有越来越多的医生愿意使用更多的个人数据和分析来指导他们与个体患者的工作。他们是那些对用积极和个性化的方法来维护健康感到兴奋的医生，他们避免在讨论其他选择之前就开处方药，他们明白身体健康离不开大脑健康，并且他们欢迎并能够传达可能减缓或逆转生物老化过程的策略。这些医生不会忽视患者关于进行额外血液检查或探索他们微生物组的询问，他们渴望审查数字健康的衡量标准，并且希望在患者身体健康时看到——更重要的是，不仅是在他们生病时。

　　这样的医生确实存在，但找到他们可能会有一些挑战。我们在普罗维登斯、小型临床实践和功能性医学实践中见过一些这样的医生的例子。但我们能提供的最好建议是尽早开始搜索，通过您的医疗提供者或其他途径获得访问权力，并帮助这些医生了解您为何参与这个探索的旅程。

　　这里需要提个警告：因为 P4 科学驱动的全面健康还不是现行的医学标准，市面上充斥着冒险家、江湖郎中和兜售蛇油的人，他们将自己打扮成健康专家，但对实际的数据驱动科学不感兴趣或无法理解。患者需要保持聪明和警惕，特别是当与非持证医生打交道时，这些人希望使用本书讨论的范围之外的测量方法，或者推荐未经临床验证和确保安全的疗法。重要的是要记住，拒绝一个以疾病而不是健康为中心的系统与拒绝实际科学之间存在很大的区别。

　　如果您想自己掌握健康，并想知道从哪里开始，有许多测试可用于生成信息，以指导您的健康旅程。除了标准的脂质面板和全面代谢面板中的空腹血糖测量或全血细胞计数之外，这些还包括用于基因组和表型组数据的血液测试、用于肠道微生物组的粪便测试，以及用于应激激素的唾液测试。数字设备可测量心率和血压、血氧和葡萄糖水平、活动、睡眠质量、心率变异性（用于评估您在战斗/逃跑和冷静之间的平衡——分别是交感神经和副交感神经系统），并在更广泛的范围内促进身体和大脑健康。找到一位能够并愿意帮助您解释这些结果的医生总是有益的。

　　在过去的几年里，越来越多的医生开始致力于帮助他们的患者获得有关生物衰老的准确测量。以健康为导向的医生可能会同意，每年进行一次生物年龄的持续评估可以帮助跟踪和优化健康老化。一个重要的警告是，我们的身体并不是以统一的方式老化的。我们的大脑往往以不同的速度老化，与我们的心脏、免疫系统或其他器官、组织和系统不同。因此，尽管总体的生物老化度量是了解我们如何全面老化的一种有价值的方式，但能够帮助个体了解他们在各个主要器官的分子水平上的老化情况，并提出可能优化各个器官老化的方法的医生和公司，已经领先于健康趋势数步了。

　　此外，还有一些数字方法可以可靠且价格合理地测量您的生理状况，一位可靠的以健康为导向的医生可能会发现这些方法很有用。这些包括可以追踪个体的活动、体温、心血管测量、呼吸测量和睡眠质量的可穿戴设备，还有一些正在开发中的设备，不仅可以实时跟踪血糖，还可以追踪汗液中的电解质和代谢物，甚至血压。[34]

　　值得信赖的以健康为中心的医生应该相信，他们有责任确保患者获得维持神经可塑性和有效认知功能所需的信息和工具。这绝对必须包括定期的大脑健康评估——即使是锻炼，如果不是所需要的锻炼的内容时，效果和效率也远远不够好。医生不应该等到患者抱怨记忆或注意力有问题时才提供这些评估。从 50 岁开始，如果可能的话，大脑健康应该成为年度体检的常规部分。这可以通过由 Posit Science（BrainHQ）、Cambridge Brain Sciences 或 CNS Vital Signs 提供的测试来实现。这些努力应该借助在研究环境中经过评估并证明对改善认知健康有效的工具来推动。

真正相信科学驱动的全面健康的医生不会轻视希望了解测试、治疗或疗法背后研究的患者。如果您发现自己与一个嘲笑这种请求的医生合作，或者认为他们的技术是如此"尖端"以至于"研究还没有跟上"，那么最聪明的办法是寻找其他的医疗服务。

不久之前，要找到一位对科学驱动的全面健康的要素充满热情的医生是很困难的。如今，越来越多的医生不满足于根据他们在医学院学到的知识来照顾患者，他们认识到"我们过去一直这样做"的方法已经过时且脱离现实，不适用于疾病的预防、诊断和治疗。还没有醒悟的医生并不是坏人。大多数医生都非常关心他们的患者，几乎没有人希望他们照顾的人生病、疼痛或遭受其他痛苦。但是，如果您与您的全科医生的关系是建立在必须有症状才能预约的基础上，也许是时候做出改变了。即使您是极少数接受当前"推荐"的预防保健服务的人之一——根据最近的一项研究，这仅占美国 35 岁以上成年人的 8%——重要的是要认识到，这些服务几乎完全是为了寻找疾病的经典症状，如胆固醇和高血压。[35] 正如我们现在所知道的，如果您想拥有一生的健康，就必须在疾病出现症状之前着手解决问题。

如果您没有定期进行血液检查，为什么不呢？如果进行了这些检查，将如何监测它们？它们是否会根据您的基因风险进行评估？如果是这样，那么这些风险将如何确定？您的医生在衡量和监测您的大脑健康方面做了些什么？他们有没有提到您的肠道微生物组的重要性？

任何不愿回答这些问题的医生都应该尽快远离，去找到更好的医生。任何愿意谈论这些问题但不采取行动的医生都应该尽快远离，去找到更好的医生。任何只为了收费而提供这些服务，但不积极采取实践来帮助您保持健康的医生都应该尽快远离，去找到更好的医生。这可能听起来很严厉，但考虑一下其中的风险：那就是您唯一拥有的生命。

这不仅对您有好处。它将帮助推动医生及其合作伙伴了解为每个人提供科学驱动的全面健康的重要性。这就是革命的开端。

您现在可以采取的措施

即使没有医生在您身边，您仍然有很多方法可以在自己的生活中应用科学驱动的全面健康的原则。

最简单、最便宜的入门方法是追踪您自己的数字健康指标，并利用这些指标帮助改善与运动、饮食、睡眠和压力管理等对健康影响较大的相关的习惯。今天最畅销的活动跟踪器可以记录您的步数、活动水平和强度、脉搏、睡眠时间、燃烧的卡路里等，并可以轻松存储和访问过去的数据。更先进的可穿戴技术不仅提供活动的指标，还包括呼吸、体温、心率变异的复杂测量和睡眠阶段等。如果您有糖尿病家族史，您可以考虑定期佩戴连续葡萄糖监测器，以了解您的饮食和活动对血糖水平的影响。保持安全的血糖水平是您可以控制自身健康的最重要方面之一。

对于愿意尝试的人来说，将这些数据与您一段时间内的饮食记录相结合，可以为您的健康带来指数级的洞察力。这并不像戴一只手表那么简单，但也不比那难多少，而且几乎不花钱。免费和价格便宜的食物追踪应用如 MyFitnessPal，使计算卡路里和营养成分变得像发短信一样简单，而且所需的时间也不多。这样做一两个星期可以让您大开眼界，有助于更好地了解您的营养状况。保持适当的体重是健康的另一个关键因素。

如果您正在处理自身的原始数据资料，从这两个来源得到的数据将更有价值。几乎每个人都可以从全基因组测序中受益。这比那些针对帮助人们建立家庭历史等目的而变得非常便宜且非常受欢迎的有限个人基因测试要昂贵得多,但了解您的整个基因组及其对健康和疾病的影响具有巨大的价值,许多人会发现这些额外的投资是值得的。幸运的是,随着提供这项服务的公司之间的竞争加剧,全基因组测序的成本正在迅速下降,比如 Gencove、Nebula Genomics 或一些新公司正在推出新型单分子测序技术。其中一些公司预测,全基因组测序的成本将在不久的将来降至 10 美元。这些公司中的大多数都会提供一份报告,强调您的一些遗传风险和对您独特生理的见解,但这些几乎从不是全面的。科学家们每天都在发现更多基因与健康或疾病的相关性,因此您今天对疾病的遗传倾向的了解可能只是再过 5～10 年内容的一小部分。因此,建议选择一家有系统更新并发现您基因中新可能性的公司。

全基因组测序的一个非常大的优势是它有助于决定要监测哪些生物标志物,因为对于大多数人来说,目前测试每个潜在有意义的生物标志物既费用高昂又非常复杂。越来越多的商业基因组测序结果附有对最感兴趣的标志物的建议,使您能够从一些最有价值且易于理解的测试中进行选择。基因组可以揭示您的疾病风险配置文件,以及您可能希望经常和仔细测试的病症。这些测试,如果没有医生的开具或保险公司的报销,可以从多个地方获得,包括 Quest Diagnostics、Labcorp、LetsGetChecked 和 Thorne。

另一个警告:受试者很容易过分关注单个测试的意义,忘记了测试结果只是在一段时间内(在一次抽血或拭子检查中,只需要几秒钟)捕捉到您身体的一个小方面。像全球气候一样,我们的身体也受到显著的变异影响,只有通过长时间的仔细观察,我们才能更好地了解在我们的生活方式和环境暴露的背景下我们个体系统中正在发生什么。

因此,在您身边拥有一个专业团队是很有帮助的。这正是我们能够为 Arivale 的数千名参与者提供的,也是人类表型组倡议的参与者将获得的。像 Wild Health 和 Parsley Health 这样的精品医疗服务提供者也提供这样的服务。这也是全美国许多功能医学医生目前提供的标准护理。我们相信,随着这类服务的价格继续下降并从基因组和表型组数据中验证出新的可行性,这一护理标准将在不久的将来变得普遍可用。

即将揭晓答案的重大问题

我们相信,在未来的 10 年里,美国、西欧和亚洲一些地区的人们将更多地获得数据驱动型健康医疗的机会。基因筛查以及从血液和生物组学中获取更广泛、更定期的信息,一旦转化为可操作的可能性,将从根本上改变他们的生活轨迹。这已经是一个令人振奋的发展,但即将到来的事情将是绝对令人惊叹的。因为我们只是在理解单一有害基因、成对有害基因及多基因风险评分,这将帮助我们在涉及疾病、受伤、神经健康、生物年龄、免疫系统健康、药物、补充剂、食物、运动、压力、饮食和其他生活方式因素的个人健康旅程中导航。

目前,还没有得到很好的探索但在长期可能更具深刻影响的是由密集的纵向数据云、基因组、表型信息与肠道微生物组、电子健康记录、患者报告结果及健康决定因素的数据整合提供的数千种新的可操作可能性。随着复杂性超过任何人的理解能力,人工智能将成为必需,从而以有针对性的方式向每个个体的医生提供解说,说明每个可操作的可能性代表着什么。这正是人类表型组倡议正在开创的特征。

它成功了吗?它失败了吗?它发生得有多快?哪些系统受到了影响?一个月后的结果如何?一年后呢?十年后呢?每个答案都将变成新的数据。离群值将具有异常的价值,为了解健康和疾病的机制提供洞察。如果一个基因看似表明他们应该患有某种疾病的人却没有患上,为什么？如果一个疾病的发展轨迹似乎表明某种干预应该奏效,但事实并非如此,为什么呢?

有 100 人,就像那些参与了先锋 100 项目的人一样,我们能够为一些常见问题指明可能的解决方案。有 1 000 人,我们会受益于改善结果的见解,就像 Arivale 一样。当参与者达到 100 万人,即使是最特殊的罕见病例也将产生可操作的数据。

这些答案原本只有在研究人员能够资助成千上万个个体的异常昂贵的纵向研究时才能获得,现在将变得更加容易获取。多维纵向表型组数据现在可以在所有患者身上生成,这意味着在临床试验中将只需要更少的患者来获得高度信息丰富的结果。一些研究人员已经在尝试两阶段临床试验,每个阶段可能只使用约 100 名患者。[36] 通过在第一阶段进行基因组和纵向表型组分析,例如,我们可以确定一组血液生物标志物,区分对药物有反应和对药物没有反应的患者。[37] 在第二阶段,我们可以用 100 名预测的对药物有反应的患者来实际测试药物。如果这些患者中超过 90% 有反应,那么 FDA 很可能会像对使用乳腺癌药物赫赛汀治疗的 46 名患者中的 44 名一样批准这种药物。

这种方法可能会极大地减少药物测试的成本,加快测试速度。而且,如果有什么在新冠大流行期间变得非常明显,那就是更快地识别有效疗法可能关乎生死。

从长远来看,我们的 COVID - 19 观察性研究表明,通过基因组和表型组分析以及深度免疫表型分析,科学家可以从少数患者中得出有力的结论。设计良好的涉及几百人的研究可能不再被认为是"小型""不完整"和"不确定"的。我们展示了我们可以通过基因组和深度表型组分析的工具在几百名患者中识别我们想要了解的疾病,研究其轨迹,并取得关于其轨迹的丰富知识,使我们有机会迅速确定早期干预的途径。

未来愿景

新冠大流行有助于教育公众,使他们意识到他们的生活方式决策对健康结果的影响。在过去的几年里,出于各种复杂的原因,越来越多的医生每天都在将科学驱动的全面健康的概念引入他们的实践中。越来越多的人开始收集和跟踪他们的健康数据,并相应地改变他们的行为。

然而,在许多方面,要完全实现科学驱动的全面健康的可能性,我们仍有很长的路要走。一个设计用来对抗传染病的医疗体系仍然主导着当今的医学实践。而且有许多特殊利益团体从现状中获得丰厚的利润。如果这些势力占上风,这个愿景将不是 21 世纪的医疗保健,而是 22 世纪的医疗保健。

但研究科学家不会在拥有这种潜力而不采取行动的情况下感到舒适。迟早我们将进入一个预测性、预防性、个性化和参与性护理的领域。如果人类表型组倡议和其他大规模人口项目取得成功,它们可能会产生深远的影响,推动在我们复杂的医疗保健体系中工作的各方接受健康和预防的科学。

如果我们想要更早实现这一目标,有一个变革我们可以做到,确实,我们可以要求进行的变革产生重大影响。它被称为"以价值为基础的医疗保健",这是一种不根据医生看诊患者的数量、执行的程序数量或进行的测试数量来支付医生报酬的计划,而是根据医生如何真正改善患者生活的数量来支付。随着人类表型组倡议及许多国家和国际同行的十年示范所带来的成本节约,支付者和提供者将逐渐在经济、临床和科学角度上接受科学驱动的全面健康。一旦发生这种情况,以价值为基础的医疗保健将成为从以疾病为导向的医疗保健体系向以健康为导向的体系的地震性转变的众多后果之一。

　　另一本书将不得不被写出来，以充分展现以价值为基础的医疗保健——而幸运的是，已经有几本这样的书了——简而言之，这是一个重视质量而不是数量，重视健康而不是疾病的系统。我们相信人类表型组倡议和全球范围内进行的其他百万人研究所带来的巨大节省将是推动这场革命的根本因素。如果医疗保健系统和医生得到的报酬是保持患者健康，而不仅仅是在他们生病时治疗他们（并赚钱），那么我们终将拥有一个对健康和预防具有经济驱动力的系统。科学驱动的全面健康和健康老龄化将是实现这一目标的最有效途径。

　　这听起来是不是一个庞大的任务？绝对是的。但即使是一个对维持现状具有强烈财务激励的系统，最终也会看到从这一新科学中获得的质量和成本储蓄。在拥有单一支付系统的国家，鉴于维护健康的共同利益，对健康的财务激励更容易实现。

　　那么，您希望看到的医疗保健未来是什么样的呢？它是预测性的、预防性的、个性化的、参与性的吗？它是基于科学驱动的全面健康、健康老龄化、利用遗传学优化健康、早期逆转从健康到疾病的演变，以及使用数据丰富的观察性研究来了解慢性疾病的性质和发展轨迹的吗？它是否承认大脑健康和身体健康同样重要？它是否以医生和医疗系统只有在患者生活得好时才能表现良好的观念为前提？它是否设想了一个癌症、心脏病、阿尔茨海默病、糖尿病、自身免疫性疾病和其他慢性疾病可预防的世界？它是否提供了一个您将在健康状态下度过并在 90 或 100 岁时保持您的活力、创造力、精力、激情、体魄、智慧和社交联系的未来？

　　如果这是您希望的未来，那么我们有一些好消息要告诉您：虽然在几年前这可能还是难以想象的，但我们相信科学驱动的全面健康正在成为现实。关键的问题是：它将何时到来？我们现在还不能完全回答这个问题。但我们可以自信地说,我们每个人都可以在尽早实现这一愿景方面发挥作用。这始于了解可能性,并认识到对于我们每个人来说,未来的健康掌握在我们自己的手中。

翻译:裴浩宇　丁国徽

审校:刘　晗　李　静　田　强

参考文献 References

引　言

1. M. Xue et al., "Diabetes Mellitus and Risks of Cognitive Impairment and Dementia: A Systematic Review and Meta-Analysis of 144 Prospective Studies," *Ageing Research Reviews* 55(2019):100944; D. Glovaci, W. Fan, and N. D. Wong, "Epidemiology of Diabetes Mellitus and Cardiovascular Disease," Current Cardiology Reports 21(2019):21.

2. L. Junjun et al., "Prognosis and Risk Factors in Older Patients with Lung Cancer and Pulmonary Embolism: A Propensity Score Matching Analysis," *Scientific Reports* 10 (2020):1272.

3. P. Boersma, L. I. Black, and B. W. Ward, "Prevalence of Multiple Chronic Conditions among US Adults," *Preventing Chronic Disease 2020(CDC Report)* 17(2018):200130.

4. J. S. Paulsen et al., "Detection of Huntington's Disease Decades before Diagnosis: The Predict-HD Study," *Journal of Neurology, Neurosurgery, and Psychiatry* 79(2008):874 – 880; M. Gerstung, "The Evolutionary History of 2 658 Cancers," *Nature* 578(2020):122 – 128; A. T. Magis et al., "Untargeted Longitudinal Analysis of a Wellness Cohort Identifies Markers of Metastatic Cancer Years Prior to Diagnosis," *Scientific Reports* 10 (2020): 16275; K. B. Rajan et al., "Cognitive Impairment 18 Years before Clinical Diagnosis of Alzheimer Disease Dementia," *Neurology* 85(2015):898 – 904.

5. B. Gallo Marin et al., "Predictors of COVID-19 Severity: A Literature Review," *Reviews in Medical Virology* 31(2021):1 – 10.

6. Centers for Disease Control and Prevention, "Severe Outcomes among Patients with Coronavirus Disease 2019 (COVID – 19)," *Morbidity and Mortality Weekly Report* 69 (2020):343 – 346.

7. N. J. Schork, "Personalized Medicine: Time for One-Person Trials," *Nature* 520(2015): 609 – 611.

8. L. Timmerman, *Hood: Trailblazer of the Genomic Age* (Bandera Press, 2016).

9. R. M. Hewick et al., "A Gas-Liquid Solid Phase Peptide and Protein Sequenator," *Journal*

of Biological Chemistry 256 (1981): 7990 – 7997; L. M. Smith et al., "Fluorescence Detection in Automated DNA Sequence Analysis," *Nature* 321 (1986): 674 – 679; S. J. Horvath et al., "An Automated DNA Synthesizer Employing Deoxynucleoside 3'-Phosphoramidites," *Methods in Enzymology* 154 (1987): 314 – 326; G. K. Geiss et al., "Direct Multiplexed Measurement of Gene Expression with Color-Coded Probe Pairs," Nature Biotechnology 26 (2008): 317 – 325; Z. Guo, L. Hood, and E. W. Petersdorf, "Oligonucleotide Arrays for High Resolution HLA Typing," *Reviews in Immunogenetics* 1 (1999):220 – 230; M. Hunkapiller et al., "A Microchemical Facility for the Analysis and Synthesis of Genes and Proteins," *Nature* 310(1984):105 – 111.

10. R. Dulbecco, "A Turning Point in Cancer Research: Sequencing the Human Genome," *Science* 231(1986):1055 – 1056.
11. F. Dyson, *Imagined Worlds* (Harvard University Press, 1997).
12. L. Hood and L. Rowen, "The Human Genome Project: Big Science Transforms Biology and Medicine," *Genome Medicine* 5(2013):79.
13. Hood and Rowen, "The Human Genome Project,"79.
14. T. Ideker, T. Galitski, and L. Hood, "A New Approach to Decoding Life: Systems Biology," *Annual Review of Genomics and Human Genetics* 2(2001):343 – 372.
15. Y. Lazebnik, "Can a Biologist Fix a Radio? — Or, What I Learned While Studying Apoptosis," *Cancer Cell* 2, no.3(2002):179 – 182.
16. Ideker, Galitski, and Hood, "A New Approach to Decoding Life: Systems Biology," 343 – 372.
17. L. Hood et al., "Systems Biology at the Institute for Systems Biology," *Briefings in Functional Genomics and Proteomics* 7(2008):239 – 248.
18. T. Ideker et al., "Integrated Genomic and Proteomic Analyses of a Systematically Perturbed Metabolic Network," *Science* 292(2001):929 – 934.
19. R. Bonneau et al., "A Predictive Model for Transcriptional Control of Physiology in a Free Living Cell," *Cell* 131(2007):1354 – 1365.
20. D. Hwang et al., "A Systems Approach to Prion Disease," *Molecular Systems Biology* 5 (2009):252.
21. National Research Council, *A New Biology for the 21st Century* (The National Academies Press, 2009), https://doi.org/10.17226/12764.
22. M. Berretta et al., "Physician Attitudes and Perceptions of Complementary and Alternative Medicine (CAM): A Multicentre Italian Study," *Frontiers in Oncology* 10(2020):594.
23. M. Tai-Seale, T. G. McGuire, and W. Zhang, "Time Allocation in Primary Care Office Visits," *Health Services Research* 42(2007):1871 – 1894.
24. N. D. Price et al., "A Wellness Study of 108 Individuals Using Personal, Dense, Dynamic Data Clouds," *Nature Biotechnology* 35(2017):747 – 756.

第一章　有感染力的想法

1. Centers for Disease Control and Prevention, "Control of Infectious Diseases," *The Morbidity and Mortality Weekly Report* 48(1999):621 – 629.
2. T. N. Bonner, "Searching for Abraham Flexner," *Academic Medicine* 73(1998):160 – 166.

3. A. Flexner, *I Remember: The Autobiography of Abraham Flexner* (Simon and Schuster, 1940).

4. Flexner, I Remember.

5. G. M. Bartelds et al., "Development of Antidrug Antibodies against Adalimumab and Association with Disease Activity and Treatment Failure during Long-Term Follow-Up," *Journal of the American Medical Association* 305(2011):1460 – 1468.

6. Alzheimer's Association, "Alzheimer's Disease Treatment Horizons," updated October 2019, https://www. alz. org/media/homeoffice/teaser% 20image/alzheimers-dementia-disease-treatment-horizons-ts. pdf.

7. S. Leucht et al., "How Effective Are Common Medications: A Perspective Based on Meta-Analyses of Major Drugs," *BMC Medicine* 13(2015):253.

8. Leucht et al., "How Effective Are Common Medications,"253.

9. N. J. Schork, "Personalized Medicine: Time for One-Person Trials," *Nature* 520(2015): 609 – 611.

10. A. B. Martin et al., "National Health Care Spending in 2017: Growth Slows to Post-Great Recession Rates; Share of GDP Stabilizes," *Health Affairs* 38(2019):96 – 106.

11. V. Raghupathi and W. Raghupathi, "Healthcare Expenditure and Economic Performance: Insights from the United States Data," *Frontiers in Public Health* 8(2020):156.

12. N. K. Mehta, L. R. Abrams, and M. Myrskyla, "US Life Expectancy Stalls Due to Cardiovascular Disease, Not Drug Deaths," *Proceedings of the National Academy of Sciences of the United States of America* 117(2020):6998 – 7000.

13. S. L. Murphy et al., *Mortality in the United States, 2020* (National Center for Health Statistics Data Brief No. 427, 2021).

14. K. D. Kochanek, R. N. Anderson, and E. Arias, "Changes in Life Expectancy at Birth, 2010 – 2018" (NCHS Health E-Stat, 2020).

15. Centers for Disease Control and Prevention, "Percent of U. S. Adults 55 and Over with Chronic Conditions," last reviewed November 6, 2015, https://www. cdc. gov/nchs/health_policy/adult_chronic_conditions. htm.

16. P. Kudesia et al., "The Incidence of Multimorbidity and Patterns in Accumulation of Chronic Conditions: A Systematic Review," *Journal of Multimorbidity and Comorbidity* 11(2021).

17. "Don't Let the Good Life Pass You By," dir. Michael Schur, *The Good Place*, season 3, ep. 8, aired November 15, 2018.

18. "FAIR Health Consumer," https://www. fairhealthconsumer. org/.

19. J. Wapner, "COVID – 19: Medical Expenses Leave Many Americans Deep in Debt," *The BMJ* 370(2020):m3097.

20. W. M. Sage, "Fracking Health Care: The Need to De-Medicalize America and Recover Trapped Value for Its People," (draft, May 31, 2017), https://petrieflom. law. harvard. edu/assets/publications/Sage_Fracking_Health_Care. pdf.

21. M. Rae et al., "Long-Term Trends in Employer-Based Coverage," Peterson-KFF Health System Tracker, April 3, 2020, https://www. healthsys-temtracker. org/brief/long-term-trends-in-employer-based-coverage/.

22. K. M. Adams, W. S. Butsch, and M. Kohlmeier, "The State of Nutrition Education at US Medical Schools," *Journal of Biomedical Education* (2015):357627.

23. *PBS News Hour*, May 8, 2017, https://www. pbs. org/newshour/show/improve-patient-diets-doctor-kitchen.

24. B. J. Cardinal et al. , "If Exercise Is Medicine, Where Is Exercise in Medicine? Review of U. S. Medical Education Curricula for Physical Activity-Related Content," *Journal of Physical Activity and Health* 12(2015):1336 – 1343; J. A. Mindell et al. , "Sleep Education in Medical School Curriculum: A Glimpse across Countries," *Sleep Medicine* 12(2011):928 – 931; A. Nerurkar et al. , "When Physicians Counsel about Stress: Results of a National Study," *JAMA Internal Medicine* 173(2013):76 – 77.

25. A. Bradford et al. , "Missed and Delayed Diagnosis of Dementia in Primary Care: Prevalence and Contributing Factors," *Alzheimer Disease and Associated Disorders* 23 (2009): 306 – 314.

26. I. England, D. Stewart, and S. Walker, "Information Technology Adoption in Health Care: When Organisations and Technology Collide," *Australian Health Review* 23 (2000): 176 – 185.

27. "Physician Salary Report 2022: Physician Income Rising Again," Weatherby Healthcare, May 19, 2022, https://weatherbyhealthcare. com/blog/annual-physician-salary-report.

28. M. Treskova-Schwarzbach et al. , "Pre-Existing Health Conditions and Severe COVID – 19 Outcomes: An Umbrella Review Approach and Meta-Analysis of Global Evidence," *BMC Medicine* 19(2021):212; J. J. Zhang et al. , "Risk and Protective Factors for COVID – 19 Morbidity, Severity, and Mortality," *Clinical Reviews in Allergy & Immunology* (2022): 1 – 18; A. Ramaswamy et al. , "Patient Satisfaction with Telemedicine during the COVID – 19 Pandemic: Retrospective Cohort Study," *Journal of Medical Internet Research* 22 (2020):e20786.

29. A. F. Bryan and T. C. Tsai, "Health Insurance Profitability during the COVID – 19 Pandemic," *Annals of Surgery* 273(2021):e88 – e90.

30. Bryan and Tsai, "Health Insurance Profitability during the COVID – 19 Pandemic," e88 – e90.

31. C. Stewart, "Total Amount of Global Healthcare Data Generated in 2013 and a Projection for 2020," Statista, September 24, 2020, https://www. statista. com/statistics/1037970/global-healthcare-data-volume/.

32. M. D. Aldridge and A. S. Kelley, "The Myth Regarding the High Cost of End-of-Life Care," *American Journal of Public Health* 105(2015):2411 – 2415.

33. N. Zubair et al. , "Genetic Predisposition Impacts Clinical Changes in a Lifestyle Coaching Program," *Scientific Reports* 9 (2019): 6805; M. Wainberg et al. , "Multiomic Blood Correlates of Genetic Risk Identify Presymptomatic Disease Alterations," *Proceedings of the National Academy of Sciences of the United States of America* 117(2020):21813 – 21820.

34. On He Jiankui, see D. Normile, "Chinese Scientist Who Produced Genetically Altered Babies Sentenced to 3 Years in Jail," *Science, December* 30, 2019. J. Zaritsky, dir. , *Do You Really Want to Know?* Optic Nerve Films, 2012, http://www. doyoureallywanttoknowfilm. com.

35. Priscilla Chan, interview, "Priscilla Chan on Husband Mark Zuckerberg's 'Totally Different Mentality, '" interview by Norah O'Donnell, *CBS Mornings*, February 19, 2019.

36. I. Johnston, "World Cancer Day 2017: Effective Cure Will Happen in Five to 10 Years, Says Leading Expert," *Independent*, February 2, 2017, https://www. independent. co. uk/life-

style/health-and-families/health-news/world-cancer-day-2017-effective-cure-will-happen-five-to-10-years-expert-karol-sikora-a7558846. html.

37. M. V. Blagosklonny, "The Goal of Geroscience Is Life Extension," *Oncotarget* 12(2021): 131 – 144.

38. Y. Cao et al. , "Transplantation of Chondrocytes Utilizing a Polymer Cell Construct to Produce Tissue-Engineered Cartilage in the Shape of a Human Ear," *Plastic and Reconstructive Surgery* 100(1997):297 – 302; discussion 303 – 304.

39. G. Zhou et al. , "In Vitro Regeneration of Patient-Specific Ear-Shaped Cartilage and Its First Clinical Application for Auricular Reconstruction," *eBioMedicine* 28(2018):287 – 302.

40. T. Sahakyants and J. P. Vacanti, "Tissue Engineering: From the Bedside to the Bench and Back to the Bedside," *Pediatric Surgery International* 36(2020):1123 – 1133.

41. J. Washington, "New Poll Shows Black Americans Put Far Less Trust in Doctors and Hospitals Than White People," Andscape, https://andscape. com/features/new-poll-shows-black-americans-put-far-less-trust-in-doctors-and-hospitals-than-white-people/.

42. D. U. Himmelstein et al. , "Medical Bankruptcy: Still Common Despite the Affordable Care Act," *American Journal of Public Health* 109(2019):431 – 433.

第二章　催化医疗革命

1. J. C. Roach et al. , "Analysis of Genetic Inheritance in a Family Quartet by Whole-Genome Sequencing," *Science* 328(2010):636 – 639.

2. M. Y. Brusniak et al. , "ATAQS: A Computational Software Tool for High Throughput Transition Optimization and Validation for Selected Reaction Monitoring Mass Spectrometry," *BMC Bioinformatics* 12(2011):78; T. Farrah et al. , "A High-Confidence Human Plasma Proteome Reference Set with Estimated Concentrations in Peptideatlas," *Molecular & Cellular Proteomics* 10(2011):M110.006353.

3. G. K. Geiss et al. , "Direct Multiplexed Measurement of Gene Expression with Color-Coded Probe Pairs," *Nature Biotechnology* 26(2008):317 – 325.

4. C. Lausted et al. , "POSaM: A Fast, Flexible, Open-Source, Inkjet Oligonucleotide Synthesizer and Microarrayer," *Genome Biology* 5(2004):R58.

5. H. D. Agnew et al. , "Iterative in Situ Click Chemistry Creates Antibody-Like Protein-Capture Agents," *Angewandte Chemie International Edition English* 48(2009):4944 – 4948.

6. D. Hwang et al. , "A Systems Approach to Prion Disease," *Molecular Systems Biology* 5 (2009):252.

7. J. M. Bockman et al. , "Creutzfeldt-Jakob Disease Prion Proteins in Human Brains," *New England Journal of Medicine* 312(1985):73 – 78; N. Jankovska, R. Matej, and T. Olejar, "Extracellular Prion Protein Aggregates in Nine Gerstmann-Sträussler-Scheinker Syndrome Subjects with Mutation P102l: A Micromorphological Study and Comparison with Literature Data," *International Journal of Molecular Sciences* 22(2021); L. Baldelli and F. Provini, "Fatal Familial Insomnia and Agrypnia Excitata: Autonomic Dysfunctions and Pathophysiological Implications," *Autonomic Neuroscience* 218(2019):68 – 86.

8. S. A. Ament et al. , "Rare Variants in Neuronal Excitability Genes Influence Risk for Bipolar Disorder," *Proceedings of the National Academy of Sciences of the United States of*

America 112(2015):3576 – 3581.

9. K. R. Merikangas et al. , "Lifetime and 12-Month Prevalence of Bipolar Spectrum Disorder in the National Comorbidity Survey Replication," *Archives of General Psychiatry* 64(2007): 543 – 552.

10. F. J. A. Gordovez and F. J. McMahon, "The Genetics of Bipolar Disorder," *Molecular Psychiatry* 25(2020):544 – 559.

11. S. S. Mahmood et al. , "The Framingham Heart Study and the Epidemiology of Cardiovascular Disease: A Historical Perspective," *Lancet* 383(2014):999 – 1008.

12. R. Chen et al. , "Personal Omics Profiling Reveals Dynamic Molecular and Medical Phenotypes," *Cell* 148(2012):1293 – 1307.

13. L. Smarr, "Quantifying Your Body: A How-To Guide from a Systems Biology Perspective," *Biotechnology Journal* 7(2012):980 – 991.

14. M. Bowden, "The Measured Man," *The Atlantic*, July/August 2012, https://www.theatlantic. com/magazine/archive/2012/07/the-measured-man/309018/.

15. N. D. Price et al. , "A Wellness Study of 108 Individuals Using Personal, Dense, Dynamic Data Clouds," *Nature Biotechnology* 35(2017):747 – 756.

16. O. Manor et al. , "A Multi-Omic Association Study of Trimethylamine N-Oxide," *Cell Reports* 24(2018):935 – 946.

17. R. Dresser, "Subversive Subjects: Rule-Breaking and Deception in Clinical Trials," Journal of Law, *Medicine & Ethics* 41(2013):829 – 840.

18. Institute of Medicine, (US) Committee on Policies for Allocating Health Sciences Research Funds, *Funding Health Sciences Research: A Strategy to Restore Balance* (Washington, DC: National Academies Press, 1990),2.

19. S. R. Chekroud et al. , "Association between Physical Exercise and Mental Health in 1. 2 Million Individuals in the USA between 2011 and 2015: A Cross-Sectional Study," *Lancet Psychiatry* 5(2018):739 – 746.

20. T. Mann et al. , "Medicare's Search for Effective Obesity Treatments: Diets Are Not the Answer," *American Psychologist* 62(2007):220 – 233.

21. A. T. Skuladottir et al. , "A Meta-Analysis Uncovers the First Sequence Variant Conferring Risk of Bell's Palsy," *Scientific Reports* 11(2021):4188.

22. V. Bhatia and R. K. Tandon, "Stress and the Gastrointestinal Tract," *Journal of Gastroenterology and Hepatology* 20(2005):332 – 339.

23. A. S. O. Yu et al. , "Electric Vehicles: Struggles in Creating a Market," *Proceedings of Portland International Conference on Management of Engineering and Technology (PICMET) '11: Technology Management in the Energy Smart World* (2011):1 – 13.

第三章　挖掘海量信息宝藏

1. D. White and M. Rabago-Smith, "Genotype-Phenotype Associations and Human Eye Color," *Journal of Human Genetics* 56(2011):5 – 7.

2. B. A. Moore et al. , "Identification of Genes Required for Eye Development by High-sThroughput Screening of Mouse Knockouts," *Communications Biology* 1(2018):236.

3. S. P. Claus, H. Guillou, and S. Ellero-Simatos, "The Gut Microbiota: A Major Player in the

Toxicity of Environmental Pollutants?" *NPJ Biofilms and Microbiomes* 2(2016):16003.

4. A. L. Richards et al., "Gut Microbiota Has a Widespread and Modifiable Effect on Host Gene Regulation," *mSystems* 4(2019).

5. S. Mendis, "The Contribution of the Framingham Heart Study to the Prevention of Cardiovascular Disease: A Global Perspective," *Progress in Cardiovascular Diseases* 53 (2010):10 - 14.

6. M. Gerstung et al., "The Evolutionary History of 2,658 Cancers," *Nature* 578(2020):122 - 128.

7. G. W. Small et al., "Cerebral Metabolic and Cognitive Decline in Persons at Genetic Risk for Alzheimer's Disease," *Proceedings of the National Academy of Sciences of the United States of America* 97(2000):6037 - 6042; G. Chetelat et al., "Amyloid-PET and (18)F - FDG - PET in the Diagnostic Investigation of Alzheimer's Disease and Other Dementias," *Lancet Neurology* 19(2020):951 - 962.

8. M. S. Shoukry et al., "The Emerging Role of Circulating Tumor DNA in the Management of Breast Cancer," *Cancers* 13(2021); D. Crosby, "Delivering on the Promise of Early Detection with Liquid Biopsies," *British Journal of Cancer* 126(2022):313 - 315; N. Vidula, L. W. Ellisen, and A. Bardia, "Clinical Application of Liquid Biopsies to Detect Somatic BRCA1/2 Mutations and Guide Potential Therapeutic Intervention for Patients with Metastatic Breast Cancer," *Oncotarget* 12(2021):63 - 65.

9. A. R. Martin et al., "Clinical Use of Current Polygenic Risk Scores May Exacerbate Health Disparities," *Nature Genetics* 51(2019):584 - 591.

10. N. S. Guest et al., "Sport Nutrigenomics: Personalized Nutrition for Athletic Performance," *Frontiers in Nutrition* 6(2019):8.

11. G. T. Goodlin et al., "Applying Personal Genetic Data to Injury Risk Assessment in Athletes," *PLOS One* 10(2014):e0122676.

12. L. M. Guth and S. M. Roth, "Genetic Influence on Athletic Performance," *Current Opinion in Pediatrics* 25(2013):653 - 658.

13. M. Gumpenberger et al., "Remodeling the Skeletal Muscle Extracellular Matrix in Older Age-Effects of Acute Exercise Stimuli on Gene Expression," *International Journal of Molecular Sciences* 21(2020).

14. R. Cacabelos, N. Cacabelos, and J. C. Carril, "The Role of Pharmacogenomics in Adverse Drug Reactions," *Expert Review of Clinical Pharmacology* 12(2019):407 - 442; M. V. Relling et al., "The Clinical Pharmacogenetics Implementation Consortium: 10 Years Later," *Clinical Pharmacology & Therapeutics* 107(2020):171 - 175.

15. W. T. Nicholson et al., "Considerations When Applying Pharmacogenomics to Your Practice," *Mayo Clinic Proceedings* 96 (2021): 218 - 230; K. Krebs and L. Milani, "Translating Pharmacogenomics into Clinical Decisions: Do Not Let the Perfect Be the Enemy of the Good," *Human Genomics* 13(2019):39.

16. J. Zaritsky, dir., *Do You Really Want to Know?* Optic Nerve Films, 2012, https://www.doyoureallywanttoknowfilm.com/subjects/.

17. M. Gumpenberger et al., "Remodeling the Skeletal Muscle Extracellular Matrix in Older Age-Effects of Acute Exercise Stimuli on Gene Expression," *International Journal of Molecular Sciences* 21(2020):7089.

18. W. Kopp, "How Western Diet and Lifestyle Drive the Pandemic of Obesity and Civilization Diseases." *Diabetes, Metabolic Syndrome, and Obesity* 12(2019):2221－2236.

19. M. W. Gillman, "Predicting Prediabetes and Diabetes: Can We Do It? Is It Worth It?" *Archives of Pediatrics & Adolescent Medicine* 164(2010):198－199.

20. D. Shin, K. Kongpakpaisarn, and C. Bohra, "Trends in the Prevalence of Metabolic Syndrome and Its Components in the United States, 2007－2014, *International Journal of Cardiology* 259(2018):216－219.

21. J. D. Cohen et al., "Detection and Localization of Surgically Resectable Cancers with a Multi-Analyte Blood Test," *Science* 359(2018):926－930.

22. A. T. Magis et al., "Untargeted Longitudinal Analysis of a Wellness Cohort Identifies Markers of Metastatic Cancer Years Prior to Diagnosis," *Scientific Reports* 10 (2020):16275.

23. M. E. Levine, "Modeling the Rate of Senescence: Can Estimated Biological Age Predict Mortality More Accurately Than Chronological Age?" *The Journals of Gerontology Series A: Biological Sciences & Medical Sciences* 68(2013):667－674.

24. J. C. Earls et al., "Multi-Omic Biological Age Estimation and Its Correlation with Wellness and Disease Phenotypes: A Longitudinal Study of 3 558 Individuals," *The Journals of Gerontology Series A: Biological Sciences & Medical Sciences* 74(2019):S52－S60.

25. E. Lim, J. Miyamura, and J. J. Chen, "Racial/Ethnic-Specific Reference Intervals for Common Laboratory Tests: A Comparison among Asians, Blacks, Hispanics, and White," *Hawai'i Journal of Medicine & Public Health* 74(2015):302－310.

26. N. Zubair et al., "Genetic Predisposition Impacts Clinical Changes in a Lifestyle Coaching Program," *Scientific Reports* 9(2019):6805.

27. M. Wainberg et al., "Multiomic Blood Correlates of Genetic Risk Identify Presymptomatic Disease Alterations," *Proceedings of the National Academy of Sciences of the United States of America* 117(2020):21813－21820.

28. J. Riancho et al., "The Increasing Importance of Environmental Conditions in Amyotrophic Lateral Sclerosis," *International Journal of Biometeorology* 62(2018):1361－1374.

29. A. M. Valdes et al., "Role of the Gut Microbiota in Nutrition and Health," *The BMJ* 361 (2018):k2179.

30. C. S. Liou et al., "A Metabolic Pathway for Activation of Dietary Glucosinolates by a Human Gut Symbiont," *Cell* 180(2020):717－728. e719.

31. B. Javdan et al., "Personalized Mapping of Drug Metabolism by the Human Gut Microbiome," *Cell* 181(2020):1661－1679. e1622.

32. T. Wilmanski et al., "Gut Microbiome Pattern Reflects Healthy Ageing and Predicts Survival in Humans," Nature Metabolism 3(2021):274－286.

33. Y. He et al., "Regional Variation Limits Applications of Healthy Gut Microbiome Reference Ranges and Disease Models," *Nature Medicine* 24(2018):1532－1535.

34. T. Wilmanski et al., "Blood Metabolome Predicts Gut Microbiome Alpha-Diversity in Humans," *Nature Biotechnology* 37(2019):1217－1228.

35. B. Reeder and A. David, "Health at Hand: A Systematic Review of Smart Watch Uses for Health and Wellness," *Journal of Biomedical Informatics* 63(2016):269－276.

36. E. O'Brien, C. Hart, and R. R. Wing, "Discrepancies between Self-Reported Usual Sleep

311

Duration and Objective Measures of Total Sleep Time in Treatment-Seeking Overweight and Obese Individuals," *Behavioral Sleep Medicine* 14(2016):539 – 549; M. R. Janevic, S. J. McLaughlin, and C. M. Connell, "Overestimation of Physical Activity among a Nationally Representative Sample of Underactive Individuals with Diabetes," *Medical Care* 50(2012): 441 – 445.

37. M. Abdelsayed, M. Ruprai, and P. C. Ruben, "The Efficacy of Ranolazine on E1784k Is Altered by Temperature and Calcium," *Scientific Reports* 8(2018):3643.

38. M. V. Perez et al., "Large-Scale Assessment of a Smartwatch to Identify Atrial Fibrillation," *New England Journal of Medicine* 381(2019):1909 – 1917.

39. Human Phenome Institute, "The 2nd International Symposium of Human Phenomics Was Held in Shanghai," November 11, 2018, Fudan University, https://hupi. fudan. edu. cn/en/content. jsp?urltype=news. NewsContentUrl &wbtreeid=1041&wbnewsid=1065.

第四章　测量和跟踪健康

1. G. Z. Segal, *Getting There: A Book of Mentors* (New York: Harry N. Abrams, 2015).

2. N. Bomey, "Old Cars Everywhere: Average Vehicle Age Hits All-Time High," *USA Today*, June 28, 2019.

3. K. Jeyaraman, "Diabetic-Foot Complications in American and Australian Continents," *in Diabetic Foot Ulcer: An Update*, ed. M. Zubair et al. (Springer Singapore, 2021), 41 – 59.

4. Centers for Disease Control and Prevention, *Chronic Kidney Disease in the United States, 2021* (US Department of Health and Human Services & Centers for Disease Control and Prevention, 2021).

5. Centers for Disease Control and Prevention, "Awareness of Prediabetes—United States, 2005 – 2010," *The Morbidity and Mortality Weekly Report* 62(2013):209 – 212.

6. W. Bracamonte-Baran and D. Cihakova, "Cardiac Autoimmunity: Myocarditis," *Advances in Experimental Medicine and Biology* 1003(2017):187 – 221.

7. Y. Zheng et al., "Self-Weighing in Weight Management: A Systematic Literature Review." *Obesity* 23(2015):256 – 265.

8. U. A. R. Chaudhry et al., "The Effects of Step-Count Monitoring Interventions on Physical Activity: Systematic Review and Meta-Analysis of Community-Based Randomised Controlled Trials in Adults," *International Journal of Behavioral Nutrition and Physical Activity* 17 (2020):129.

9. P. J. Taylor et al., "Efficacy of Real-Time Continuous Glucose Monitoring to Improve Effects of a Prescriptive Lifestyle Intervention in Type 2 Diabetes: A Pilot Study," *Diabetes Therapy* 10(2019):509 – 522.

10. D. Zeevi et al., "Personalized Nutrition by Prediction of Glycemic Responses," *Cell* 163 (2015):1079 – 1094.

11. O. Liebermann, M. Schwartz, and A. Tal, "Israel Is Deploying Spy Technology to Track the Virus, Prompting Fears of Privacy Invasion," CNN. com, March 18, 2020, https://www. cnn. com/2020/03/18/tech/israel-coronavirus-technology-intl/index. html.

12. M. Ilyushina, "How Russia Is Using Authoritarian Tech to Curb Coronavirus," CNN. com, March 29, 2020, https://www. cnn. com/2020/03/29/europe/russia-coronavirus-authori-

tarian-tech-intl/index. html.

13. "France Launches Vaccine Pass for Cultural Venues," France 24, July 21, 2021, https://www.france24.com/en/live-news/20210721-france-launches-vaccine-pass-for-cultural-venues-1.

14. B. Fung, "Trump Administration Wants to Use Americans' Location Data to Track the Coronavirus," CNN Business, March 18, 2020, https://www.cnn.com/2020/03/18/tech/us-government-location-data-coronavirus/index. html.

15. D Levin et al., "Diversity and Functional Landscapes in the Microbiota of Animals in the Wild," *Science* 372(2021).

16. B. Auxier et al., "Americans and Privacy: Concerned, Confused and Feeling Lack of Control over Their Personal Information," Pew Research Center, November 15, 2019, https://www.pewresearch.org/internet/2019/11/15/americans-and-privacy-concerned-confused-and-feeling-lack-of-control-over-their-personal-information/.

17. M. DoBias, "Ron Paul's Lonely Opposition," *Modern Healthcare*, May 12, 2008.

18. Y. Joly et al., "Looking Beyond GINA: Policy Approaches to Address Genetic Discrimination," *Annual Review of Genomics and Human Genetics* 21(2020):491 – 507.

19. N. D. Price et al., "Highly Accurate Two-Gene Classifier for Differentiating Gastrointestinal Stromal Tumors and Leiomyosarcomas," *Proceedings of the National Academy of Sciences of the United States of America* 104(2007):3414 – 3419.

20. N. D. Price et al., "Highly Accurate Two-Gene Classifier for Differentiating Gastrointestinal Stromal Tumors and Leiomyosarcomas," 3414 – 3419.

21. H. O. Adami, "Time to Abandon Early Detection Cancer Screening," *European Journal of Clinical Investigation* 49(2019):e13062.

22. G. B. Taksler, N. L. Keating, and M. B. Rothberg, "Implications of False-Positive Results for Future Cancer Screenings," *Cancer* 124(2018):2390 – 2398.

23. Taksler, Keating, and Rothberg, "Implications of False-Positive Results."

24. F. Perraudeau et al., "Improvements to Postprandial Glucose Control in Subjects with Type 2 Diabetes: A Multicenter, Double Blind, Randomized Placebo-Controlled Trial of a Novel Probiotic Formulation," *BMJ Open Diabetes Research & Care* 8(2020).

25. V. R. Aroda et al., "Metformin for Diabetes Prevention: Insights Gained from the Diabetes Prevention Program/Diabetes Prevention Program Outcomes Study," Diabetologia 60 (2017):1601 – 1611; H. Wang et al., "Metformin and Berberine, Two Versatile Drugs in Treatment of Common Metabolic Diseases," *Oncotarget* 9(2018):10135 – 10146.

26. J. S. Roberts, "Assessing the Psychological Impact of Genetic Susceptibility Testing," *Hastings Center Report* 49, suppl. 1(2019):S38 – S43.

27. K. D. Christensen et al., "Behavioral and Psychological Impact of Genome Sequencing: A Pilot Randomized Trial of Primary Care and Cardiology Patients," *NPJ Genomic Medicine* 6 (2021):72.

28. R. C. Green et al., "Disclosure of APOE Genotype for Risk of Alzheimer's Disease," *New England Journal of Medicine* 361(2009):245 – 254.

29. H. Hua et al., "A Wipe-Based Stool Collection and Preservation Kit for Microbiome Community Profiling," *Frontiers in Immunology* 13(2022).

30. R. Nunn, J. Parsons, and J. Shambaugh, *A Dozen Facts about the Economics of the US Health-Care System*, The Brookings Institution, March 10, 2020, https://www.brookings.

edu/research/a-dozen-facts-about-the-economics-of-the-u-s-health-care-system/.

31. L. W. Sullivan and I. Suez Mittman, "The State of Diversity in the Health Professions a Century after Flexner," *Academic Medicine* 85(2010):246 – 253.

32. B. Herman, "Health Care CEOs Took Home $ 2. 6 Billion in 2018," Axios, May 16, 2019, https://www. axios. com/2019/05/16/health-care-ceo-pay-compensation-stock-2018.

33. M. Sullivan, "Federal Budget Grants $ 1. 8 Billion to Alzheimer's and Dementia Research," *Clinical Psychiatry News*, March 30, 2018.

第五章　思考我们年龄的新方式

1. D. Santesmasses et al., "COVID – 19 Is an Emergent Disease of Aging," *Aging Cell* 19 (2020):e13230.

2. I. Seim et al., "The Transcriptome of the Bowhead Whale Balaena mysticetus Reveals Adaptations of the Longest-Lived Mammal," *Aging* 6(2014):879 – 899.

3. J. Nielsen et al., "Eye Lens Radiocarbon Reveals Centuries of Longevity in the Greenland Shark (Somniosus microcephalus)," *Science* 353(2016):702 – 704.

4. J. P. Mackenbach et al., "Gains in Life Expectancy after Elimination of Major Causes of Death: Revised Estimates Taking into Account the Effect of Competing Causes," *Journal of Epidemiology and Community Health* 53(1999):32 – 37.

5. Z. He et al., "Prevalence of Multiple Chronic Conditions among Older Adults in Florida and the United States: Comparative Analysis of the OneFlorida Data Trust and National Inpatient Sample," *Journal of Medical Internet Research* 20(2018):e137.

6. P. Yang, "What Happens When We All Live to 100?" *The Atlantic*, October 2014.

7. S. M. Burstein and C. E. Finch, "Longevity Examined: An Ancient Greek's Very Modern Views on Ageing," *Nature* 560(2018):430.

8. M. E. Matzkin et al., "Hallmarks of Testicular Aging: The Challenge of Anti-Inflammatory and Antioxidant Therapies Using Natural and/or Pharmacological Compounds to Improve the Physiopathological Status of the Aged Male Gonad," *Cells* 10(2021); M. Lemoine, "The Evolution of the Hallmarks of Aging," *Frontiers in Genetics* 12(2021): 693071; G. R. Guimaraes et al., "Hallmarks of Aging in Macrophages: Consequences to Skin Inflammaging," *Cells* 10(2021); M. Mittelbrunn and G. Kroemer, "Hallmarks of T Cell Aging," *Nature Immunology* 22(2021):687 – 698; S. van der Rijt et al., "Integrating the Hallmarks of Aging throughout the Tree of Life: A Focus on Mitochondrial Dysfunction," *Frontiers in Cell and Developmental Biology* 8(2020): 594416; F. Guerville et al., "Revisiting the Hallmarks of Aging to Identify Markers of Biological Age," *Journal of Prevention of Alzheimer's Disease* 7(2020):56 – 64; S. Kaushik et al., "Autophagy and the Hallmarks of Aging," *Ageing Research Reviews* 72(2021):101468; L. B. Boyette and R. S. Tuan, "Adult Stem Cells and Diseases of Aging," *Journal of Clinical Medicine* 3(2014): 88 – 134; L. P. Rodrigues et al., "Hallmarks of Aging and Immunosenescence: Connecting the Dots," *Cytokine Growth Factor Reviews* 59(2021):9 – 21; S. Dodig, I. Cepelak, and I. Pavic, "Hallmarks of Senescence and Aging," *Biochemia Medica* 29(2019):030501.

9. C. Lopez-Otin, "The Hallmarks of Aging," *Cell* 153(2013):1194 – 1217.

10. Our interest in Sinclair's work, documented in his thought-provoking book *Lifespan*,

preceded our decision to work with his co-writer, journalist Matthew D. LaPlante, but it is appropriate to acknowledge this conflict.

11. A. Martin-Montalvo et al. , "Metformin Improves Healthspan and Lifespan in Mice, " *Nature Communications* 4(2013):2192.

12. P. Klemera and S. Doubal, "A New Approach to the Concept and Computation of Biological Age, " *Mechanisms of Ageing and Development* 127(2006):240 – 248.

13. J. C. Earls, "Multi-Omic Biological Age Estimation and Its Correlation with Wellness and Disease Phenotypes: A Longitudinal Study of 3 558 Individuals, " *The Journals of Gerontology Series A: Biological Sciences & Medical Sciences* 74(2019):S52 – S60.

14. C. J. Caspersen et al. , "Aging, Diabetes, and the Public Health System in the United States, " *American Journal of Public Health* 102(2012):1482 – 1497.

15. Y. Lu et al. , "Reprogramming to Recover Youthful Epigenetic Information and Restore Vision, " *Nature* 588(2020):124 – 129; S. A. Villeda et al. , "Young Blood Reverses Age-Related Impairments in Cognitive Function and Synaptic Plasticity in Mice, " *Nature Medicine* 20(2014):659 – 663; J. P. de Magalhaes and A. Ocampo, "Cellular Reprogramming and the Rise of Rejuvenation Biotech, " *Trends in Biotechnology* (2022).

16. Z. Liu et al. , "A New Aging Measure Captures Morbidity and Mortality Risk across Diverse Subpopulations from NHANES IV: A Cohort Study, " PLOS Medicine 15(2018):e1002718; P. J. Brown et al. , "Biological Age, Not Chronological Age, Is Associated with Late-Life Depression, " *The Journals of Gerontology Series A: Biological Sciences & Medical Sciences* 73(2018):1370 – 1376; M. E. Levine, "Modeling the Rate of Senescence: Can Estimated Biological Age Predict Mortality More Accurately Than Chronological Age?" *The Journals of Gerontology Series A: Biological Sciences & Medical Sciences* 68(2013):667 – 674.

17. Liu et al. , "A New Aging Measure. "

18. J. J. Arnett, "Emerging Adulthood. A Theory of Development from the Late Teens through the Twenties, " *American Psychologist* 55(2000):469 – 480.

19. S. Horvath and K. Raj, "DNA Methylation-Based Biomarkers and the Epigenetic Clock Theory of Ageing, " *Nature Reviews Genetics* 19(2018):371 – 384.

20. A. Quach et al. , "Epigenetic Clock Analysis of Diet, Exercise, Education, and Lifestyle Factors, " *Aging* 9(2017):419 – 446.

21. P. D. Fransquet et al. , "The Epigenetic Clock as a Predictor of Disease and Mortality Risk: A Systematic Review and Meta-Analysis, " *Clinical Epigenetics* 11(2019):62.

22. A. Harris, "How Old Are You Really? Elysium Health Will Tell You — For $ 500, " Fast Company, November 4, 2019, https://www. fastcompany. com/90406604/how-old-are-you-really-elysium-health-will-tell-you-for-500.

23. Liu et al. , "A New Aging Measure. "

24. J. Yoshino, J. A. Baur, and S. -I. Imai, "NAD+ Intermediates: The Biology and Therapeutic Potential of NMN and NR, " *Cell Metabolism* 27(2018):513 – 528.

25. J. Ratajczak et al. , "NRK1 Controls Nicotinamide Mononucleotide and Nicotinamide Riboside Metabolism in Mammalian Cells, " *Nature Communications* 7(2016):13103.

26. S. A. Trammell et al. , "Nicotinamide Riboside Is Uniquely and Orally Bioavailable in Mice and Humans, " *Nature Communications* 7(2016):12948.

27. O. K. Reiten et al. , "Preclinical and Clinical Evidence of NAD+ Precursors in Health,

Disease, and Ageing," *Mechanisms of Ageing and Development* 199(2021):111567.

28. B. E. Kang et al., "Implications of NAD＋ Boosters in Translational Medicine," *European Journal of Clinical Investigation* 50(2020):e13334.

29. M. V. Blagosklonny, "Rapamycin for Longevity: Opinion Article," *Aging* 11(2019):8048 – 8067.

30. D. E. Harrison et al., "Rapamycin Fed Late in Life Extends Lifespan in Genetically Heterogeneous Mice," *Nature* 460(2009):392 – 395.

31. Blagosklonny, "Rapamycin for Longevity."

32. J. Y. An et al., "Rapamycin Rejuvenates Oral Health in Aging Mice," *eLife* 9(2020).

33. S. R. Urfer et al., "A Randomized Controlled Trial to Establish Effects of Short-Term Rapamycin Treatment in 24 Middle-Aged Companion Dogs," *Geroscience* 39 (2017): 117 – 127.

34. G. M. Fahy et al., "Reversal of Epigenetic Aging and Immunosenescent Trends in Humans," *Aging Cell* 18(2019):e13028.

35. M L. Vance, "Can Growth Hormone Prevent Aging?" *New England Journal of Medicine* 348(2003):779 – 780.

第六章　终生保持我们的头脑健康

1. R. Stepler, "World's Centenarian Population Projected to Grow Eight-fold by 2050." Pew Research Center, April 21, 2016, https://www. pewresearch. org/fact-tank/2016/04/21/worlds-centenarian-population-projected-to-grow-eightfold-by-2050/.

2. O. K. Reiten et al., "Preclinical and Clinical Evidence of NAD＋ Precursors in Health, Disease, and Ageing," *Mechanisms of Ageing and Development* 199(2021):111567.

3. G. Kempermann and F. H. Gage, "New Nerve Cells for the Adult Brain," *Scientific American* 280(1999):48 – 53.

4. H. W. Mahncke, A. Bronstone, and M. M. Merzenich, "Brain Plasticity and Functional Losses in the Aged: Scientific Bases for a Novel Intervention," *Progress in Brain Research* 157(2006):81 – 109.

5. Mahncke, Bronstone, and Merzenich, "Brain Plasticity and Functional Losses in the Aged."

6. M. Raab, J. Johnson, and H. Heekeren, *Mind and Motion: The Bidirectional Link between Thought and Action* (Elsevier Science, 2009).

7. D. A. Lombardi, W. J. Horrey, and T. K. Courtney, "Age-Related Differences in Fatal Intersection Crashes in the United States," *Accident Analysis and Prevention* 99(2017):20 – 29.

8. C. Maynard et al., "Disability Rating, Age at Death, and Cause of Death in U. S. Veterans with Service-Connected Conditions," *Military Medicine* 183(2018):e371 – e376.

9. M. M. Merzenich, T. M. Van Vleet, and M. Nahum, "Brain Plasticity-Based Therapeutics," *Frontiers in Human Neuroscience* 8(2014):385.

10. M. Merzenich and K. Ball, "At the Cusp of Solving Cognitive Aging?" Medium, March 15, 2017, https://medium. com/@MichaelMerzenich/at-the-cusp-of-solving-cognitive-aging-9907a8b7775f.

11. H. W. Mahncke et al., "Memory Enhancement in Healthy Older Adults Using a Brain Plasticity-Based Training Program: A Randomized, Controlled Study," *Proceedings of the National Academy of Sciences of the United States of America* 103(2006):12523 – 12528.

12. H. K. Lee et al. , "Home-Based, Adaptive Cognitive Training for Cognitively Normal Older Adults: Initial Efficacy Trial, " *The Journals of Gerontology Series B: Psychological Sciences and Social Sciences* 75(2020):1144 – 1154.

13. Lee et al. , "Home-Based, Adaptive Cognitive Training. "

14. C. Hardcastle et al. , "Higher-Order Resting State Network Association with the Useful Field of View Task in Older Adults, " *Geroscience* 44(2022):131 – 145.

15. D. J. Simons et al. , "Do 'Brain-Training' Programs Work?" *Psychological Science in the Public Interest* 17(2016):103 – 186.

16. J. Mishra et al. , "Training Sensory Signal-to-Noise Resolution in Children with ADHD in a Global Mental Health Setting, " *Translational Psychiatry* 6(2016):e781; E. M. Boutzoukas et al. , "Higher White Matter Hyperintensity Load Adversely Affects Pre-Post Proximal Cognitive Training Performance in Healthy Older Adults, " *Geroscience* 44 (2022):1441 – 1455; C. Hardcastle et al. , "Proximal Improvement and Higher-Order Resting State Network Change after Multidomain Cognitive Training Intervention in Healthy Older Adults, " *Geroscience* 44 (2022):1011 – 1027; J. D. Edwards et al. , "Speed of Processing Training Results in Lower Risk of Dementia, " *Alzheimer's & Dementia* 3(2017):603 – 611; R. Manenti et al. , "Transcranial Direct Current Stimulation Combined with Cognitive Training for the Treatment of Parkinson Disease: A Randomized, Placebo-Controlled Study, " *Brain Stimulation* 11(2018):1251 – 1262; J. D. Edwards et al. , "Randomized Trial of Cognitive Speed of Processing Training in Parkinson Disease, " *Neurology* 81 (2013): 1284 – 1290.

17. List kept current at brainhq. com (https://www. brainhq. com/world-class-science/information-researchers/).

18. J. Zimman, "Tom Brady's (No Longer) Secret Weapon: BrainHQ, " brainhq. com, January 29, 2017, https://www. brainhq. com/blog/tom-bradys-no-longer-secret-weapon-brainhq/.

19. S. L. Miller et al. , "An Investigation of Computer-Based Brain Training on the Cognitive and EEG Performance of Employees, " *2019 Annual International Conference of the IEEE Engineering in Medicine and Biology Society (EMBC)* 2019(2019):518 – 521.

20. J. Hamilton et al. , "Can Cognitive Training Improve Shoot/Don't-Shoot Performance? Evidence from Live Fire Exercises, " American Journal of Psychiatry 132(2019):179 – 194.

21. J. Walters et al. , "Improving Attentiveness: Effect of Cognitive Training on Sustained Attention Measures, " *Professional Safety* 64, no. 4(2019):31 – 35.

22. T. M. Shah et al. , "Enhancing Cognitive Functioning in Healthy Older Adults: A Systematic Review of the Clinical Significance of Commercially Available Computerized Cognitive Training in Preventing Cognitive Decline, " *Neuropsychology Review* 27(2017):62 – 80.

23. K. Rehfeld et al. , "Dancing or Fitness Sport? The Effects of Two Training Programs on Hippocampal Plasticity and Balance Abilities in Healthy Seniors, " *Frontiers in Human Neuroscience* 11(2017):305.

24. G. Bubbico et al. , "Effects of Second Language Learning on the Plastic Aging Brain: Functional Connectivity, Cognitive Decline, and Reorganization, " *Frontiers in Neuroscience* 13(2019):423.

25. G. M. Bidelman and C. Alain, "Musical Training Orchestrates Coordinated Neuroplasticity in Auditory Brainstem and Cortex to Counteract Age-Related Declines in Categorical Vowel

Perception," *Journal of Neuroscience* 35(2015):1240 – 1249; C. E. James et al., "Train the Brain with Music (TBM): Brain Plasticity and Cognitive Benefits Induced by Musical Training in Elderly People in Germany and Switzerland, a Study Protocol for an RCT Comparing Musical Instrumental Practice to Sensitization to Music," *BMC Geriatrics* 20 (2020):418.

26. S. Mondello et al., "Blood-Based Diagnostics of Traumatic Brain Injuries," *Expert Review of Molecular Diagnostics* 11(2011): 65 – 78; N. Aghakhani, "Relationship between Mild Traumatic Brain Injury and the Gut Microbiome: A Scoping Review," *Journal of Neuroscience Research* 100(2022):827 – 834; C. S. Zhu et al., "A Review of Traumatic Brain Injury and the Gut Microbiome: Insights into Novel Mechanisms of Secondary Brain Injury and Promising Targets for Neuroprotection," *Brain Sciences* 8(2018).

27. B. D. Needham, R. Kaddurah-Daouk, and S. K. Mazmanian, "Gut Microbial Molecules in Behavioural and Neurodegenerative Conditions," *Nature Reviews Neuroscience* 21(2020): 717 – 731; L. H. Morais, H. L. Schreiber IV, and S. K. Mazmanian, "The Gut Microbiota-Brain Axis in Behaviour and Brain Disorders," *Nature Reviews Microbiology* 19(2021):241 – 255.

28. P. H. Croll et al., "Better Diet Quality Relates to Larger Brain Tissue Volumes: The Rotterdam Study," *Neurology* 90(2018):e2166 – e2173.

29. B. Sharma, D. W. Lawrence, and M. G. Hutchison, "Branched Chain Amino Acids (BCAAs) and Traumatic Brain Injury: A Systematic Review," *The Journal of Head Trauma Rehabilitation* 33(2018):33 – 45; A. Wu, Z. Ying, and F. Gomez-Pinilla, "Dietary Curcumin Counteracts the Outcome of Traumatic Brain Injury on Oxidative Stress, Synaptic Plasticity, and Cognition," *Experimental Neurology* 197(2006):309 – 317; J. E. Bailes and V. Patel, "The Potential for DHA to Mitigate Mild Traumatic Brain Injury," *Military Medicine* 179 (2014):112 – 116; R. Vink et al., "Magnesium Attenuates Persistent Functional Deficits Following Diffuse Traumatic Brain Injury in Rats," *Neuroscience Letters* 336(2003):41 – 44; H. Yang et al., "Ketone Bodies in Neurological Diseases: Focus on Neuroprotection and Underlying Mechanisms," *Frontiers in Neurology* 10 (2019):585; M. E. Hoffer et al., "Amelioration of Acute Sequelae of Blast Induced Mild Traumatic Brain Injury by N-Acetyl Cysteine: A Double-Blind, Placebo Controlled Study," *PLOS One* 8(2013): e54163; U. Sonmez et al., "Neuroprotective Effects of Resveratrol against Traumatic Brain Injury in Immature Rats," *Neuroscience Letters* 420(2007):133 – 137; M. R. Hoane, J. G. Wolyniak, and S. L. Akstulewicz, "Administration of Riboflavin Improves Behavioral Outcome and Reduces Edema Formation and Glial Fibrillary Acidic Protein Expression after Traumatic Brain Injury," *Journal of Neurotrauma* 22 (2005): 1112 – 1122; T. L. Roth et al., "Transcranial Amelioration of Inflammation and Cell Death after Brain Injury," *Nature* 505 (2014):223 – 228.

30. L. Mosconi, *Brain Food: The Surprising Science of Eating for Cognitive Power* (Avery, 2018).

31. M. P. T. Ylilauri et al., "Associations of Dietary Choline Intake with Risk of Incident Dementia and with Cognitive Performance: The Kuopio Ischaemic Heart Disease Risk Factor Study," *American Journal of Clinical Nutrition* 110(2019):1416 – 1423.

32. C. W. Cotman, N. C. Berchtold, and L. A. Christie, "Exercise Builds Brain Health: Key Roles of

Growth Factor Cascades and Inflammation," *Trends in Neurosciences* 30(2007):464 – 472.

33. Z. Wang et al., "Poor Sleep Quality Is Negatively Associated with Low Cognitive Performance in General Population Independent of Self-Reported Sleep Disordered Breathing," *BMC Public Health* 22 (2022): 3; K. R. Johannsdottir et al., "Objective Measures of Cognitive Performance in Sleep Disorder Research," *Sleep Medicine Clinics* 16 (2021):575 – 593; T. Csipo et al., "Sleep Deprivation Impairs Cognitive Performance, Alters Task-Associated Cerebral Blood Flow and Decreases Cortical Neurovascular Coupling-Related Hemodynamic Responses," *Scientific Reports* 11(2021):20994.

34. J. A. Mortimer et al., "Changes in Brain Volume and Cognition in a Randomized Trial of Exercise and Social Interaction in a Community-Based Sample of Non-Demented Chinese Elders," *Journal of Alzheimer's Disease* 30(2012):757 – 766.

35. E. R. de Kloet et al., "Stress and Depression: A Crucial Role of the Mineralocorticoid Receptor," *Journal of Neuroendocrinology* 28(2016).

第七章　漫长的告别

1. C. Dwyer, "Pfizer Halts Research into Alzheimer's and Parkinson's Treatments," NPR, January 8, 2018, https://www. npr. org/sections/thetwo-way/2018/01/08/576443442/pfizer-halts-research-efforts-into-alzheimers-and-parkinsons-treatments.

2. S. Makin, "The Amyloid Hypothesis on Trial," *Nature* 559(2018):S4 – S7.

3. C. Kichenbrand et al., "Brain Abscesses and Intracranial Empyema Due to Dental Pathogens: Case Series," *International Journal of Surgery Case Reports* 69(2020):35 – 38.

4. J. Hellmuth, "Can We *Trust The End of Alzheimer's?*" *Lancet Neurology* 19, no. 5(2020): 389 – 390.

5. D. E. Bredesen et al., "Reversal of Cognitive Decline in Alzheimer's Disease," *Aging* 8 (2016):1250 – 1258.

6. K. Toups et al., "Precision Medicine Approach to Alzheimer's Disease: Successful Pilot Project," *Journal of Alzheimer's Disease* 88(2022):1411 – 1421.

7. R. V. Rao et al., "RECODE: A Personalized, Targeted, Multi-Factorial Therapeutic Program for Reversal of Cognitive Decline," *Biomedicines* 9(2021).

8. N. Coley et al., "Adherence to Multidomain Interventions for Dementia Prevention: Data from the FINGER and MAPT Trials," *Alzheimer's & Dementia* 15(2019):729 – 741; A. Rosenberg et al., "Multidomain Lifestyle Intervention Benefits a Large Elderly Population at Risk for Cognitive Decline and Dementia Regardless of Baseline Characteristics: The FINGER Trial," *Alzheimer's & Dementia* 14 (2018): 263 – 270; T. Ngandu et al., "A 2 Year Multidomain Intervention of Diet, Exercise, Cognitive Training, and Vascular Risk Monitoring versus Control to Prevent Cognitive Decline in At-Risk Elderly People (FINGER): A Randomised Controlled Trial," *Lancet* 385(2015):2255 – 2263.

9. T. Ngandu, interview at the 31st International Conference of Alzheimer's Disease International, Budapest, Hungary, April 22, 2016, *VJ Dementia: The Video Journal of Dementia*.

第八章　破译痴呆

1. S. Alig et al., "Impact of Age on Genetics and Treatment Efficacy in Follicular Lymphoma,"

Haematologica 103(2018):e364 - e367.

2. Alig et al. , "Impact of Age on Genetics and Treatment Efficacy."

3. C. W. Huang et al. , "Cerebral Perfusion Insufficiency and Relationships with Cognitive Deficits in Alzheimer's Disease: A Multiparametric Neuroimaging Study," *Scientific Reports* 8(2018):1541.

4. G. A. Edwards III et al. , "Modifiable Risk Factors for Alzheimer's Disease," *Frontiers in Aging Neuroscience* 11(2019):146.

5. G. Livingston et al. , "Dementia Prevention, Intervention, and Care: 2020 Report of the Lancet Commission," *Lancet* 396(2020):413 - 446.

6. Q. Meng, M. S. Lin, and I. S. Tzeng, "Relationship between Exercise and Alzheimer's Disease: A Narrative Literature Review," *Frontiers in Neuroscience* 14(2020):131.

7. N. Coley et al. , "Adherence to Multidomain Interventions for Dementia Prevention: Data from the FINGER and MAPT Trials," *Alzheimer's & Dementia* 15(2019):729 - 741; A. Rosenberg et al. , "Multidomain Lifestyle Intervention Benefits a Large Elderly Population at Risk for Cognitive Decline and Dementia Regardless of Baseline Characteristics: The FINGER Trial," *Alzheimer's & Dementia* 14 (2018): 263 - 270; T. Ngandu et al. , "A 2 Year Multidomain Intervention of Diet, Exercise, Cognitive Training, and Vascular Risk Monitoring versus Control to Prevent Cognitive Decline in At-Risk Elderly People (FINGER): A Randomised Controlled Trial," *Lancet* 385(2015):2255 - 2263.

8. J. Fang et al. , "Endophenotype-Based in Silico Network Medicine Discovery Combined with Insurance Record Data Mining Identifies Sildenafil as a Candidate Drug for Alzheimer's Disease," *Nature Aging* 1(2021):1175 - 1188.

9. S. Seshadri, D. A. Drachman, and C. F. Lippa, "Apolipoprotein E Epsilon 4 Allele and the Lifetime Risk of Alzheimer's Disease: What Physicians Know, and What They Should Know," *Archives Neurology* 52(1995):1074 - 1079; M. E. Belloy, V. Napolioni, and M. D. Greicius, "A Quarter Century of APOE and Alzheimer's Disease: Progress to Date and the Path Forward," *Neuron* 101(2019):820 - 838.

10. Z. Li et al. , "APOE2: Protective Mechanism and Therapeutic Implications for Alzheimer's Disease," *Molecular Neurodegeneration* 15(2020):63; S. Suri et al. , "The Forgotten APOE Allele: A Review of the Evidence and Suggested Mechanisms for the Protective Effect of APOE Varepsilon2," *Neuroscience & Biobehavioral Reviews* 37(2013):2878 - 2886.

11. R. W. Mahley, "Central Nervous System Lipoproteins: APOE and Regulation of Cholesterol Metabolism," *Arteriosclerosis, Thrombosis, and Vascular Biology* 36(2016):1305 - 1315.

12. A. R. Garcia et al. , "APOE4 Is Associated with Elevated Blood Lipids and Lower Levels of Innate Immune Biomarkers in a Tropical Amerindian Subsistence Population," *eLife* 10 (2021); Y. Huang et al. , "Apolipoprotein E2 Reduces the Low-Density Lipoprotein Level in Transgenic Mice by Impairing Lipoprotein Lipase-Mediated Lipolysis of Triglyceride-Rich Lipoproteins," *Journal of Biological Chemistry* 273(1998):17483 - 17490.

13. B. Das and R. Yan, "A Close Look at BACE1 Inhibitors for Alzheimer's Disease Treatment," *CNS Drugs* 33(2019):251 - 263.

14. M. R. Egan et al. , "Randomized Trial of Verubecestat for Mild-to-Moderate Alzheimer's Disease," *New England Journal of Medicine* 378(2018):1691 - 1703.

15. N. M. Moussa-Pacha et al. , "BACE1 Inhibitors: Current Status and Future Directions in

Treating Alzheimer's Disease," *Medicinal Research Reviews* 40(2020):339 – 384.

16. P. Belluck, "F. D. A. Panel Declines to Endorse Controversial Alzheimer's Drug," *New York Times*, November 6, 2020, https://www. nytimes. com/2020/11/06/health/aducanumab-alzheimers-drug-fda-panel. html.

17. This quote is frequently attributed to Mark Twain. As is often the case, there is no record of him having written or said these words.

18. M. S. Parihar and G. J. Brewer, "Amyloid-Beta as a Modulator of Synaptic Plasticity," *Journal of Alzheimer's Disease* 22(2010):741 – 763.

19. A. A. Apostolopoulou and A. C. Lin, "Mechanisms Underlying Homeostatic Plasticity in the Drosophila Mushroom Body in Vivo," *Proceedings of the National Academy of Sciences of the United States of America* 117(2020):16606 – 16615.

20. M. Oka et al., "Ca2 +/Calmodulin-Dependent Protein Kinasef II Promotes Neurodegeneration Caused by Tau Phosphorylated at Ser262/356 in a Transgenic Drosophila Model of Tauopathy," *Journal of Biochemistry* 162(2017):335 – 342.

21. A. R. Koudinov and N. V. Koudinova, "Cholesterol Homeostasis Failure as a Unifying Cause of Synaptic Degeneration," *Journal of the Neurological Sciences* 229 – 230(2005):233 – 240; A. R. Koudinov and T. T. Berezov, "Alzheimer's Amyloid-Beta (Aβ) Is an Essential Synaptic Protein, Not Neurotoxic Junk," *Acta Neurobiologiae Experimentalis* 64(2004):71 – 79.

22. H. M. Lanoiselee et al., "APP, PSEN1, and PSEN2 Mutations in Early-Onset Alzheimer Disease: A Genetic Screening Study of Familial and Sporadic Cases," *PLOS Medicine* 14 (2017):e1002270.

23. A. A. Nugent et al., "TREM2 Regulates Microglial Cholesterol Metabolism upon Chronic Phagocytic Challenge," *Neuron* 105(2020):837 – 854.

24. G. Ponath et al., "Myelin Phagocytosis by Astrocytes after Myelin Damage Promotes Lesion Pathology," *Brain* 140(2017):399 – 413.

25. P. Padmanabham, S. Liu, and D. Silverman, "Lipophilic Statins in Subjects with Early Mild Cognitive Impairment: Associations with Conversion to Dementia and Decline in Posterior Cingulate Brain Metabolism in a Long-Term Prospective Longitudinal Multi-Center Study," *Journal of Nuclear Medicine* 62, suppl. 1(2021):102.

26. C. G. Fernandez et al., "The Role of APOE4 in Disrupting the Homeostatic Functions of Astrocytes and Microglia in Aging and Alzheimer's Disease," *Frontiers in Aging Neuroscience* 11(2019):14.

27. H. Jick et al., "Statins and the Risk of Dementia," Lancet 356(2000):1627 – 1631; B. Wolozin et al., "Decreased Prevalence of Alzheimer Disease Associated with 3-Hydroxy-3-Methyglutaryl Coenzyme A Reductase Inhibitors," *Archives of Neurology* 57(2000):1439 – 1443.

28. R. C. Petersen and S. Negash, "Mild Cognitive Impairment: An Overview," *CNS Spectrums* 13(2008):45 – 53.

29. S. C. McEwen et al., "A Systems-Biology Clinical Trial of a Personalized Multimodal Lifestyle Intervention for Early Alzheimer's Disease," *Alzheimer's & Dementia* 7 (2021):e12191.

321

第九章 处于转折点的癌症

1. C. Mattiuzzi and G. Lippi, "Current Cancer Epidemiology," *Journal of Epidemiology and Global Health* 9(2019):217 – 222.

2. S. J. Henley, E. M. Ward, S. Scott, J. Ma, R. N. Anderson, A. U. Firth, C. C. Thomas, F. Islami, H. K. Weir, D. R. Lewis, R. L. Sherman, M. Wu, V. B. Benard, L. C. Richardson, A. Jemal, K. Cronin, and B. A. Kohler, "Annual Report to the Nation on the Status of Cancer, Part I: National Cancer Statistics," *Cancer* 126(2020):2225 – 2249.

3. J. Horgan, "Sorry, but So Far War on Cancer Has Been a Bust," Cross-Check (blog), *Scientific American*, May 21, 2014, https://blogs. scientificamerican. com/cross-check/sorry-but-so-far-on-war-on-cancer-has-been-a-bust/.

4. Y. Sun et al., "Treatment-Induced Damage to the Tumor Microenvironment Promotes Prostate Cancer Therapy Resistance through WNT16B," *Nature Medicine* 18(2012):1359 – 1368; C. A. Schmitt, C. T. Rosenthal, and S. W. Lowe, "Genetic Analysis of Chemoresistance in Primary Murine Lymphomas," *Nature Medicine* 6(2000):1029 – 1035; T. L. Wang et al., "Digital Karyotyping Identifies Thymidylate Synthase Amplification as a Mechanism of Resistance to 5-Fluorouracil in Metastatic Colorectal Cancer Patients," *Proceedings of the National Academy of Sciences of the United States of America* 101 (2004): 3089 – 3094; B. Campos et al., "A Comprehensive Profile of Recurrent Glioblastoma," *Oncogene* 35(2016):5819 – 5825.

5. Y. Song et al., "Evolutionary Etiology of High-Grade Astrocytomas," *Proceedings of the National Academy of Sciences of the United States of America* 110(2013):17933 – 17938.

6. C. Presutti, "HIV Drug Sped to Approval 25 Years Ago Revolutionized Fight against AIDS," *Voice of America*, June 22, 2020, https://www. voanews. com/a/usa _ hiv-drug-sped-approval-25-years-ago-revolutionized-fight-against-aids/6191517. html.

7. M. A. Kutny et al., "Assessment of Arsenic Trioxide and All-Trans Retinoic Acid for the Treatment of Pediatric Acute Promyelocytic Leukemia: A Report from the Children's Oncology Group AAML1331 Trial," *JAMA Oncology* 8(2022):79 – 87.

8. B. Karai et al., "A Novel Flow Cytometric Method for Enhancing Acute Promyelocytic Leukemia Screening by Multidimensional Dot-Plots," *Annals of Hematology* 98 (2019): 1413 – 1420.

9. L. J. Old, "Cancer Immunology," *Scientific American* 236(1977):62 – 70, 72 – 73, 76, 79.

10. P. Dobosz and T. Dzieciatkowski, "The Intriguing History of Cancer Immunotherapy," *Frontiers in Immunology* 10(2019):2965.

11. L. Hood, "A Personal Journey of Discovery: Developing Technology and Changing Biology," *Annual Review of Analytical Chemistry* 1(2008):1 – 43.

12. D. R. Leach, M. F. Krummel, and J. P. Allison, "Enhancement of Antitumor Immunity by CTLA – 4 Blockade," *Science* 271(1996):1734 – 1736.

13. Y. Ishida et al., "Induced Expression of PD – 1, a Novel Member of the Immunoglobulin Gene Superfamily, upon Programmed Cell Death," *EMBO Journal* 11(1992):3887 – 3895.

14. D. Tseng et al., "Anti-CD47 Antibody-Mediated Phagocytosis of Cancer by Macrophages Primes an Effective Antitumor T-Cell Response," *Proceedings of the National Academy of*

Sciences of the United States of America 110(2013):11103 – 11108.

15. S. A. Rosenberg et al., "Use of Tumor-Infiltrating Lymphocytes and Interleukin-2 in the Immunotherapy of Patients with Metastatic Melanoma: A Preliminary Report," *New England Journal of Medicine* 319(1988):1676 – 1680.

16. J. N. Brudno et al., "Safety and Feasibility of Anti-CD19 CAR T Cells with Fully Human Binding Domains in Patients with B-Cell Lymphoma," *Nature Medicine* 26(2020):270 – 280.

17. H. T. Marshall and M. B. A. Djamgoz, "Immuno-Oncology: Emerging Targets and Combination Therapies," *Frontiers in Oncology* 8(2018):315.

18. A. Hoos, "Development of Immuno-Oncology Drugs — From CTLA4 to PD1 to the Next Generations," *Nature Reviews Drug Discovery* 15(2016):235 – 247; W. C. M. Dempke et al., "Second- and Third-Generation Drugs for Immuno-Oncology Treatment — The More the Better?" *European Journal of Cancer* 74(2017):55 – 72.

19. S. Upadhaya, V. M. Hubbard-Lucey, and J. X. Yu, "Immuno-Oncology Drug Development Forges on Despite COVID – 19," *Nature Reviews Drug Discovery* 19(2020):751 – 752.

20. J. Xin Yu, V. M. Hubbard-Lucey, and J. Tang, "Immuno-Oncology Drug Development Goes Global," *Nature Reviews Drug Discovery* 18(2019):899 – 900.

21. W. Tabayoyong and R. Abouassaly, "Prostate Cancer Screening and the Associated Controversy," *Surgical Clinics of North America* 95(2015):1023 – 1039.

22. M. C. Liu et al., "Sensitive and Specific Multi-Cancer Detection and Localization Using Methylation Signatures in Cell-Free DNA," *Annals of Oncology* 31(2020):745 – 759.

23. E. Klein et al., "Clinical Validation of a Targeted Methylation-Based Multi-Cancer Early Detection Test Using an Independent Validation Set." *Annals of Oncology* 32(2021):1167 – 1177.

24. A. T. Magis et al., "Untargeted Longitudinal Analysis of a Wellness Cohort Identifies Markers of Metastatic Cancer Years Prior to Diagnosis," *Scientific Reports* 10 (2020):16275.

25. P. Kearney et al., "The Building Blocks of Successful Translation of Proteomics to the Clinic," *Current Opinion in Biotechnology* 51(2018):123 – 129.

26. X. J. Li et al., "A Blood-Based Proteomic Classifier for the Molecular Characterization of Pulmonary Nodules," *Science Translational Medicine* 5(2013):207ra142.

27. G. A. Silvestri et al., "Assessment of Plasma Proteomics Biomarker's Ability to Distinguish Benign from Malignant Lung Nodules: Results of the Panoptic (Pulmonary Nodule Plasma Proteomic Classifier) Trial," *CHEST* 154(2018):491 – 500.

28. Li et al., "A Blood-Based Proteomic Classifier."

29. Kearney et al., "The Building Blocks of Successful Translation."

30. Disclosure: We have both served as scientific advisors to Sera Prognostics for many years and hold stock options in the company. Sera went public on the NASDAQ in 2021.

31. D. F. Hayes, "HER2 and Breast Cancer — A Phenomenal Success Story," *New England Journal of Medicine* 381(2019):1284 – 1286.

32. M. Marty et al., "Randomized Phase II Trial of the Efficacy and Safety of Trastuzumab Combined with Docetaxel in Patients with Human Epidermal Growth Factor Receptor 2-Positive Metastatic Breast Cancer Administered as First-Line Treatment: The M77001 Study Group," *Journal of Clinical Oncology* 23(2005):4265 – 4274; M. J. Piccart-Gebhart et al.,

"Trastuzumab after Adjuvant Chemotherapy in HER2-Positive Breast Cancer," *New England Journal of Medicine* 353(2005):1659 - 1672.

33. J. T. Jorgensen et al., "A Companion Diagnostic with Significant Clinical Impact in Treatment of Breast and Gastric Cancer," *Frontiers in Oncology* 11(2021):676939.

34. V. Valla et al., "Companion Diagnostics: State of the Art and New Regulations," *Biomarker Insights* 16(2021):11772719211047763.

35. M. Gromova et al., "Biomarkers: Opportunities and Challenges for Drug Development in the Current Regulatory Landscape," *Biomarker Insights* 15(2020):1177271920974652.

36. S. Shen, S. Vagner, and C. Robert, "Persistent Cancer Cells: The Deadly Survivors," *Cell* 183(2020):860 - 874.

37. American Cancer Society, "Cancer Statistics Center," 2021, https://cancerstatisticscenter. cancer. org/#!/.

38. J. Marquart, E. Y. Chen, and V. Prasad, "Estimation of the Percentage of US Patients with Cancer Who Benefit from Genome-Driven Oncology," *JAMA Oncology* 4 (2018): 1093 - 1098; A. Haslam, M. S. Kim, and V. Prasad, "Updated Estimates of Eligibility for and Response to Genome-Targeted Oncology Drugs among US Cancer Patients, 2006 - 2020," *Annals of Oncology* 32(2021):926 - 932.

39. D. L. Jardim et al., "The Challenges of Tumor Mutational Burden as an Immunotherapy Biomarker," *Cancer Cell* 39(2021):154 - 173.

40. Members of the Oncology Think Tank, "We Must Find Ways to Detect Cancer Much Earlier," *Scientific American*, January 8, 2021, https://www. scientificamerican. com/ article/we-must-find-ways-to-detect-cancer-much-earlier/.

41. Nathan served on the Board of Advisors for the Pacific Northwest chapter of the American Cancer Society.

第十章　人工智能势在必行

1. J. Pearl and D. Mackenzie, *The Book of Why* (Penguin Books, 2019).

2. G. Kasparov, "The Chess Master and the Computer," *New York Review*, February 11, 2010.

3. R. F. Service, " 'The Game Has Changed.' AI Triumphs at Protein Folding," *Science* 370 (2020):1144 - 1145.

4. M. Baek et al., "Accurate Prediction of Protein Structures and Interactions Using a Three-Track Neural Network," *Science* 373(2021):871 - 876.

5. J. C. Phillips et al., "Scalable Molecular Dynamics on CPU and GPU Architectures with NAMD," *Journal of Chemical Physics* 153 (2020): 044130; X. Liu et al., "Molecular Dynamics Simulations and Novel Drug Discovery," Expert Opinion on Drug Discovery 13 (2018): 23 - 37; Y. Wang, J. M. Lamim Ribeiro, and P. Tiwary, "Machine Learning Approaches for Analyzing and Enhancing Molecular Dynamics Simulations," *Current Opinion in Structural Biology* 61(2020):139 - 145.

6. D. O. Hebb, *The Organization of Behavior: A Neuropsychological Theory* (Wiley and Sons, 1949).

7. M. D. Huesch and T. J. Mosher, "Using It or Losing It? The Case for Data Scientists inside

Health Care," *NEJM Catalyst*, May 4, 2017, https://catalyst. nejm. org/case-data-scientists-inside-health-care/.

8. S. Nuti and M. Vainieri, "Managing Waiting Times in Diagnostic Medical Imaging," *BMJ Open* 2(2012).

9. R. Yousef et al., "A Holistic Overview of Deep Learning Approach in Medical Imaging," *Multimedia Systems* 28(2022):881 – 914; S. K. Zhou et al., "Deep Reinforcement Learning in Medical Imaging: A Literature Review," *Medical Image Analysis* 73(2021):102193; A. Esteva et al., "A Guide to Deep Learning in Healthcare," *Nature Medicine* 25(2019): 24 – 29.

10. M. S. Kim et al., "Artificial Intelligence and Lung Cancer Treatment Decision: Agreement with Recommendation of Multidisciplinary Tumor Board," *Translational Lung Cancer Research* 9(2020):507 – 514; A. Mitani et al., "Detection of Anaemia from Retinal Fundus Images via Deep Learning," *Nature Biomedical Engineering* 4(2020): 18 – 27; S. M. McKinney et al., "International Evaluation of an AI System for Breast Cancer Screening," *Nature* 577(2020):89 – 94; O. J. Oktay et al., "Evaluation of Deep Learning to Augment Image-Guided Radiotherapy for Head and Neck and Prostate Cancers," *JAMA Network Open* 3(2020):e2027426.

11. V. Gulshan et al., "Development and Validation of a Deep Learning Al-gorithm for Detection of Diabetic Retinopathy in Retinal Fundus Photographs," *Journal of the American Medical Association* 316(2016):2402 – 2410.

12. A. Y. Hannun et al., "Cardiologist-Level Arrhythmia Detection and Classification in Ambulatory Electrocardiograms Using a Deep Neural Network," *Nature Medicine* 25(2019):65 – 69.

13. L. Moja et al., "Effectiveness of Computerized Decision Support Systems Linked to Electronic Health Records: A Systematic Review and Meta-Analysis," *American Journal of Public Health* 104(2014):e12 – e22.

14. J. G. Anderson and K. Abrahamson, "Your Health Care May Kill You: Medical Errors," *Studies in Health Technology and Informatics* 234(2017):13 – 17.

15. Anderson and Abrahamson, "Your Health Care May Kill You."

16. E. J. Topol, "High-Performance Medicine: The Convergence of Human and Artificial Intelligence," *Nature Medicine* 25(2019):44 – 56; A. Haque, A. Milstein, and L. Fei-Fei, "Illuminating the Dark Spaces of Healthcare with Ambient Intelligence," *Nature* 585(2020): 193 – 202; R. T. Sutton et al., "An Overview of Clinical Decision Support Systems: Benefits, Risks, and Strategies for Success," *NPJ Digital Medicine* 3(2020):17.

17. R. Rozenblum et al., "Using a Machine Learning System to Identify and Prevent Medication Prescribing Errors: A Clinical and Cost Analysis Evaluation," *Joint Commission Journal on Quality and Patient Safety* 46(2020):3 – 10.

18. G. P. Velo and P. Minuz, "Medication Errors: Prescribing Faults and Prescription Errors," *British Journal of Clinical Pharmacology* 67(2009):624 – 628.

19. Rozenblum et al., "Using a Machine Learning System."

20. E. R. Doherty-Torstrick, K. E. Walton, and B. A. Fallon, "Cyberchondria: Parsing Health Anxiety from Online Behavior," *Psychosomatics* 57(2016):390 – 400.

21. C. Metz, "AI Is Transforming Google Search: The Rest of the Web Is Next," Wired, February 4, 2016, https://www. wired. com/2016/02/ai-is-changing-the-technology-behind-

google-searches/.

22. Sutton et al., "An Overview of Clinical Decision Support Systems."

23. S. M. Kabene, *Healthcare and the Effect of Technology: Developments, Challenges and Advancements* (Medical Information Science Reference, 2010).

24. Sutton et al., "An Overview of Clinical Decision Support Systems."

25. P. J. Embi et al., "Development of an Electronic Health Record-Based Clinical Trial Alert System to Enhance Recruitment at the Point of Care," *AMIA Annual Symposium Proceedings* (2005):231－235.

26. D. McEvoy et al., "Enhancing Problem List Documentation in Electronic Health Records Using Two Methods: The Example of Prior Splenectomy," *BMJ Quality & Safety* 27 (2018):40－47.

27. R. Kunhimangalam, S. Ovallath, and P. K. Joseph, "A Clinical Decision Support System with an Integrated EMR for Diagnosis of Peripheral Neuropathy," *Journal of Medical Systems* 38 (2014):38.

28. A. I. Martinez-Franco et al., "Diagnostic Accuracy in Family Medicine Residents Using a Clinical Decision Support System (DXplain): A Randomized-Controlled Trial," *Diagnosis* 5 (2018):71－76.

29. B. Keltch, Y. Lin, and C. Bayrak, "Comparison of AI Techniques for Prediction of Liver Fibrosis in Hepatitis Patients," *Journal of Medical Systems* 38(2014):60.

30. L. Morkrid et al., "Continuous Age- and Sex-Adjusted Reference Intervals of Urinary Markers for Cerebral Creatine Deficiency Syndromes: A Novel Approach to the Definition of Reference Intervals," *Clinical Chemistry* 61(2015):760－768.

31. P. Spyridonos et al., "A Computer-Based Diagnostic and Prognostic System for Assessing Urinary Bladder Tumour Grade and Predicting Cancer Recurrence," *Medical Informatics and the Internet in Medicine* 27(2002):111－122; E. Tsolaki et al., "Fast Spectroscopic Multiple Analysis (FASMA) for Brain Tumor Classification: A Clinical Decision Support System Utilizing Multi-Parametric 3T MR Data," *International Journal of Computer Assisted Radiology and Surgery* 10(2015):1149－1166.

32. G. Coorey et al., "The Health Digital Twin: Advancing Precision Cardiovascular Medicine," *Nature Reviews Cardiology* 18(2021):803－804; T. Hernandez-Boussard et al., "Digital Twins for Predictive Oncology Will Be a Paradigm Shift for Precision Cancer Care," *Nature Medicine* 27(2021):2065－2066.

33. Coorey et al., "The Health Digital Twin"; Hernandez-Boussard et al., "Digital Twins for Predictive Oncology."

34. M. N. Kamel Boulos and P. Zhang, "Digital Twins: From Personalised Medicine to Precision Public Health," *Journal of Personalized Medicine* 11(2021).

35. P. H. Huang, K. H. Kim, and M. Schermer, "Ethical Issues of Digital Twins for Personalized Health Care Service: Preliminary Mapping Study," *Journal of Medical Internet Research* 24 (2022):e33081; E. O. Popa et al., "The Use of Digital Twins in Healthcare: Socio-Ethical Benefits and Socio-Ethical Risks," Life Sciences, *Society and Policy* 17(2021):6.

第十一章　前进之路

1. Centers for Disease Control and Prevention, National Center for Health Statistics, "Percent

of U. S. Adults 55 and Over with Chronic Conditions," last reviewed November 6, 2015, https://www.cdc.gov/nchs/health_policy/adult_chronic_conditions.htm.

2. Y. Su et al., "Multiple Early Factors Anticipate Post-Acute COVID – 19 Sequelae," *Cell* 185 (2022):881 – 895. e20; Y. Su et al., "Multi-Omics Resolves a Sharp Disease-State Shift between Mild and Moderate COVID – 19," Cell 183(2020):1479 – 1495. e20; J. W. Lee et al., "Integrated Analysis of Plasma and Single Immune Cells Uncovers Metabolic Changes in Individuals with COVID – 19," *Nature Biotechnology* 40(2022):110 – 120.

3. Su et al., "Multiple Early Factors"; Su et al., "Multi-Omics Resolves a Sharp Disease-State Shift"; Lee et al., "Integrated Analysis of Plasma and Single Immune Cells."

4. M. Treskova-Schwarzbach et al., "Pre-Existing Health Conditions and Severe COVID – 19 Outcomes: An Umbrella Review Approach and Meta-Analysis of Global Evidence," *BMC Medicine* 19(2021):212.

5. J. J. Zhang et al., "Risk and Protective Factors for COVID – 19 Morbidity, Severity, and Mortality," *Clinical Reviews in Allergy & Immunology* (2022):1 – 18.

6. W. B. Grant, "Vitamin D's Role in Reducing Risk of SARS – CoV – 2 and COVID – 19 Incidence, Severity, and Death," *Nutrients* 14(2022):183.

7. H. Shakoor et al., "Immune-Boosting Role of Vitamins D, C, E, Zinc, Selenium and Omega-3 Fatty Acids: Could They Help against COVID – 19?" *Maturitas* 143(2021):1 – 9.

8. H. Onal et al., "Treatment of COVID – 19 Patients with Quercetin: A Prospective, Single Center, Randomized, Controlled Trial," *Turkish Journal of Biology* 45(2021):518 – 529; F. Di Pierro et al., "Potential Clinical Benefits of Quercetin in the Early Stage of COVID – 19: Results of a Second, Pilot, Randomized, Controlled and Open-Label Clinical Trial," *International Journal of General Medicine* 14(2021):2807 – 2816; F. Di Pierro et al., "Possible Therapeutic Effects of Adjuvant Quercetin Supplementation against Early-Stage COVID – 19 Infection: A Prospective, Randomized, Controlled, and Open-Label Study," *International Journal of General Medicine* 14 (2021): 2359 – 2366; A. Saeedi-Boroujeni and M. R. Mahmoudian-Sani, "Anti-Inflammatory Potential of Quercetin in COVID – 19 Treatment," *Journal of Inflammation* 18 (2021):3; F. Di Pierro et al., "Quercetin Phytosome ® as a Potential Candidate for Managing COVID – 19," *Minerva Gastroenterology* 67(2021):190 – 195; S. Bastaminejad and S. Bakhtiyari, "Quercetin and Its Relative Therapeutic Potential against COVID – 19: A Retrospective Review and Prospective Overview," *Current Molecular Medicine* 21(2021):385 – 391; M. Aucoin et al., "The Effect of Quercetin on the Prevention or Treatment of COVID – 19 and Other Respiratory Tract Infections in Humans: A Rapid Review," *Advances in Integrative Medicine* 7(2020):247 – 251.

9. G. D. Batty et al., "Explaining Ethnic Differentials in COVID – 19 Mortality: A Cohort Study," *American Journal of Epidemiology* 191(2022):275 – 281.

10. S. Magesh et al., "Disparities in COVID – 19 Outcomes by Race, Ethnicity, and Socioeconomic Status: A Systematic-Review and Meta-Analysis," *JAMA Network Open* 4 (2021):e2134147.

11. C. A. Taylor et al., "COVID – 19-Associated Hospitalizations among Adults During SARS – CoV – 2 Delta and Omicron Variant Predominance, by Race/Ethnicity and Vaccination Status — COVID-NET, 14 States, July 2021-January 2022," *Morbidity and Mortality Weekly Report* 71(2022):466 – 473.

12. D. E. Willis, "COVID – 19 Vaccine Hesitancy: Race/Ethnicity, Trust, and Fear," *Clinical*

and Translational Science 14(2021):2200 – 2207.

13. A. Raharja, A. Tamara, and L. T. Kok, "Association between Ethnicity and Severe COVID – 19 Disease: A Systematic Review and Meta-Analysis," *Journal of Racial and Ethnic Health Disparities* 8(2021):1563 – 1572.

14. S. Richards et al., "Standards and Guidelines for the Interpretation of Sequence Variants: A Joint Consensus Recommendation of the American College of Medical Genetics and Genomics and the Association for Molecular Pathology," *Genetics in Medicine* 17(2015):405 – 424; D. T. Miller et al., "ACMG SF v3.0 List for Reporting of Secondary Findings in Clinical Exome and Genome Sequencing: A Policy Statement of the American College of Medical Genetics and Genomics (ACMG)," *Genetics in Medicine* 23(2021):1381 – 1390.

15. C. Hippman and C. Nislow, "Pharmacogenomic Testing: Clinical Evidence and Implementation Challenges," *Journal of Personalized Medicine* 9(2019).

16. M. Wainberg et al., "Multiomic Blood Correlates of Genetic Risk Identify Presymptomatic Disease Alterations," *Proceedings of the National Academy of Sciences of the United States of America* 117(2020):21813 – 21820.

17. Polygenic Risk Score Task Force of the International Common Disease Alliance, "Responsible Use of Polygenic Risk Scores in the Clinic: Potential Benefits, Risks and Gaps," *Nature Medicine* 27(2021):1876 – 1884; A. C. F. Lewis and R. C. Green, "Polygenic Risk Scores in the Clinic: New Perspectives Needed on Familiar Ethical Issues," *Genome Medicine* 13 (2021):14.

18. J. C. Roach et al., "Analysis of Genetic Inheritance in a Family Quartet by Whole-Genome Sequencing," *Science* 328(2010):636 – 639.

19. R. Sakate and T. Kimura, "Drug Repositioning Trends in Rare and Intractable Diseases," *Drug Discovery Today* 27(2022):1789 – 1795.

20. H. I. Roessler et al., "Drug Repurposing for Rare Diseases," *Trends in Pharmacological Sciences* 42(2021):255 – 267.

21. M. Heron, "Deaths: Leading Causes for 2016," *National Vital Statistics Reports* 67(2018): 1 – 77.

22. J. S. Roberts et al., "Direct-to-Consumer Genetic Testing: User Motivations, Decision Making, and Perceived Utility of Results," *Public Health Genomics* 20(2017):36 – 45.

23. K. D. Christensen et al., "A Randomized Controlled Trial of Disclosing Genetic Risk Information for Alzheimer Disease via Telephone," *Genetics in Medicine* 20 (2018): 132 – 141.

24. L. M. Amendola, K. Golden-Grant, and S. Scollon, "Scaling Genetic Counseling in the Genomics Era," *Annual Review of Genomics and Human Genetics* 22(2021):339 – 355.

25. I. A. Holm et al., "The BabySeq Project: Implementing Genomic Sequencing in Newborns," *BMC Pediatrics* 18(2018):225.

26. B. Armstrong et al., "Parental Attitudes toward Standard Newborn Screening and Newborn Genomic Sequencing: Findings from the BabySeq Study," *Frontiers in Genetics* 13(2022): 867371; M. H. Wojcik et al., "Discordant Results between Conventional Newborn Screening and Genomic Sequencing in the BabySeq Project," *Genetics in Medicine* 23 (2021):1372 – 1375; S. Pereira et al., "Perceived Benefits, Risks, and Utility of Newborn Genomic Sequencing in the BabySeq Project," *Pediatrics* 143(2019):S6 – S13; I. A. Holm et al.,

"Returning a Genomic Result for an Adult-Onset Condition to the Parents of a Newborn: Insights from the BabySeq Project," *Pediatrics* 143(2019):S37 – S43; C. A. Genetti et al., "Parental Interest in Genomic Sequencing of Newborns: Enrollment Experience from the BabySeq Project," *Genetics in Medicine* 21(2019):622 – 630; O. Ceyhan-Birsoy et al., "Interpretation of Genomic Sequencing Results in Healthy and Ill Newborns: Results from the BabySeq Project," *American Journal of Human Genetics* 104(2019):76 – 93.

27. D. Crosby, "Delivering on the Promise of Early Detection with Liquid Biopsies," *British Journal of Cancer* 126(2022):313 – 315; A. Markou et al., "DNA Methylation Analysis of Tumor Suppressor Genes in Liquid Biopsy Components of Early Stage NSCLC: A Promising Tool for Early Detection," *Clinical Epigenetics* 14(2022):61; M. Shoukry et al., "The Emerging Role of Circulating Tumor DNA in the Management of Breast Cancer," *Cancers* 13 (2021); M. Nagasaka et al., "Liquid Biopsy for Therapy Monitoring in Early-Stage Non-Small Cell Lung Cancer," *Molecular Cancer* 20(2021):82; C. Rolfo and A. Russo, "Liquid Biopsy for Early Stage Lung Cancer Moves Ever Closer," *Nature Reviews Clinical Oncology* 17(2020):523 – 524.

28. D. S. Haslem et al., "A Retrospective Analysis of Precision Medicine Outcomes in Patients with Advanced Cancer Reveals Improved Progression-Free Survival without Increased Health Care Costs," *Journal of Oncology Practice* 13(2017):e108 – e119; D. S. Haslem et al., "Precision Oncology in Advanced Cancer Patients Improves Overall Survival with Lower Weekly Healthcare Costs," *Oncotarget* 9(2018):12316 – 12322.

29. P. M. Matthews and C. Sudlow, "The UK Biobank," *Brain* 138(2015):3463 – 3465; C. Sudlow et al., "UK Biobank: An Open Access Resource for Identifying the Causes of a Wide Range of Complex Diseases of Middle and Old Age," *PLOS Medicine* 12(2015):e1001779.

30. B. B. Sun et al., "Genetic Regulation of the Human Plasma Proteome in 54 306 UK Biobank Participants," *bioRxiv* (2022):2022.2006.2017.496443.

31. The All of Us Research Program Investigators, "The 'All of Us' Research Program," *New England Journal of Medicine* 381(2019):668 – 676.

32. J. M. Chapel et al., "Prevalence and Medical Costs of Chronic Diseases among Adult Medicaid Beneficiaries," *American Journal of Preventive Medicine* 53(2017):S143 – S154; N. J. Schork, "Personalized Medicine: Time for One-Person Trials," *Nature* 520(2015):609 – 611.

33. K. Gebreyes et al., "Breaking the Cost Curve," Deloitte Insights, February 9, 2021, https://www2.deloitte.com/xe/en/insights/industry/health-care/future-health-care-spending.html.

34. W. Ji et al., "Wearable Sweat Biosensors Refresh Personalized Health/Medical Diagnostics," *Research* (2021):9757126.

35. A. Borsky et al., "Few Americans Receive All High-Priority, Appropriate Clinical Preventive Services," *Health Affairs* 37(2018):925 – 928.

36. R. A. Beckman and C. Chen, "New Evidence-Based Adaptive Clinical Trial Methods for Optimally Integrating Predictive Biomarkers into Oncology Clinical Development Programs," *Chinese Journal of Cancer* 32(2013):233 – 241.

37. J. T. Yurkovich et al., "A Systems Approach to Clinical Oncology Uses Deep Phenotyping to Deliver Personalized Care," *Nature Reviews Clinical Oncology* 17(2020):183 – 19

致谢 Acknowledgements

我们要感谢很多朋友在实现科学健康理念和撰写本书的过程中所给予的帮助,我们的感激之情远不及大家的支持。要真正实现对医疗的新愿景并推动其成为现实,需要所有人的共同努力。

首先,我们要感谢 Matthew LaPlante,是他充满深思熟虑的编辑和修改提升了文章的水平,使本书易于理解。我们非常感激他在整个过程中付出大量劳动的耐心和决心。他在本书制作过程中是一个出色的合作伙伴,他的角色对于书籍的可读性至关重要。

我们由衷地感谢哈佛大学出版社的编辑 Joy de Menil,她在确定全书概念和文字编辑方面做出了许多重要的贡献。我们非常感激她在这个项目中投入的时间和精力,感谢她坚持要纳入了更多的科学内容(但希望不会显得太多),以及她在厘清复杂概念方面的帮助。这一切都改进了我们的书。

特别感谢 Thom Mount,是他激励我们开启了这个项目,并在多年的写作过程中给予我们不知疲倦的帮助,使我们的信息传递更加有力。作为前环球影业总裁并在电影行业度过一生的他,鼓励我们将更清晰的叙述融入我们所分享的信息中,使其对所有人都易于理解。

感谢 Becky Bogard 对我们的质疑以及改进意见,感谢 Jeff

Zimman 在第六章中协助提供了出色的新闻报告写作，以及 Simon Evans 对营养学和神经系统健康相关内容的补充。感谢 Gil Omenn 在我们整个过程中提供的重要早期反馈和关键建议，感谢 Tom Patterson 提供的概念支持和第八章的插图，Jared Roach 提供关于阿尔茨海默病临床试验的详细信息，John Earls 和 Andrew Magis 在第九章对健康人工智能的见解，Allison Kudla 对插图艺术的贡献，Paul Lange 富有思考的建议，以及 Susan Paynter 在整个逐行编辑的过程中敏锐仔细的观察和深思熟虑的意见。

　　很多人在这本书的研究和工作中提供了关键帮助。我们要感谢我们在 Arivale 的同事以及那些同意使用他们去匿名化的数据进行研究的成员。从出色的 Arivale 训练师到科学和发展团队以及所有其他团队，每个成员的未来医学质量的承诺都是鼓舞人心的。我们感到非常荣幸能与你们每一个人合作。特别值得一提的是创始初期的 Sean Bell、Kristin Brogaard、John Earls、Sandi Kaplan、Clayton Lewis、Jennifer Lovejoy、Andrew Magis、Sara Mecca 和 Mia Neese，以及所有参与基础的 Pioneer 100 健康研究的参与者。特别感谢我们在参加 Arivale 企划时的个人健康教练 Jessica Roberts 和 Ginger Hultin。我们对所有人都怀有无比的感激之情。本书中讨论的健康数据在许多情况下只使用单名来表示个人。在这些情况下，这些名字已经被更改。

　　我们还要感谢 Hood-Price 实验室的所有成员，他们共同开创了书中描述的前沿科学。能够与这样一群精英一起工作，每天都能从他们身上学到很多，这是一种愉悦和荣幸。特别感谢那些进行数据分析工作的人，包括多年来 Noa Rappaport、Tomasz Wilmanski、Andrew Magis 和 John Earls 所做出的巨大贡献。还要特别感谢 ISB 的同事们，他们帮助推动了这项科学的发展，尤其是 Sean Gibbons、Jenn Hadlock、Jim Heath、Sui Huang 和 Ilya Shmulevich。此外，还要特别感谢 Kalli Trachana, 他在将这些想法翻译并传达给全世界上起到了非常重要的作用。

李感激新成立的非营利组织 Phenome Health 的早期成员, 他们帮助建立了一个百万人的人类表型组计划团队, 阐明愿景后开始实施战略, 开发教育项目, 招募重要合作伙伴, 并游说国会。其中包括 Jeff Boore、Simon Evans、Lisa Kamemoto、Robbie Kilpatrick、Charles Richardson、Tim Yeatman、BJ Yurkovich 和 James Yurkovich, 他们参与了科学、计算、通信和管理工作。Becky Bogard、Rick Desimone、Liz Fortunato 和 Tim Zenk 是我们宝贵的地区和联邦政府游说者。我们还要感谢 Phenome Health 高级顾问委员会的 12 位成员, 他们提供了有见地的建议和指导。

内森对在 Thorne HealthTech 共同努力将个性化科学健康转化为实践的众多出色同事表示感激。首先, Paul Jacobson 是一位具有非凡才能的远见领袖, 他将务实的商业素养与进入创新领域的冒险精神相结合。特别感谢 Bodi Zhang 这一合作伙伴, 他认识到将想法变为现实所需的关键策略和详细实施。他还对 Tom McKenna 表示极大的赞赏, 他不知疲倦的工作态度和坚强的领导力赢得了所有人的尊重, 同时也做出了巨大贡献。还要感谢 Will McCamy, 他充满活力地推动了这一方案走向世界。能够与 Thorne 科学和医疗团队的众多杰出人才一起工作, 包括 Joel Dudley、John Earls、Amanda Frick、Jacqueline Jacques、Loukia Lili、Chris Mason、Cem Meydan、Sarah Pesce、Stephen Phipps、Ben Readhead、Mary Kay Ross、Bob Rountree、Jerome Scelza、Caleb Schmidt、Michael Schmidt 等人, 是一种巨大的荣幸和愉悦。最后也感谢 Tamarah Strauss 和所有帮助推广个性化科学健康的团队成员们。

还要感谢许多在这一精彩旅程中影响了我们想法的人, 包括 Jeff

Bland、George Church、Joel Dudley、Sara Gottfried、George Haddad、Rod Hochman、Michele Leary、Mike Merzenich、Craig Mundie、Tom Paterson、Scott Penberthy、Roger Perlmutter、Jen Rohrs、Dave Sabey、Suchi Saria、Michael Schwartz、Ralph Snyderman、Chuck Watts 和 Jeff Wilke。

感谢 ISB Logan 教育中心的所有成员，特别是主任 Caroline Kiehle，她与李合作了 30 年，引领我们在改革 K‐12 科学教育方面的旅程，这是现代科学的一个关键组成部分。

最后，我们要感谢我们的家人。

李：我想特别感谢我的妻子 Valerie Logan，她让我们走上了 K‐12 科学教育的道路，并最终成立了洛根教育中心。我的孩子 Eran 和 Marqui，是用来试探本书的出现是否适合无科学背景读者的最好试金石。所有父亲都会为孩子们长大成人而自豪。我也感谢 Joanne Fiorito 这十年来对 Valerie 的关爱——她确实是我们家庭的一部分。我的合作伙伴 Becky Bogard，长期以来一直对我们创作和重写本书的过程展现了难以置信的贡献和包容。

内森：我对我的妻子 Brenda 特别感激，感谢她的爱和支持，让我能够在晚上、周末和长时间的闭关中完成这本书。还要感谢我的孩子 Camille、Madeline 和 Sophia，你们给我的生活带来了欢乐。在你们成长的过程中，我希望科学健康的时代能让这个世界变得更美好。

翻译：李智行

索引 Index

（斜体页码参见插图）

图书在版编目(CIP)数据

科学驱动的全面健康时代/(美)勒罗伊·胡德(Leroy Hood),(美)内森·普赖斯(Nathan Price)著;刘晗,丁国徽,田强主译.—上海:复旦大学出版社,2024.8(2024.9重印)
(国际人类表型组计划系列丛书)
书名原文:The Age of Scientific Wellness
ISBN 978-7-309-17396-3

Ⅰ.①科… Ⅱ.①勒… ②内… ③刘… ④丁… ⑤田… Ⅲ.①保健-普及读物 Ⅳ.①R161-49

中国国家版本馆 CIP 数据核字(2024)第 083997 号

THE AGE OF SCIENTIFIC WELLNESS
by Leroy Hood & Nathan Price
Copyright © 2024 Leroy Hood & Nathan Price
All rights reserved.
Originally published in USA by Leroy Hood & Nathan Price
Chinese (in simplified character only) translation rights published by arrangement with Park & Fine Literary and Media, through The Grayhawk Agency Ltd.

上海市版权著作权合同登记号:09-2024-0444

科学驱动的全面健康时代
[美]勒罗伊·胡德(Leroy Hood)　　　[美]内森·普赖斯(Nathan Price)著
刘　晗　丁国徽　田　强　主译
图书策划/魏　岚
责任编辑/江黎涵

复旦大学出版社有限公司出版发行
上海市国权路 579 号　邮编:200433
网址:fupnet@ fudanpress. com　http://www. fudanpress. com
门市零售:86-21-65102580　　团体订购:86-21-65104505
出版部电话:86-21-65642845
上海盛通时代印刷有限公司

开本 787 毫米×960 毫米　1/16　印张 23　字数 277 千字
2024 年 8 月第 1 版
2024 年 9 月第 1 版第 2 次印刷

ISBN 978-7-309-17396-3/R · 2095
定价:95.00 元